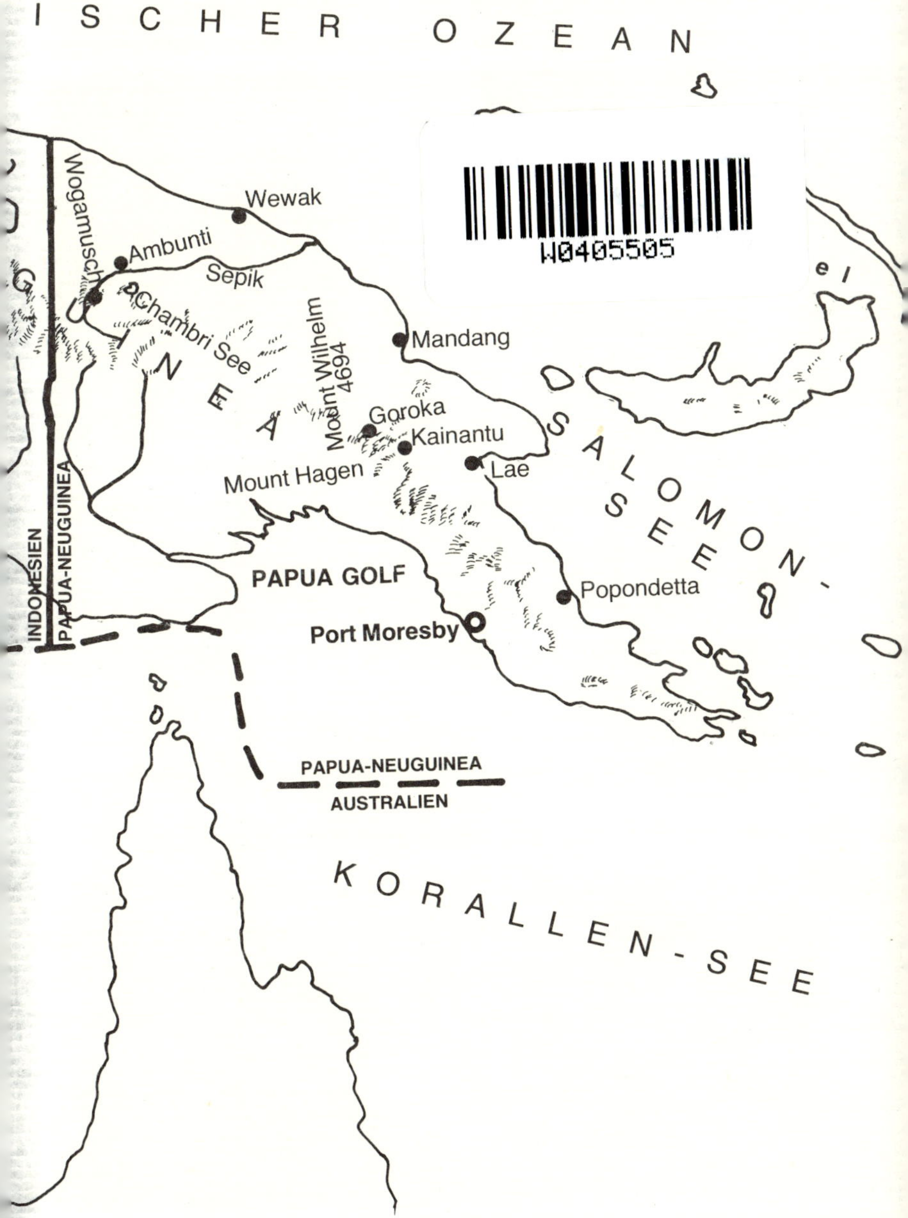
ISCHER OZEAN
Wewak
Ambunti
Sepik
Wogamusch
Chambri See
Mount Wilhelm
4694
Mandang
Goroka
Kainantu
Mount Hagen
Lae
SALOMON-SEE
PAPUA GOLF
Popondetta
Port Moresby
INDONESIEN
PAPUA-NEUGUINEA
PAPUA-NEUGUINEA
AUSTRALIEN
KORALLEN-SEE

Kurt Schindler · Hibiskusblüten und Kannibalen

Kurt Schindler

Hibiskusblüten und Kannibalen

Erlebnisse eines Missionsarztes in Papua-Neuguinea

Friedrich Bahn Verlag Konstanz

Das Umschlagbild wurde vom Bavaria Verlag, München, zu Verfügung gestellt

Meinen Freunden in Papua-Neuguinea
in dankbarer Erinnerung
gewidmet

Satz und Druck: MZ-Verlagsdruckerei, Memmingen
Bindearbeiten: Georg Gebhardt, Ansbach
Printed in Germany
ISBN 3 7621 2250 4

Inhalt

Vorwort 7
Begegnung in Lae 10
Impressionen zwischen Himmel und Erde 38
Der Fluß 45
Haus der Guten Geister 69
Ein christliches Begräbnis 85
Aussatz 96
Unser „Kollege“, der Schamane 103
Nächtliches Intermezzo im Haus der Frauen 112
Alte Sitten – neue Zeit 127
Die Versöhnung der Feinde 145
Die Zaubernuß 160
Der Festtagsbraten 167
Der Donnervogel 172
Wanderer zwischen den Zeiten 178
Von Krokodilen 206
Von Flughunden 214
Wildes Land 219
Begegnung mit Steinzeitmenschen 244
Alles Gute, Papua-Neuguinea! 271

Vorwort

In jenem Land gibt es Berge mit Häuptern aus ewigem Schnee und Eis, und von diesen himmelhohen Bergen stürzen brausende Wasserfälle über schwarze Lavafelsen – hinein in schier undurchdringliche heiße Urwälder. Brodelnde und malariaverseuchte Sümpfe gibt es dort und malerische Palmenstrände mit vorgelagerten Korallenriffen. Seltsam anzusehende Tiere hausen hier: fliegende Hunde, Känguruhs, die auf Bäume klettern, und Traum- und Wundervögel im extravaganten Federkleid. Ein Geruch von Blüten und Vanille, von Kopra und Sandelholz liegt in der schweren feuchten Luft – und ein Hauch von Ferne und Fremde, von Abenteuer und Unerforschtem schwebt über allem. Es ist eine lockende Küste, eine riesengroße Insel – Neuguinea!
Ein Paradies?
Tatsächlich zeigen sich die größten Teile dieser Insel bis auf den heutigen Tag noch so, wie sie der junge portugiesische Seefahrer Don Jorge de Menezes gesehen haben mag, als er im Jahre 1527 als erster Weißer seinen Fuß auf Neuguinea setzte.
Politisch gliedert sich Neuguinea in zwei Hälften. Die westliche, „West Irian", gehört zu Indonesien. Die östliche Hälfte, „Papua" im Südosten und „Neuguinea" im Nordosten, wurde bis 1975 von Australien verwaltet. „Neuguinea", ehemals „Kaiser-Wilhelms-Land", war von 1884 bis 1920 deutsches Schutzgebiet.
Keine Eisenbahn verkehrt auf der zweitgrößten Insel der Erde, in der Japan mehr als zweimal und die Bundesrepublik Deutschland sogar dreimal Platz hätten. Straßen ins Landes-

innere existieren nur wenige. Das Hauptkontingent aller Fracht muß auf dem Luftwege transportiert werden.
Das Sprachengewirr auf der Insel ist als babylonisch zu bezeichnen. Sechshundertfünfzig verschiedene Sprachen und Mundarten werden gesprochen, in etwa eben so viele Stämme zerfallen die Einheimischen. Neben Papuas im Süden und Melanesiern im Norden leben in den Bergwäldern auch Pygmäen. Pidgin-Englisch, ein recht lustig anzuhörendes Kauderwelsch, ist von den Australiern auf der östlichen Hälfte Neuguineas zur Landessprache erhoben worden, wird aber bei weitem nicht von allen Einheimischen beherrscht. Oft können sich Stämme, die nur wenige Kilometer voneinander entfernt wohnen, nur über einen Dolmetscher verständigen.
Ich war vor neun Jahren bereits einmal in Papua-Neuguinea gewesen, und schon damals hatte ich beschlossen, wiederzukommen. Ich war von den Menschen und diesem Land, von seiner Weite, Ursprünglichkeit und Unberührtheit fasziniert gewesen. Hier hatte ich all die Freiheit gefunden, die in der Enge Europas für immer verloren ist.
Daß es mir nun wieder vergönnt war, weite Teile Papua-Neuguineas zu bereisen und zu erleben, verdanke ich vor allem der freundlichen Unterstützung von Mr. Ambrose Maia, Lae/Salamaua; Mr. Paul Kauwagi, Department of Native Affairs, Chuave bei Goroka; Mr. Levi Graham, Nautical Training Section, Port Moresby. Ich danke den Einheimischen, deren Gastfreundschaft ich genoß; den Patrouillenoffizieren und Missionaren, die ich auf ihren Reisen und Märschen in abgelegene Gebiete begleiten durfte. Weiterhin danke ich Frau Ruth Aders, die mir beim Schreiben dieses Manuskriptes beratend zur Seite gestanden hat.
Mein besonderer Dank aber gilt Herrn Dr. Axel Fleming.

Ich lernte Dr. Fleming im „Papua-Hotel" in Port Moresby kennen. Unsere Wege führten uns in jener fernen Ecke des Globus nur für wenige Tage zusammen.
Wir verstanden uns sofort, und ich bemerkte bald, daß dieser Mann, dessen fast schwarze Haut den langen Aufenthalt in den Tropen erkennen ließ, aufgeladen war und vollgesaugt von allem, was dieses Land dem staunenden Fremden zu geben hat.
Und so beinhaltet dieses Buch sein wahres Abenteuer oder sein wahres Erlebnis, das ich in Form dieser Niederschrift unter Zuhilfenahme meiner an Ort und Stelle erworbenen Kenntnisse über Papua-Neuguinea, nach seinen Aussagen, nachzuerleben versuche.

Kurt Schindler

Begegnung in Lae

Es war ein herrlicher Sonnentag, als ich die hitzeflimmernde Betonpiste des Flugplatzes von Lae betrat. Einen exotischen Eindruck vermittelten die vor Farben sprühenden Blütenbüsche und die raschelnden Kokospalmen und die braunen Menschen vor dem kleinen hellen Flughafengebäude, auf das ich nun mit den anderen Passagieren zuschritt. Zu meiner Rechten, am südöstlichen Ende der Rollbahn, wieder Palmen, und dahinter glitzerte das Meer, die Südsee!

„Und Sie möchten zur katholischen Mission, Sir?“ fragte mich wenig später der Fahrer des Kleinbusses der Fluggesellschaft.

„Ja, wenn das möglich wäre?“

„Selbstverständlich, Sir! Ich fahre zuerst oben in die Stadt, und auf dem Rückweg ... Sind Sie Missionar oder Ingenieur?“

„Nein.“ – Jetzt fiel sein Blick auf die Tasche in meiner Hand, und ein Verstehen leuchtete in seinen Augen auf. „Ja, Arzt“, nickte ich.

„Ein junger Doktor. Und blonde Haare und blaue Augen“, der Fahrer wiegte lächelnd den Kopf. „Unsere Mädchen werden ein Auge auf Sie werfen!“ Ich mußte über seine Prophezeiung lachen und beobachtete zugleich, wie er meine Koffer zu denen der übrigen Passagiere in den Laderaum am Heck des Wagens hob.

Um uns herum standen fünfzehn oder zwanzig der dunkelhäutigen bloßfüßigen Menschen, die alles ganz genau sehen wollten. In ihrer unbefangenen Neugier, mit ihren roten und weißen Hibiskusblüten im Kraushaar, mit ihrem erstaunten breiten Lächeln, mit dem sie mein Lächeln beantworteten, wirkten sie wie unverdorbene, fröhliche Kinder auf mich.

„Sir, Sie können dann gleich auf dem Sitz neben mir Platz nehmen – wenn Sie möchten."

„Gern", sagte ich und beeilte mich einzusteigen, denn einige Passagiere schauten schon recht finster drein. Und prompt kam dann auch die Stimme aus dem Hintergrund: „Fahr los, Boy, oder meinst du etwa, wir hätten unsere Zeit gestohlen!"

„Okay, Sir, ich fahre ja schon", beeilte sich der Fahrer zu sagen. Bevor er allerdings losfuhr, strich er sich erst einmal über seine uniforme Kleidung, auf die er offenbar sehr stolz war: halbärmeliges Hemd und kurze Hose in beiger Farbe.

Wir bogen aus der Einfahrt zum Flugplatz heraus nach links, auf die von blühenden Tulpenbäumen gesäumte Straße ab. Das ganze Asphaltband war mit welkenden roten Blütenblättern übersät. Der Fahrer gab Gas, als wollte er seinem eigenen Schatten davonfahren.

„Wie groß ist Lae eigentlich?" fragte ich ihn und hatte mit meiner Frage eine verstopfte Quelle geöffnet . . .

„Groß. Sehr, sehr groß!" Er holte tief Luft. „So um die achttausend Einwohner: dreitausend Europäer und Chinesen und fünftausend Melanesier. Wir haben drei Kinos, viele Milchbars, Hotels, einen Soldatenfriedhof – im letzten Weltkrieg, wie wir den großen Krieg nennen, fanden hier fürchterliche Kämpfe statt; Japaner, Australier und Amerikaner waren daran beteiligt, außerdem haben wir einen Botanischen Garten mit fürchterlich vielen Orchideenarten. Neuguinea ist das Land der Orchideen, Sir." – Während er sprach, drückte er hingebungsvoll auf die grelle Hupe; völlig überflüssig! Voraus, ganz an der Seite, waren ein paar Einheimische zu sehen, die nun, so schnell sie nur konnten, in den Straßengraben sprangen. Die Leute waren sehr luftig bekleidet. Die Männer hatten Shorts an und die Frauen dünne Kleider oder einfach nur Grasröcke, in die bunte Muster eingefärbt waren. Die Frauen schleppten schwere Tragnetze mit Früchten darin an einem Stirnband. Ihre Oberkörper waren weit vornüber gebeugt. Männer, Frauen und Kinder hatten einheitlich kurzes Kraushaar. Im Vorbeifahren sah ich in ängstliche Gesichter und stellte doch zugleich mit lächelnder Genugtuung fest, daß sich einige der Mädchen und Frauen scheinbar darauf beschränkt hatten, nur eine der entzückendsten Verschrobenheiten unserer zivilisierten Mode anzunehmen: sie gingen oben-ohne . . .

„Kanaken auf dem Weg zur Markthalle", bemerkte der Fahrer lakonisch und blickte in den Rückspiegel, um die Reaktion auf den Gesichtern der Fahrgäste zu studieren. Das Grinsen auf seinem Gesicht zeigte mir, daß er zufrieden war.

„Weshalb hupten Sie?" fragte ich.

Er war über meine Frage erstaunt. „Die erschrecken immer fürchterlich, und man muß ebenso darüber lachen! Die haben keine Ahnung von Zivilisation, Sir."

Wir bogen in eine Rechtskurve und wenig später in eine Linkskurve, und da sah ich, in hundert Metern Entfernung, in einer Seitenstraße vor einem großen Gebäude ein Schild mit der Aufschrift: *Catholic Mission.*

„Na, da ist es doch! Lassen Sie mich bitte hier aussteigen."

„O nein, Sir. Zum Gehen ist das für Sie viel zu weit. Ich habe gesagt, ich fahre Sie hin, und mein Wort halte ich!"

Wenig später hielten wir vor dem Stadtbüro der Fluggesellschaft. Der Fahrer entlud einige Koffer, und vier oder fünf Passagiere stiegen aus.

„Lassen Sie sich von dem Burschen doch keine Vorschriften machen!“ sagte ein älterer, braungebrannter Mann auf dem Sitz hinter mir und suckelte an seiner Pfeife. „Sie haben wohl noch keine Erfahrung im Umgang mit Schwarzen, was? Überhaupt, lassen Sie die Finger von denen, wenn Sie nicht zum Boong-Freund abgestempelt werden wollen. Boongs, das sind die Schwarzen, und Boong-Freunde sind Schwarze mit weißer Haut: für jeden rechtschaffen denkenden Weißen jedenfalls! Ich sage das nur, weil Sie sich direkt neben ‚den‘ da gesetzt haben.“

„Ja, dann danke ich Ihnen also vielmals für die Aufklärung; es soll nie wieder vorkommen!“

Der Fahrer bestieg wieder den Bus, und wir fuhren weiter.

„Also das hier ist die 4. Straße, unsere Geschäftsstraße“, erklärte er. „Und hier, das ist eines von unseren drei Kinos; da die Apotheke, Walkers Milchbar und dort das Büro der Handelsgesellschaft Namasu. Sie versorgt die Dörfer im Urwald mit allem, was die Leute dort brauchen.“

Die Fassaden der Geschäfte erinnerten mich an Gebäude in Wildwestfilmen: bunt, hoch, bizarr – Schaubudenfronten –, und dahinter niedrige, wellblechgedeckte Hütten. Aber hier kein Staub und keine Kandelaberkakteen – dafür die üppigste und bunteste Vegetation, die ich je gesehen hatte. Lackglitzernde Autos und die halbnackten schwarzen Menschen dazwischen. In den Gärten vor den Häusern ab und zu schwarze Täfelchen mit der weißen Aufschrift: *Tambo*, dem melanesischen Wort für tabu. – „Warum das?“ fragte ich den Fahrer.

„Weiße Familien, die nicht möchten, daß ein Schwarzer ihren Grund betritt, wohnen dort.“ Und neben dem *Tambo* war auch noch eine weiße, geisterhafte Hand abgebildet – das war für die, die weder lesen noch schreiben konnten. Was es mit

der weißen Hand auf sich hatte – ebenfalls „tabu“ hieß das –, begriff auch der letzte „Kanake“.
„Transair Lodge!“ rief der Fahrer. Wir hielten. Auf einer Fläche englischen Rasens, unter hohen Kokospalmen, standen buntgestrichene Bungalows auf Pfählen. Blütensträucher dazwischen; immer wieder Blüten! Schlingpflanzen, die in europäischen Stuben ein kümmerliches Dasein fristen, kletterten hier die Telegrafenmasten hoch und noch an den Drähten entlang. Alles erstickte in der tropfnassen Vegetation.
Die restlichen Passagiere stiegen aus, und wir fuhren weiter. Rechts und links der Asphaltstraße Kokospalmen und Blütensträucher und Häuser im englischen Kolonialstil, über allem ein dunkelblauer Himmel – ich lehnte mich behaglich im Sitz zurück.
„Wir sind da!“
Catholic Mission, las ich wiederum auf einem Schild, und hinter einem großen Vorgarten stand das Gebäude. „Na also, nach drei Meilen Umweg ... Trotzdem vielen Dank“, sagte ich.
Der Fahrer hob meine Koffer aus dem Bus und sagte zu mir: „Sie sind ein ganz prima Sir. Wenn ich einmal krank bin, oder meine Frau oder eines meiner drei Kinder ...“ Ich gab ihm ein Trinkgeld.
Natürlich standen auch hier im Garten die Blütenbüsche, die Palmen und Bananenstauden. Einige schwitzende Boys in bunten Sarongs hieben mit gekrümmten Macheten die Spitzen des Rasens ab. Als sie mich erblickten, riefen sie im Durcheinander: „Father Bennett! Father Bennett!“ Und das war genau der Mann, zu dem ich wollte.
Durch den grünen Fliegendraht der Veranda, die hier zu jedem Haus gehört, sah ich, wie innen eine Tür geöffnet

wurde. Dann schwebte Father Bennett die fünf ausgetretenen Holzstufen zum Garten herunter – in weißer Soutane und mit einer randlosen Brille im schmalen Gesicht: „Sie schickt weiß Gott der Himmel!“ sagte er und schüttelte mir beide Hände.

„Nun – und er hat mich direkt ins Paradies gesandt“, antwortete ich lächelnd.

Father Bennett bat mich ins Haus. Wir betraten einen Raum, in dem ein Schreibtisch stand, ein Aktenschrank und vier Stühle. Unter der Zimmerdecke drehte sich müde ein großer, weißer Propeller. Die eine Außenwand des Raumes bestand bis in Hüfthöhe lediglich aus verstellbaren Holzjalousien. Gardenien – jene großen, gelbweißen Sternblüten – drängten sich aus dem Garten durch die Jalousien ins Zimmer.

„Also, Sie wissen ja, um was es geht“, begann Father Bennett. Doktor Maia und Sie kennen sich, und das Ziel kennen Sie auch. Maia wird Sie noch weiter über die Sache unterrichten. Das Ganze wird bestimmt nicht leicht sein.“

„Das kann ich mir vorstellen!“

„Die paar Tage, die Sie in Lae bleiben, können Sie im Hotel Cecil wohnen, es ist alles arrangiert. Doktor Maia wird Sie heute abend aufsuchen. – Übrigens muß ich Ihnen noch vielmals danken . . .“

„Nichts müssen Sie, und glauben Sie bloß nicht, daß ich ein Heiliger bin oder ein guter Mensch oder so etwas“, unterbrach ich ihn, bevor er einen Lobgesang auf mich anstimmen konnte. „Was ich tue, tue ich nicht ohne Egoismus; also um es kurz zu machen: Ich bin müde und brauche ein Bad und . . .“

„Gut, Doktor Fleming. Trotzdem . . . Also, ich rufe jetzt zwei Boys, die Ihre Koffer ins Hotel tragen!“

Wenig später stand ich in meinem Zimmer im Hotel Cecil. Das Hotel hatte schon so manchen Sturm erlebt, das sah man ihm trotz vor kurzem erfolgter Renovierung an; angeblich stammte es noch aus der „deutschen Zeit". An seiner Hinterseite war ein Swimmingpool mit lehmigem Wasser; und fast in das Wasser hinein hingen die Lianen eines urwaldartigen Gehölzes.
Von meinem Zimmer aus blickte ich auf die Beach Road, dann kam ein parkähnliches Rasenstück und dann, vierzig Meter entfernt, das Meer, der Huon Golf.
Aus einem meiner Koffer nahm ich die nötigen Utensilien und machte mich auf den Weg zur Dusche. Das Wasser brauchte hier keineswegs erwärmt zu werden – das besorgte die Sonne –, es kam schon fünfunddreißig Grad warm aus der Leitung.
Als ich die Dusche andrehte, krabbelte mir eine sehr große, behaarte Spinne genau auf den rechten Fuß, und ich weiß nicht, wer mehr erschrocken war: die Spinne über den plötzlichen Wasserguß, oder ich über die Spinne. Jedenfalls überlebten wir beide den Schreck, denn derartige „Haustiere" kannte ich vom tropischen Australien her. Zusammen mit den Geckos – kleinen Eidechsen, die durch Haftlamellen an den Zehen befähigt sind, kopfunter auch über die glatteste Zimmerdecke zu huschen – fangen sie eine Menge Fliegen und Mücken.
Während das Wasser auf mich niederprasselte und ich versuchte, vor mich hin zu pfeifen, dachte ich noch einmal zurück, wie es eigentlich dazu gekommen war, daß ich jetzt hier in Lae, in Papua-Neuguinea, unter einer Dusche des Hotel Cecil stand.
Nach meiner Approbation zum Arzt hatte ich noch zwei Semester Tropenmedizin belegt. – Und wie hatte unser

Professor doch gesagt? „Was Sie bei mir lernen, muß zwangsläufig mehr oder weniger Theorie sein! Die wirklich realistische Praxis können Ihnen die gekonnteste Vorlesung und das beste Lehrbuch nicht vermitteln; erst die Arbeit draußen in den Tropen selbst, am Patienten . . ."

Der Professor hatte recht gehabt. So manche Tropenkrankheit, die man aus Lehrbüchern und Vorlesungen in- und auswendig zu kennen glaubte, zeigte sich in der Wirklichkeit ganz anders.

Ich hätte nach Afrika gehen können – es war bei einer Stippvisite geblieben – oder nach Lateinamerika; aber ich hatte mir eben den tropischen Norden Australiens ausgesucht! Ich hatte an einem evangelischen Missionskrankenhaus auf Melville Island gearbeitet und am Krankenhaus in Darwin – drei Jahre insgesamt.

Im Krankenhaus in Darwin war ich dem jungen Dr. Maia begegnet, einem Melanesier aus Papua-Neuguinea. Er befand sich damals mit drei anderen Kollegen auf einer Informations- und Studienreise durch einige Krankenhäuser von Queensland und dem Northern Territory. Ich war mit Maia ins Gespräch gekommen, und er hatte mir von Neuguinea erzählt und von seiner Arbeit am Krankenhaus von Lae und in den Urwalddörfern. Seine Unvoreingenommenheit mir, dem Europäer, gegenüber, seine herzliche Freundlichkeit und seine spontane Offenheit hatten, wie mit einer leichten Handbewegung, jene Barrieren beiseite gewischt, die nur allzuoft zwischen Menschen verschiedener Hautfarbe stehen. Von ihm ging etwas aus, das mich faszinierte, das ich nicht zu besitzen glaubte. „In meiner Heimat gibt es sehr viele Kranke, aber nur sehr wenig Ärzte", hatte er gesagt. Und ich hatte geantwortet: „Vielleicht komme ich einmal hinauf nach Neuguinea." Das war nicht weiter ernst ge-

meint, eher so dahergeredet; aber er war von meinen Worten gleich begeistert gewesen.
In den darauffolgenden sechs Monaten ging mir der Gedanke, Neuguinea zu besuchen, tatsächlich nicht mehr aus dem Kopf. Ich dachte daran, einmal im Leben etwas „Gutes" zu tun – vielleicht ein halbes Jahr unentgeltlich an einem Urwaldkrankenhaus arbeiten ... Finanziell war ich ziemlich unabhängig; ich war jung und wißbegierig, ich wollte die Welt sehen, und das Abenteuer sollte an meiner Seite sein.
Vor einem Monat hatte ich Maia geschrieben: „Vielleicht komme ich ..." Und vor acht Tagen schließlich hatte mich sein Brief erreicht, in dem er mir mitteilte, daß er die Stelle von einem Dr. Garrett an einem Urwaldhospital am mittleren Sepik übernehmen würde. Garrett war unheilbar erkrankt und lag im Sterben. Da ich meinen Vertrag am Krankenhaus in Darwin sowieso erfüllt hatte, war mein Entschluß, nach Papua-Neuguinea zu fahren, schnell gefaßt. Daß ich dabei als evangelischer Christ im Auftrag der katholischen Mission meinen ärztlichen Beruf ausüben würde, konnte ich mit meinem Gewissen vor dem lebendigen Gott, so wie ich ihn sehe, durchaus verantworten!
Und jetzt stand ich also hier unter der Dusche im Hotel Cecil.
Als ich wenig später in mein Zimmer zurückkam, trat ich ans geöffnete Fenster. Unten, in den beiden Pubs des Hotels – eines für Schwarze und eines für Weiße – hörte ich die trinkenden Männer diskutieren und lachen. Am Meer gingen einige junge Leute spazieren, barfuß natürlich, Hand in Hand und Blüten im Kraushaar. Die Sonne war gerade am Untergehen, zeigte dabei ihren ganzen tropischen Farbenzauber, malte die Palmen in dunkler Farbe und das bewegte Meer in Rotgold. Jemand winkte mir aus einiger Entfernung

auf der Straße zu – es war Maia. Ich kleidete mich fertig an, und da klopfte es auch schon an die Tür. Ich öffnete, und er stand vor mir. „Willkommen in Papua-Neuguinea, Bruder", sagte er mit einem eher ernsten Lächeln, und wir gaben uns die Hand. Das Wort *Bruder* war so sicher und selbstverständlich über seine Lippen gekommen, daß ich keinen Moment daran zweifelte, daß er es auch wirklich so meinte. Sein exotisches Gesicht strahlte ruhige Gelassenheit aus. Die hellwachen schwarzen Augen, denen die schweren Lider der dunkelhäutigen Menschen einen kleinen Anflug von Melancholie zu verleihen schienen, verrieten Intelligenz.
Schon in Darwin hatte mir Maia erzählt, daß er zum Stamm der Kukukuku gehöre. In seiner frühen Jugend sei seine Familie aber nach Salamaua, einem Küstenort in der Nähe von Lae, gezogen. Die Kukukukus waren vor ihrer Befriedung, vor etwa fünfundzwanzig Jahren noch, ein äußerst kriegerischer Bergstamm gewesen, und Maia hatte mir – mit verblüffender Offenheit meine doch ein wenig naiven Fragen beantwortend – erzählt, daß seine Eltern noch das Fleisch im Kampf erschlagener Feinde gegessen hätten ... Er selbst hatte zunächst eine Missionsschule in Salamaua, dann Schulen in Port Moresby und später die Universität in Sydney besucht. Die Eltern noch Kannibalen – und er ein aufgeschlossener Mensch des zwanzigsten Jahrhunderts: welch ein gigantischer Schritt innerhalb einer einzigen Generation!
„Doktor Garrett ist heute gestorben, ich habe es eben erfahren", sagte Maia nun zu mir.
„Ja, aber die Kranken im Hospital ..."
„Die werden im Moment von dem österreichischen Missionar Neubauer, von zwei doctor-boys und einigen Hilfsschwestern betreut. Alle, einschließlich Neubauer, haben

allerdings nur geringe medizinische Kenntnisse."
„Dann wird es also höchste Zeit für uns!"
Maia hatte eine Landkarte von Papua-Neuguinea mitgebracht, die er nun vor mir auf dem Tisch ausbreitete.
Ein rund fünfzehnhundert Kilometer langer Trip lag vor uns. Maia erklärte: „Zunächst geht die Reise mit dem Flugzeug von Lae nach Madang: vierhundertdreißig Kilometer. Von Madang bis Wewak: sechshundertzehn Kilometer. Von Wewak nach Ambunti: zweihundertdreißig Kilometer – und dann kommt eine Fahrt auf dem Sepik, Luftlinie rund sechzig Kilometer; aber bedingt durch den geschlängelten Verlauf des Flusses ist unsere Strecke mindestens dreimal so lang. Und hier", deutete er mit einem Kugelschreiber an, „hier ist es: Wogamush! Das ist der Ort, in dessen unmittelbarer Nähe sich das Hospital befindet."
„Und unser Ziel, Wogamush, liegt in einem der rückständigsten Gebiete Papua-Neuguineas?" fragte ich.
„Ja, Bruder. Dieses riesige Urwald- und Sumpfgebiet steht erst seit wenigen Jahren unter Regierungskontrolle. Was das in Wirklichkeit bedeutet, wirst du noch erfahren ..."
„Und wann reisen wir ab?"
„Erst am Dienstag haben wir mit dem Flugzeug Anschluß nach Wewak. Es sind sowieso noch einige letzte Vorbereitungen zu treffen. Aber die drei Tage bis zur Abreise gehören uns."
Wir redeten noch ein wenig zusammen, und Maia machte mir den Vorschlag, mich am nächsten Morgen abzuholen, um mir Lae und seine Menschen zu zeigen.

Es war Samstag. Hinter mir lag die erste Nacht in Neuguinea. Es war zugleich nach längerer Zeit auch die erste Nacht ohne Regen gewesen – die drei- bis viermonatige Regenzeit dieses Gebietes war eben zu Ende gegangen, hatte mir Maia gesagt.

Wir saßen auf einem Balken vor dem Lagerschuppen der Namasu-Gesellschaft am „Voco Point", dem Bootshafen von Lae.

Noch behütete die Dunkelheit Land und Wasser vor der drückenden Glut des Tages. Die Luft war frisch und würzig und glitt in die Lungen wie kühle Seide. Bis auf einige Vogelstimmen und das Plätschern der Wellen herrschte Stille.

Dann, im Osten, unendlich weit und doch scheinbar in greifbarer Nähe, lichtete sich der Himmel bis zum Hellgrau. Die Sterne verblaßten, fielen zurück ins Nichts. Das war kein träger Kampf zwischen Finsternis und Licht – es war ein triumphierender Siegeszug der Sonne!

Purpur dort draußen – Purpur über Purpur. Die Elemente flossen ineinander, vermählten sich: wo war der Himmel, wo das Meer?

Die Sonne!

Sie schnellte förmlich über die Kimm: die Unbarmherzige, die Lebenspenderin. Frappierend war dieser Rausch der Farben, unwirklich und betörend für die Sinne dieses Licht.

Auf dem vergoldeten Meer wurde die Prozession der Boote sichtbar – eine Armada dunkler Schemen im Gegenlicht. Wie aus der Grenzenlosigkeit der Äonen hervorgezaubert, waren sie plötzlich da auf der Dünung und krochen näher. Den Menschen, die sie herantrugen, galt unsere Erwartung.

Wenig später legten die ersten an: schnittige Katamarane mit ihrem Doppelrumpf, tuckernde altersschwache Dieselboote – und endlich plump wirkende Einbäume mit schwitzenden Ruderern. Aufgeregtes Geschnatter vieler Stimmen

klang über das Wasser: Lachen und Gurren und kehliges Schimpfen und dazwischen die energischen Kommandos der halbnackten stolzen „Kapitäne“. Gelbe, weiße, blaue und rote Segel wurden gerefft, und dann Bananen, Kokosnüsse, Papayas, Zuckerrohr; Säuglinge, Bataten, Lemonen und pralle rote Pandanus-Früchte von Hand zu Hand und von Boot zu Boot in dunklen Tragnetzen an Land gereicht. Zuletzt scheuchte man das Federvieh ans Ufer. Hähne und Hühner gackerten Zetermordio, als ihnen flinke Hände gekonnt die Beine zusammenbanden und sie, kopfunter, respektlos auf Bambusstangen aufreihten.
„Eine Fahrt zum Wochenendmarkt ist für diese Menschen ein kleines, festliches Ereignis“, erklärte mir Maia. „Samstags gleicht Lae einem in Aufruhr geratenen Ameisenhaufen. Von allen umliegenden Dörfern kommen die Leute hierher, und die Stadt ist fast zu klein für die vielen Menschen.“
Die Männer hatten sich das kurze Kraushaar mit einem widerstandsfähigen Bambuskamm sorgfältig gekämmt und saubere Shorts und nicht mehr ganz weiße Unterhemden angezogen. Einige der Frauen kramten ihre Bluse – vielleicht ein Geschenk aus dem Spendenfonds besorgter Missionare – aus ihrem Gepäck und streiften sie am Strand noch schnell über. Dann wuchtete die Weiblichkeit die prall mit den Handelsgütern gefüllten Tragnetze hoch und kämpfte eine Weile mit dem Gleichgewicht, bis das Stirnband richtig saß und die Last ausbalanciert war. Kleine, dünnbeinige Mädchen taten es ihren Müttern gleich, nur daß in ihrem Tragnetz das noch kleinere Brüderchen oder Schwesterchen lag. Zwei der spreizfüßigen, immer lustigen Buben nahmen die Stangen mit dem lamentierenden Hühnervolk auf ihre Schultern – und los ging es zur Markthalle am anderen Ende der Stadt.

Maia war der Ansicht, daß ich vor unserer Abreise so viel wie nur möglich von Land und Leuten sehen sollte, und er war mir ein guter und umsichtiger Lehrer. Er kannte die Welt, aus der ich kam – hatte sie ihn doch genauso in Erstaunen gesetzt, wie mich die seine in Erstaunen setzen sollte. Er nannte dieses vorläufige Sehen einen Übergang: Denn im zwanzigsten Jahrhundert die Augen zu schließen und sie in der Steinzeit wieder zu öffnen, das würde meine Seele vielleicht nicht verkraften . . .

Und so sah ich denn Männer aus den Gebirgsdörfern, die ihre Blöße mit den Schwertblättern der Pandanus-Palme bedeckt hatten. Manche waren vom Scheitel bis zur Sohle voller Henna-Tätowierungen. Sie trugen eine kleine Basttasche über der Schulter und ein Haumesser in der Hand. Ihre Betelnuß kauend, standen sie da, starrten verständnislos und ängstlich auf vorbeigleitende Autos, auf in der Sonne blendende Fensterscheiben und auf die Weißen.

Auf dem Weg hinauf in die Stadt trafen wir auf eine Gruppe halbnackter junger Frauen, deren Gesichtern man ansah, daß sie den Mut verloren hatten, sich auch nur einen Schritt weiter in die Stadt hineinzuwagen. Ganz fest hielten sie sich an den Händen, um sich in diesem Chaos ja nicht zu verlieren. Gesichter, Ellbogen, Schultern; Lärm, vielerlei Gerüche und kein trockener Fleck Haut an keinem Körper.

Zwischen korrekt gekleideten oder bloßfüßigen Einheimischen stolzierten Chinesinnen im eng anliegenden Cheongsam auf hohen Absätzen kokett daher. Dunkelhäutige Mädchen in Minirock und modernen Schuhen lächelten selbstsicher. Weiße Ladys, womöglich noch traditionsbewußter als ihre in der Verwaltung sitzenden Ehegatten, schritten hochherrschaftlich durch das Gewühl und blickten pikiert zu der mit einem farbigen Bastrock bekleideten Schwarzen aus dem vierzig Kilometer entfernten Dorf Kaiapit, die, auf der Bordsteinkante sitzend, ihren strampelnden Säugling stillte.

An der Schaufensterscheibe eines Metzgerladens drückten sich eine Menge einheimischer Kinder die Nasen platt. Manchmal schlüpfte einer der braunen Burschen hinter einem Kunden mit durch die Ladentür, wohl in der Hoffnung, daß etwas für ihn abfiele. Von einem Wortschwall begleitet, in dem von „unerhört", von „Kanaken" und „Bastarden" die Rede war, gelangte er dann jeweils schnell wieder auf die Straße.

Maia und ich waren stehengeblieben. „Das passiert oft an solch einem Tag wie heute", sagte er erklärend, denn meine vorherige Heiterkeit war plötzlich wie weggewischt. „Zuhause, Bruder, hat jeder ein paar freundliche Worte für die Kinder übrig, steckt ihnen, die immer hungrig sind, ein paar Bissen zu. Sie wachsen in einer Dorfgemeinschaft auf, die wie eine einzige Familie ist. Nun sind viele von ihnen zum ersten Male in ihrem Leben in der Stadt; sie sind mit den Umständen hier völlig unvertraut. Sie glauben, was die Weißen tun, könnten sie auch. Die meisten verstehen nicht, daß sie bezahlen müssen. Oder sie haben ein paar Pfennige in der Hand, viel zu wenige freilich, und probieren damit etwas aus dieser schier unerschöpflichen ‚Speisekammer' zu bekommen."

Unter anderen Umständen hätte man über die Szene erheitert gewesen sein können; hier allerdings ergab sich eine Komik, die nicht zum Lachen reizen konnte. – Die Kinder schauten weiter durch die Schaufensterscheibe, sahen mit großen Augen die herrlichsten Dinge in den Einkaufstaschen der Weißen verschwinden. Sie hatten bisher ihr Leben in ihrer angestammten Umgebung gelebt, abseits der Zivilisation. Sie hatten sich mit einem Fisch, mit Früchten und Süßkartoffeln auf einem Bananenblatt begnügt. Sie hatten auf einer Matte auf dem Fußboden geschlafen und waren nackt gewesen; sie hatten nicht gewußt, daß sie „arm" sind.

Sicher, man mußte die geplagten Verkäuferinnen dort drin verstehen; aber auch die Kinder. In ihren Heimatdörfern erzählten ihnen die Missionare von Gottes unerschöpflicher Güte, daß er besser sei als die Geister ihrer Vorfahren, weil er ein Gott der Liebe sei. „Vor ihm sind alle Menschen gleich, und die Welt mit ihren Reichtümern ist für alle gemacht", so sagten die Missionare. – Und hier in der Stadt mußten sie erfahren, daß der liebe Gott der Missionare ein weißer Gott zu sein schien, denn er liebte ja die Weißen ganz offensichtlich mehr als die Schwarzen! Was bei den Kindern hängenblieb – und nicht nur bei den Kindern – war Enttäuschung und Bitterkeit, nach dieser Konfrontation zwischen Überfluß und Besitzlosigkeit.

Maia und ich gingen weiter. Wir machten unsere Einkäufe in dämmerigen Chinesenläden, wo Regen- und Sonnenschirme wie aufgeblähte Medusen von der Decke baumelten; wo man Fahrradreifen kaufen konnte und Tintenfisch und Sukiyaki in Büchsen; wo Zimt und Pfeffer und Piment in winzigen Partikelchen von surrenden Ventilatoren in der Luft herumgewirbelt wurden, so daß man niesen mußte, wenn man von draußen hereinkam – und wo Schwarze und Weiße gleichermaßen willkommen waren. In dieser Atmosphäre kamen wir bald auf andere Gedanken. Die heitere Gelassenheit der Menschen hier wirkte ansteckend auf unser Gemüt. Kinder drängten sich ohne Scheu und massenweise um uns. Wir machten uns eine Freude daraus, ihnen in einem der Läden eine Kleinigkeit zu kaufen. Bald war da nur noch ein einziges Gewoge aus kleinen Krausköpfen und aufgehaltenen Händen. Immer mehr drängten sich zur Tür herein, manche weinten vor Aufregung. Die chinesischen und die einheimischen Mädchen hinter der Theke lachten, und wir gingen hinaus in die grelle Sonne, die Kinder johlend hinter uns her.

Sonntag war es – und damit nur noch zwei Tage bis zu unserer Abreise . . .

Unser Flug war gebucht; ein Teil unserer Ausrüstung befand sich bereits auf dem Luftwege nach Ambunti. Dieser kleine Ort am Sepik-Fluß war der Ausgangspunkt für unsere Reise in die kochenden Urwälder hinein.

Vom Hotel Cecil kommend, bummelten Maia und ich die Air-Corps-Road entlang. Zu unserer Rechten, gleich neben der Straße, begann die Rollbahn des Flugplatzes und links von uns rauschten die Wellen des Meeres an den Strand. Ganz selbstverständlich wucherte auch hier die üppige Vegetation: Palmen, Mangobäume, Hibiskussträucher, Bambus und blühende Büsche in vielen Farbnuancen.

Die Einheimischen, die uns begegneten, grüßten überaus freundlich: „Guten Morgen, Sir", oder „Guten Morgen, Masta", sagten sie mit einem breiten und doch recht scheuen Lächeln. Maia wurde von ihnen mit Bruder angeredet. Die meisten kannten ihn gut. Sie verwickelten ihn in kleine Gespräche und fragten ihn auch um Rat in allen nur möglichen Angelegenheiten. Maia, einer der wenigen melanesischen Akademiker dieses Landes, war für viele seiner Landsleute die Bestätigung dafür, daß Schwarze nicht nur Diener weißer Herren sein mußten!

Hundert Meter entfernt von uns ragte der rostige Bug eines langsam im Schlick versinkenden Schiffes aus den Wogen:

Es handelte sich um das Wrack des einstigen japanischen Truppentransporters „Tenno Maru“, dessen Reise vor mehr als dreißig Jahren hier im Bombenhagel alliierter Flugzeuge endete. Wahrscheinlich war es der Anblick dieses alten Wracks, der Maia dazu veranlaßte, mir von einem seltsamen Kult zu erzählen, der sich seit vielen Jahren in Papua-Neuguinea, und auf den großen Inseln im Nordosten davon, immer mehr ausbreitet und der in mehreren Abarten existiert: der „cargo-Kult“.

Cargo ist das englische Wort für Fracht. Es steht zum Beispiel am Rumpf der Flugzeuge, die die Güter von der Küste zu den Orten im Hochland transportieren, wo für die Einheimischen eine Stecknadel bereits eine Kostbarkeit ist. – Aber die Fracht ist zum größten Teil für die Weißen bestimmt, weil den meisten Schwarzen zum Kauf ganz einfach das Geld fehlt.

Und so erzählte Maia:

„Die Art des hier in dieser Gegend verbreiteten cargo-Kultes kam hauptsächlich während des Zweiten Weltkrieges auf, als sich Japaner und Alliierte im Korallenmeer – auf den Salomonen, dem Bismarck-Archipel und in Papua-Neuguinea – erbitterte Kämpfe lieferten.

In unendlichem Staunen betrachteten die nackten Menschen die riesenhaften, stählernen ‚Einbäume‘, die Kriegsschiffe, vor der Küste. Sie beobachteten aus sicherem Versteck – Steinbeile, Speere und Pfeil und Bogen mit den Händen fest umklammert –, wie Landungsboote eine Fülle von Kriegs- und Versorgungsmaterial an Land spien; sahen, wie auf notdürftig errichteten Pisten im Urwald Flugzeug auf Flugzeug landete – wie Fallschirmspringer zur Erde glitten.

Nie hatte sich derartiges vor ihren Augen abgespielt. Die Kunde von dem Ungeheuerlichen drang in jedes Urwald-

dorf. Viele Menschen marschierten oft wochenlang aus dem Landesinneren zur Küste, barfuß, unglaubliche Strapazen auf sich nehmend. Was sie sahen, überstieg bei weitem ihre Vorstellungskraft. Sie gerieten ja schon in wilde Panik, wenn ein Weißer sein künstliches Gebiß aus dem Mund nahm und es auf der flachen Hand hinzeigte; insofern sie Weiße überhaupt jemals zu Gesicht bekommen hatten . . .
Diese Menschen konnten sich selbstverständlich keinen Begriff davon machen, wo all dieses Phantastische, das ungeheuren Reichtum darstellte, herkam.
Die Leute kamen schließlich zu der felsenfesten Überzeugung, daß dies alles für sie bestimmt sein mußte – und von den von ihnen verehrten Ahnengeistern aus dem Jenseits stammte. Manche glaubten in einem Amerikaner oder Australier den verstorbenen Bruder, den Gatten oder den Onkel wiederzuerkennen . . .
Im Wechselspiel des Kriegsgeschehens wurde das ‚Geistergeschenk' einmal vom Gegner – oder beim übereilten Rückzug von den Eignern vernichtet. Die Einheimischen fühlten sich von den Weißen, die sie zunächst verehrt hatten, beraubt und betrogen. Viele kamen im Bombenhagel der berühmt gewordenen Schlachten bei Wau und Nadzab um. Haßerfüllt gingen die Überlebenden in ihre Dörfer zurück. – Teilweise ist dieser Haß bis heute geblieben und wird von Extremisten ausgenutzt und geschürt. Noch immer warten in vielen Dörfern die Leute auf den Tag, da die ‚Donnervögel' nicht den Weißen, sondern nur ihnen allein ‚cargo' bringen . . ."
„Unglaublich", sagte ich.
Maia lächelte vor sich hin, und es sah so aus, als wollte er mit seinem Lächeln andeuten, daß es hier noch viel unglaublichere Dinge gab.

Wir setzten uns auf den Stamm einer umgestürzten Palme am Strand und redeten noch einige Zeit von unserer bevorstehenden Reise und von dem Hospital im Urwald.
Das Hospital wurde in Kooperation zum Teil von der Catholic Mission und zum Teil vom australischen Staat unterhalten. Die Mission stellte dabei das Personal und der Staat die Medikamente.
Dr. Simpson, der Chefarzt des Krankenhauses von Lae, gehörte einem Gremium an, das die Oberaufsicht über einige Urwaldhospitäler in Papua-Neuginea innehatte. Simpson war als junger Mann selbst einmal Urwaldarzt gewesen. Er und Father Bennett waren unsere eigentlichen Vorgesetzten. – Morgen, am Montag, wollte ich mich bei Dr. Simpson vorstellen.

Das Krankenhaus von Lae lag inmitten einer baumbestandenen Grünfläche, nicht weit vom nordöstlichen Ende des Flugplatzes entfernt, der sich breit und grau, wie ein erstarrter Lavastrom, durch die heitere Buntheit der Stadt ergoß und sie in zwei Hälften zerschnitt. Das Krankenhaus zeigte sich als quadratisch angeordneter Pavillon-Komplex, der sich zum Teil aus renovierten Unterkünften der australischen Armee zusammensetzte.
Trotzdem konnte ich es dann, beim näheren Betrachten, keineswegs als Provisorium bezeichnen. Die einzelnen Spezial-Abteilungen waren mit zeitgemäßen technischen Apparaturen ausgerüstet, wie sie ein fortschrittlich geführtes Krankenhaus in jenem Gebiet auszeichnen.
Simpson war im Moment nicht zu sprechen, denn er operierte gerade einen Blinddarm. Maia, der ja praktisch hier zu Hause war, führte mich in der Zwischenzeit deshalb ein wenig umher.

Die mittellosen Einheimischen wurden kostenlos behandelt. „Viele von ihnen liegen hier zum ersten Male in ihrem Leben in einem Bett“, sagte Maia. „Wir haben hier auch einen Fall von Lachkrankheit“, fuhr er fort.

„Lachkrankheit?“ fragte ich lächelnd, denn von dieser Krankheit hatte ich wirklich noch nichts gehört.

„Das ist eine ziemlich tragische Angelegenheit, Bruder. Sie befällt hauptsächlich Frauen und Kinder und führt immer zum Tode – sechs bis neun Monate Todeskampf!“

„Und wirklich nichts zu machen?“ fragte ich.

„Die Medizin tappt dabei im dunkeln. Meine Landsleute nennen die Krankheit ‚Kuru‘ oder lachender Tod.“

„Und die Symptome?“

„Die Opfer leiden zunächst unter Krampfanfällen und starkem Schütteln in allen Gliedern. Ein unerklärlicher Lachdrang befällt sie. Nach und nach werden die betroffenen Personen völlig gelähmt und sind unfähig zu sprechen oder zu essen. Schließlich sterben sie, vom Hunger ausgemergelt, mit eiternden Bettwunden und Lungenentzündung. Es muß das Nervensystem sein, das angegriffen wird.“

„Besteht für die nähere Zukunft denn keine Chance, dem lachenden Tod auf irgendeine Weise beizukommen?“

„Wissenschaftler in Amerika und Australien versuchen seit Jahren schon, dieser Krankheit auf die Spur zu kommen. Und das Mysteriöse ist, daß der lachende Tod nur in einem begrenzten Gebiet in den Bergen auftritt, in dem der Fore-Stamm lebt. In manchen Dörfern dieser Region gibt es fast keine Frauen mehr.“

„Kann ich die Patientin einmal sehen?“

„Gern. Wir haben ein neues Medikament aus Australien erhalten, das an ihr erprobt werden soll. Aus diesem Grund ist die Frau auch hierher nach Lae gebracht worden.“

Auf dem Weg zu der Kranken kamen wir am Ambulatorium vorbei. Hier stand eine bunte Menge Wartender – Einheimische aller Hautschattierungen, die zu einer Behandlung oder Konsultation gekommen waren. Fast allen sah man ihre Leiden an. Am häufigsten waren Tropengeschwüre und sonstige Hautkrankheiten. Ich blickte in die von Ekzemen entstellten Gesichter von Säuglingen und auf die von Ausschlägen verquollenen Gliedmaßen bei Jugendlichen und Erwachsenen. Viele litten auch gleichzeitig an Augenkrankheiten.
Neben europäisch Gekleideten waren auch einige darunter, denen man ansah, daß sie aus dem Urwald kamen. Sie hatten die Nasenscheidewand durchbohrt, und einige hatten Löcher in den Ohrläppchen, die nach und nach so ausgedehnt worden waren, daß dieser Teil des Ohres bis auf die Schultern baumelte und bei jeder hastigen Kopfbewegung hin- und herschlenkerte. Die so entstandenen Ringe waren dann auch noch bei einigen säuberlich mit schwarzem Isolierband umwickelt. Ein Haumesser in der Hand und betelnußkauend standen sie da und spuckten den roten Betelsaft ungeniert auf den Fußboden. Die Frauen hatten fast alle Kleinkinder und Säuglinge bei sich, die sie in Tragnetzen an einem Stirnband auf dem Rücken trugen oder gerade stillten. Die europäisch Gekleideten sahen hochnäsig auf ihre Landsleute aus den entfernteren Dörfern herab. Sie benahmen sich sehr arrogant, drängelten sich rücksichtslos vor und sparten auch nicht mit Beschimpfungen wie: Buschkanaken und blöde Wilde; Kleidung muß eben nicht unbedingt etwas mit Bildung zu tun haben!
Wenig später waren wir bei der Frau mit der Lachkrankheit. Sie lag ganz allein auf einem Feldbett in einem winzigen Zimmer. Jemand hatte ihr ein blaues Nachthemd angezogen,

und nur ihre dunkelbraunen Arme und der kraushaarige Kopf mit den eingefallenen Wangen schauten unter der Decke hervor. Um den Hals trug sie an einem Bindfaden ein kleines vergoldetes Kreuz und eine Schraubenmutter aus Messing. Als sie Maia und mich erblickte, hob sie ihre zitternden Arme und versuchte, mit uns zu reden, und dabei lächelte sie, und ich hätte mich von diesem heiter aussehenden Lächeln beinahe täuschen lassen. Aber da waren diese so unendlich dunklen angsterfüllten Augen, die nur zu deutlich ausdrückten, daß die Kranke von ihrem Lächeln nichts wußte. Als sie bemerkte, daß wir sie nicht verstanden, wiederholte sie ihre gelallten Worte immer wieder. Maia, der sein Ohr dicht an ihren Mund gehalten hatte, verstand die in Pidgin hervorgebrachten Worte schließlich. „Sie möchte nach Hause zu ihren vier Kindern und zu ihrem Mann und ihren Verwandten", erklärte er mir. „Sie will nicht hier sterben, sie hat Angst, denn hier ist sie fremd und allein."

„Kannst du ihr nicht sagen, daß wir ihr helfen wollen, den lachenden Tod zu besiegen und daß sie vielleicht gesund in ihr Dorf zurückkehren wird, Bruder?"

Maia sprach auf die Frau ein, eine ganze Weile. Und auch die Frau redete wieder. „Sie sagt, daß ein böser Geist in ihr ist, den einer ihrer Feinde in sie hineingewünscht hat. Der Schamane ihres Dorfes hat ein Loch in ihre linke Achselhöhle geschnitten, ein Bambusrohr hineingesteckt und daran gesaugt. Aber der böse Geist will nicht aus ihr heraus." Maia zeigte mir das Loch, das der Medizinmann mit einem spitzen Bambusmesser gebort hatte. Vorsichtig hob er den Verband an. Die Wunde war nicht besonders tief, aber häßlich entzündet.

Die Frau begann wieder zu sprechen, und Maia nickte ihr beruhigend und verständnisvoll zu, als er ihre Worte an

mich weitergab: „Du, der fremde Weiße, seist weise, wie alle Weißen, und du sollst mit deiner Medizin den bösen Geist aus ihr vertreiben. Die Medizin müsse aber ganz stark sein."
Die Frau wußte anscheinend nicht, daß auch Maia Arzt war. Jedenfalls versuchte ich ein freundliches Lächeln. In meiner rechten Hosentasche fühlte ich ein Taschentuch. Ich holte es heraus, faltete es auseinander und wischte ihr die großen Schweißperlen von der Stirn. Ihr Haar fühlte sich hart und drahtig an. – Ob die Frau spürte, wie hilflos meine Geste war? Ich war deprimiert, wie immer, wenn ich um Hilfe gebeten wurde und nicht helfen konnte, und ich war zugleich seltsam berührt von der Tat des Medizinmannes – hatte sich mir doch ein Blick in die finsterste Vergangenheit der Menschheitsgeschichte aufgetan . . .
„Das ist erst der Anfang des lachenden Todes", sagte Maia, als wir wieder draußen waren. „Wenn das Medikament nicht anspricht, wird sie in ihr Dorf zurückgebracht."
„Vielleicht hilft es doch", meinte ich optimistisch. Natürlich war mir bei meinen Worten bewußt, daß dies nur ein verzweifelter Versuch sein konnte, denn es gehört zu den seltensten Zufällen in der Medizin, ein Mittel gegen eine Krankheit zu finden, deren Ursache nicht erkannt ist!
Maia und ich ahnen in diesem Moment nicht, daß ein amerikanischer Arzt, Dr. Gajdusek, der Ursache der Kuru ganz dicht auf der Spur ist. – Dr. Gajdusek arbeitet seit fast zwanzig Jahren an der Erforschung dieser Krankheit. Er reist mehrmals zu den Fore, lebt monatelang unter ihnen und macht sie zum bestuntersuchten Stamm in ganz Melanesien. Er schickt präparierte Gehirne von Kuru-Toten nach Amerika. Dort stellt man fest, daß vor allem die Nervenzellen des Kleinhirns zerstört sind. Doch selbst unter dem Elektronenmikroskop sind keine Krankheitserreger zu erkennen.

Der lachende Tod will sein schreckliches Geheimnis nicht preisgeben!
Nach jahrelangem Suchen schließlich, nach unzähligen Fehlschlägen und unendlich vielen Umwegen, bringt der Zufall Dr. Gajdusek auf eine bedeutungsvolle Fährte:
Bis Anfang der sechziger Jahre hatten die Fore eine besondere Art, ihre Toten beizusetzen: Sie garten die Verstorbenen in Erdöfen und aßen sie auf. Das Gehirn erfuhr dabei eine besondere Behandlung: Die Frauen lösten es aus dem Schädel heraus, zerdrückten es zwischen ihren Händen zu einem Brei und füllten diese Masse in Bambuszylinder, die im Feuer, vor dem Verzehr der Hirnmasse, nur kurz erhitzt wurden. – Sollte den Fore dieser makabre Brauch zum Verhängnis geworden sein?
Dr. Gajdusek spritzt einen Extrakt aus Gehirnmasse von Kuru-Toten in die Blutbahn zweier Schimpansen. Neun Monate später zeigen die Tiere die ersten Anzeichen von Kuru, und bald steht mit Sicherheit fest: Die Fore haben sich beim Zubereiten und Essen ihrer Toten infiziert; eine wunde Stelle im Mund, die Berührung der mit Hirnmasse verschmierten Hände mit einem blutig gekratzten Moskitostich haben genügt, die Erreger in den Körper eindringen zu lassen.
Dr. Gajdusek ist einer völlig neuen Art von Viren auf der Spur. Er nennt sie „langsame Viren", denn von der Infektion bis zum akuten Ausbruch der Krankheit können beim Menschen zehn, fünfzehn oder noch mehr Jahre vergehen. – Da die Fore ihre Toten seit etwa fünfzehn Jahren beerdigen, geht auch die Zahl der Erkrankungen zurück.
Dr. Gajdusek und sein Forscher-Team geben den „langsamen Viren" die Schuld an einer ganzen Menge bisher unheilbarer Krankheiten, darunter die Multiple Sklerose und

die Parkinsonsche Krankheit. 1976 erhält der Forscher für seine Entdeckung den Nobelpreis für Medizin. – Aber das, wie gesagt, konnten Maia und ich im Moment nicht wissen.
Auf dem Wege zu seinem Büro trafen wir Dr. Simpson.
„Tja, und Sie sind bestimmt Doktor Fleming aus Germany", sagte er mit einem ruhigen Lächeln, bevor Maia oder ich überhaupt den Mund aufbekommen hatten.
„Das ist richtig", antwortete ich, während wir uns die Hand zur Begrüßung reichten.
„Leute wie Sie brauchen wir in Neuginea – Sie haben sich doch hoffentlich alles genau überlegt?"
„Ganz genau."
„Gut." Simpson bat uns in sein Büro. Er war ein großer hagerer Mann mit hoher Stirn und ganz kurz geschorenem weißen Haar. Sein von der Sonne tief gebräuntes Gesicht zeigte um die Augen tausend Fältchen. Simpson strahlte jene ungeheuchelte, oftmals ein wenig burschikose Herzlichkeit aus, die ich an den Australiern schon drunten auf dem Kontinent sehr zu schätzen gelernt hatte.
Mit einprägsamen Sätzen, aus denen Wissen und Erfahrung eigenen Erlebens sprachen, informierte er mich über die vor uns liegenden Aufgaben; über Schwierigkeiten und Möglichkeiten unseres Vorhabens. „Ihre Arbeit hier in Neuguinea, am mittleren Sepik, ist nicht mit Ihrer Arbeit in Australien zu vergleichen", beendete er unser Gespräch. „Ob Sie dieser sehr schwierigen Aufgabe – die von Ihnen alles fordern wird! – gewachsen sein werden, weiß ich nicht; die nächsten Wochen werden es zeigen . . . Tja, mir bleibt nur noch, Ihnen beiden alles Gute zu wünschen."
Am frühen Nachmittag suchten wir noch einmal Father Bennett auf. Auch er hatte uns viele gute Ratschläge mit auf den Weg zu geben. „Sie beide werden dort draußen Höhen

und Tiefen erleben: Erhebende Stunden und auch sehr schwere, denn Sie gehen dorthin, wo Elend und Unwissenheit am größten sind. – Nicht immer wird man Ihnen freundlich gegenübertreten und Dankbarkeit für Ihre Arbeit zeigen. Oft werden Sie bei diesen primitiven Menschen auf Unverständnis – eventuell sogar auf Feindseligkeit stoßen. Wenn Sie dann Ihren Entschluß, dort am ‚Ende der Welt' zu arbeiten, vielleicht bitter bereuen werden, dann sollten Sie sich in Erinnerung rufen, daß so viele Hoffnungen auf Ihnen ruhen."

Am Ende unserer Unterredung bat Maia um den Segen des Geistlichen. – Und während er niederkniete, mit ernstem Gesicht und demütig gesenktem Kopf, und Father Bennett ihn segnete, da erst begann ich so richtig zu begreifen, daß der vor uns liegende Weg wirklich kein leichter sein würde. Simpsons und Bennetts Worte gewannen für mich plötzlich an Gewicht und Bedeutung, und ich spürte ihren tieferen Sinn. Dort draußen würde nicht nur – wie bisher – meine Fertigkeit als Arzt gefordert werden, sondern viel, viel mehr. – Simpson hatte es schon am Vormittag gesagt. Jetzt verstand ich es!

Obwohl ich nie besonders viel von solchen Dingen gehalten hatte, bat auch ich nun um Father Bennetts Segen.

Als ich dann ein wenig später mit Maia auf die sonnenüberflutete Straße trat, war ich zwar kein anderer Mensch geworden; aber doch einer, dessen Seele sich ein wenig geweitet, dessen Herz ein wenig größer geworden war. Jedenfalls meinte ich das. Ich glaubte mich für meine Aufgabe nun besser gerüstet . . .

Die uns verbleibende Zeit des Tages war ausgefüllt mit Einkaufen und Packen der letzten kleinen Dinge, die für die Reise auf dem Fluß unentbehrlich waren. Unser größeres

Gepäck sollte erst nach unserer Ankunft in Wogamush, zusammen mit benötigtem Hospital-Bedarf, an Fallschirmen aus einem Flugzeug abgeworfen werden.
Schließlich war alles soweit geregelt. Nur unsere beiden Außenbordmotoren, mit denen wir die für uns bereitgehaltenen Einbäume von Ambunti aus flußaufwärts antreiben wollten, waren noch nicht eingetroffen. Aber man hatte uns zugesagt, daß sie vor uns in Ambunti sein würden. Trotzdem bereitete uns diese Sache einigen Kummer.
Unsere größte Sorge jedoch war die Regenzeit, die aus dem verhältnismäßig träge fließenden Sepik jedes Jahr einen reißenden Strom voller Tücken machte. Denn im Gegensatz zum Morobe-Distrikt, zu dem auch Lae gehört und wo die Regenzeit eben zu Ende gegangen war, hatte sie dort, so weit im Nordwesten, noch nicht eingesetzt. Aber sie stand unmittelbar bevor. Jeden Tag konnte sie beginnen! Jede Stunde! – Diese ständige Gefahr machte uns ungeduldig, zehrte an unseren Nerven.

Impressionen zwischen Himmel und Erde

Die DC-3, ein uralter Kasten, befand sich seit zehn Minuten in der Luft. Die Klappsitze zu beiden Seiten des Rumpfes waren voll belegt. In der Mitte, zwischen den Sitzreihen, türmten sich Koffer, Säcke und Kisten; alles unter einem starken Netz festgezurrt.
Maia saß jenseits des Gepäcks mir gegenüber. Als er bemerkte, daß mein Blick sein Gesicht streifte, nickte er mir lächelnd zu. Ich studierte die Physiognomien links und rechts von ihm: Pflanzer, Facharbeiter, Missionare, Verwaltungsbeamte, teilweise mit ihren Frauen. Alle nach Redensart, Kleidung und Gebaren unschwer einzuordnen.
In Maias Nähe saß ein etwa fünfundzwanzigjähriger Einheimischer. Er war nackt bis auf seine hellblauen, zerschlissenen Shorts. Zwei schwarze Polizisten hatten ihn, der sich mit seiner ganzen Kraft gewehrt hatte, der geschrien, gebettelt und gezittert hatte, in Lae ins Flugzeug gezerrt. Sie hatten den Sicherheitsgurt um ihn gelegt und kräftig angezogen und ihn mit den Worten verabschiedet: „Laß dich nie wieder in Lae sehen, du verdammter Kanaken-Bastard!"
Inzwischen hatte Maia von ihm erfahren, daß er in Madang auf einem Kopra-Schoner angeheuert hatte und in Lae vom Heimweh übermannt worden war. Nun machte er seinen ersten Flug – auf Regierungskosten. Ab und zu blickte der Mann ängstlich über seine Schulter hinaus, wo jetzt, zwischen der Wolkenlandschaft, die höchsten Gipfel des Finisterre-Gebirges sichtbar wurden. Seit Menschengedenken, ja, seit vielen Jahrhunderten, galten diese Berggipfel als unverletzbares Tabu. Welcher Mensch wollte oder durfte es

wagen, so hoch hinaufzusteigen, ohne die verheerende Rache der blutrünstigen Geister und Dämonen zu erregen, deren geheiligter Wohnplatz dort oben war, und denen allein es gebührte, sich dort mit den Geistern der toten Menschen zu treffen. Und nun diese Herausforderung! Man ignorierte die Vorrechte der Unsichtbaren und schwebte einfach über ihre Behausungen hinweg! Ob die überlieferten Gesetze noch wirksam waren, die von den Stammesältesten an den nächtlichen Feuern so zäh verteidigt wurden? Oder konnte er den Weißen Glauben und Vertrauen schenken, den Fremden, die soviel Fremdes brachten, daß er es nicht begreifen konnte? – Zum Beispiel diesen Riesenvogel hier, der ihnen so blind ergeben war, in dessen Bauch die Menschen und die Weißen steigen konnten und der sie alle zusammen mühelos, nur mit einem etwas unwirschen Brummen in den Schwingen, so wie jetzt, hoch am Haupt des Mount Saruwag vorbeitrug. Ach, vielleicht hatten die Stammesältesten recht und diese Weißen waren selbst Geister, die menschliche Gestalt angenommen hatten . . .

Die Motoren wurden leiser. Die Aufforderung zum Einstellen des Rauchens und zum Anschnallen kam. Die vom Meer zerfressene Küste von Madang wurde sichtbar. Das unwirklich dunkle Blau des Ozeans brach sich in einem schneeweißen Gischtstreifen am Grün des Landes. Die leichtgebauten Häuser, genau wie in Lae, tauchten auf. Und zwischen einigen hunderttausend Kokospalmen: Madang Airport.

Unser Aufenthalt im ehemals deutschen Friedrich-Wilhelms-Hafen war kurz. Wir bestiegen die Anschlußmaschine nach Wewak, wo wir am fortgeschrittenen Nachmittag ankamen. Hier stand schon die, von uns über Funk gecharterte, kleine zweimotorige Maschine bereit.

Nach weiteren vierzig Flugminuten über die Alexander-Mountains und dichten Urwald sichteten wir voraus die Wasser des Sepik-Flusses: die Straße für unsere Weiterreise, die Piste durch eine grüne Hölle, die Gleitbahn in ein Gebiet, an dem die Zeit vorübergegangen war.
Ambunti erschien unter uns, die Hütten der Einheimischen, die sich wie Küken um die Henne um das große Gemeinschaftshaus scharten, und die Verwaltungs- und Wohngebäude der Weißen, die hier lebten. Alles war in die immergrüne Vegetation eingebettet. Nur die braunen und grauen Dächer waren deutlich zu sehen, dazwischen einige Wege – und dann der Flugplatz.
Der Pilot blickte auf seine Uhr und teilte uns mit, er wolle sechs oder acht Meilen dem Fluß folgen, um uns einen ersten Eindruck von dieser weiten Landschaft zu vermitteln.
„Ich beneide Sie nicht um diese Reise. War auch einmal so verrückt, mich auf einen dieser gräßlichen Flüsse hinauszuwagen. Schon nach ein paar Meilen hatte ich die Nase gestrichen voll. Na, Sie werden es ja erleben!" rief er uns durch den Motorenlärm zu.
Wir gingen herunter auf eine Flughöhe von dreihundert Fuß. Ich gewann den Eindruck, als wolle uns der Pilot sein fliegerisches Können zeigen und uns ein wenig Angst einjagen. Das Bild rollte wie in einem Film vor uns ab: Ein vier- bis sechshundert Meter breiter Fluß, von unzähligen Inseln zerteilt in breite und schmale Arme und Seen. An den Ufern und auf den Inseln wechselten verfilzter Urwald und riesige schilfbestandene Flächen einander ab. Schwärme weißer und dunkler Vögel stoben auf. Immer schneller wurden wir, und dann riß der Pilot die Schnauze der Maschine in den Himmel hinein. – Als wir, viel höher als vorher, wieder waagerecht flogen, bot sich unseren Augen ein einzigar-

tiges Bild: Die schon schräg stehende Sonne färbte Ränder und Unterseite der im südwestlichen Hintergrund hängenden Wolkengebirge und die Schlangenlinie des Fluß-Labyrinthes rot. Der Urwald unter uns fiel in ein verschwommenes Graugrün zurück. Zarte Nebelgebilde waren in der Ferne zwischen den Wolken und der Erde zu erkennen, oft von Sonnenstrahlen durchbrochen, die, riesenhaften Scheinwerferkegeln gleich, zwischen Himmel und Erde standen. Vor uns lag eine Landschaft wie bei der Erschaffung der Welt, als würden die Elemente gerade eben voneinander getrennt. Und wir in unserem kleinen Flugzeug – wir waren ein Nichts im Niemandsland.
Der Pilot hielt wieder auf Ambunti zu. Gleich darauf rumpelte die Maschine über die holprige Landebahn – eine dem Urwald abgetrotzte Grasfläche. Vor einem silbrig glänzenden Wellblechschuppen, neben dem ein Mast mit schlaff herunterhängendem Windsack stand, hielten wir an.
Zu unserer Begrüßung lief eine Menge Einheimischer zusammen. Das Erscheinen Fremder war offenbar eine willkommene Abwechslung für sie. Alle hatten das schwarze Kraushaar ganz kurz geschoren. Die Frauen trugen bunte Röcke und Blusen aus Kattun. Einige waren auch nur mit einem sehr kurzen Grasrock bekleidet, der durch seine Dicke und Fülle an den Hüften weit abstand und bei jeder hastigen Bewegung raschelte. Als Schmuck trugen sie um den Hals Ketten aus Muscheln und bunten Perlen und fünf bis zehn schmale Ringe aus poliertem Bambus in jedem Ohr. Auch an Ober- und Unterarmen steckten eine Menge dieser Bambusringe. Die jüngeren Männer waren mit Shorts und Hemden bekleidet. Die Älteren trugen grüne und blaue Hüfttücher. Viele hatten die Ohrläppchen durchbohrt und auch die Nasenscheidewand. In ihren Händen hielten sie

kurze Speere und eine Flasche Bier. Alle gingen barfuß. Um ihren Mund spielte ein stolzes Grinsen; aber in den Augen – in den Augen lag der Ausdruck scheuer Tiere. Nur die Kinder waren unbefangen und aufdringlich.
Die beiden freundlichen australischen Patrouillenoffiziere dieses Gebietes – Sinclair, ein hagerer Blonder mit durchdringenden grauen Augen und einem lässig in den Nacken zurückgeschobenen breitrandigen Hut, und Weymarck, ebenso hager wie Sinclair, nur dunkles Haar und Brille und wesentlich jünger, etwa dreiundzwanzig Jahre alt –, die uns mit einer kleinen Abordnung einheimischer Polizisten am Flugplatz erwartet hatten, luden Mansfield, den Piloten, und uns in ihre Unterkunft ein. Sie bewirteten uns mit kühlem Bier und gutem Essen.
Der Schreck fuhr uns in die Glieder, als wir hörten, daß unsere Außenbordmotoren bisher nicht eingetroffen waren. Und das große Boot der Patrouillenoffiziere mit starkem Dieselmotor, das uns zur Verfügung gestellt worden wäre, hatte vor wenigen Tagen mit einem unter Wasser treibenden Baumstamm Bekanntschaft gemacht. Sein Bug war zersplittert und noch nicht wieder repariert. Guter Rat war teuer. Irgendwie schien sich alles gegen uns verschworen zu haben. Schließlich baten wir Sinclair und Weymarck, unter den ihnen bekannten Einheimischen zwölf verläßliche Männer als Ruderer auszuwählen.
Natürlich warnten und ermahnten uns die beiden und behaupteten, daß es schon beinahe an Wahnsinn grenze, jetzt, wo die Regenzeit praktisch in der Luft hing, eine so lange Reise auf dem Fluß zu wagen. Aber wir fuhren auf eigene Verantwortung. Die Dringlichkeit unserer Fahrt duldete keinen Aufschub. Sie händigten uns eine Spezialkarte des Sepik aus und zeichneten darauf ein, wo wir die Augen be-

sonders aufhalten mußten, wo nach ihrer Meinung Gefahr drohen konnte, vom Fluß – und vielleicht auch von Menschen. Ihre Fürsorge war ehrlich gemeint. Doch die Besorgnis dieser in der Wildnis erfahrenen Männer beunruhigte mich zusätzlich.

Im Verlaufe des Abends hatten Maia und ich noch Gelegenheit, uns über Sprechfunk mit dem Sepik-Hospital in Verbindung zu setzen. Missionar Neubauer schilderte uns die kritischsten Krankheitsfälle, und wir konnten ihm einige wichtige Anweisungen betreffs der Behandlung dieser Fälle geben.

„Es besteht kein Grund zu besonderer Besorgnis – aber kommen Sie bitte bald!“ sagte er.

Als ich dem Missionar von unserem Pech mit den Außenbordmotoren berichtete, meinte er: „Ich habe hier einen Einbaum mit Außenbordmotor und würde Ihnen den ja mit einem Boy entgegenschicken, aber bei der Vielarmigkeit des Flusses wäre es schon ein großer Zufall, wenn er Sie treffen würde. Außerdem ist es leider nur ein kleines Fahrzeug!“

„Wir bedanken uns trotzdem und sehen uns dann also in einigen Tagen“, sagte ich.

Wir tranken Tee und aßen Eier mit Schinken. Draußen wurde es hell. Durch die Lamellen der Jalousien fielen erste Sonnenstrahlen.

Ich stand auf und ging nach draußen. Mein erster Blick galt dem Himmel, der sich im Westen in bleiernem Grau zeigte.

„Nein, heute noch nicht“, hörte ich Mansfield sagen, der hinter mir hergekommen war. „Aber schon morgen kann es losgehen!“ Er sah nach der Sonne, die eben als gleißende Scheibe über die Baumwipfel gestiegen kam. – „Die Zeit stimmt! Kommen Sie bitte mit, Doktor, ich möchte Ihnen etwas zeigen. – Das gehört bei mir sozusagen zum Service", fügte er augenzwinkernd hinzu. Mit großen Schritten eilten wir hinüber zum Flugfeld, und wenig später befanden wir uns in dreitausend Fuß Höhe – etwa tausend Meter über dem Sepik.

„Auch das muß man gesehen haben, auch das ist Neuguinea!" rief mir Mansfield zu. – Unten zeigte sich die Landschaft in atemberaubender Schönheit; völlig verschieden zum Vortag. Wie federleichte grüne Wattebäusche hoben sich jetzt die urwaldbedeckten Inseln aus den Wassern heraus; aber dann das Flußsystem selbst, diese verschieden tiefen, natürlichen Kanäle, die breiten Flußarme, die Seen und Teiche links und rechts vom fließenden Wasser – alles im zarten Morgenlicht, in Silber und Rot, in Schwarz und Orange; in Grün, Blau, Gold und Lila. – Jedoch nur wenige Minuten dauerte dieser Farbenzauber. Als die Sonne ein wenig höher gestiegen war, gingen alle Farben in Grün über.

„Jedes Jahr in der Regenzeit verändert der Fluß sein Gesicht", erklärte mir der Pilot. „Da! – Sehen Sie diese achtzig Meter lange Insel? Die war voriges Jahr noch nicht hier. Das Hochwasser hat sie, irgendwo weiter oben im Fluß, unterspült und wer weiß wieviele Meilen vor sich hergeschoben. Manchmal kommt es durch diese treibenden Inseln zu einem Stau, der Fluß sucht sich ein neues Bett. – Haben Sie Phantasie genug, sich auszumalen, was passiert, wenn Sie mit einem Wasserfahrzeug in diese entfesselten Kräfte geraten?"

Wir landeten wieder in Ambunti. „Übrigens bekomme ich in etwa fünf Monaten ein Amphibienflugzeug", erklärte mir der Pilot. „Dann werde ich auch auf dem Sepik in der Nähe von Wogamush landen können! Na, was sagen Sie dazu?"

Der Fluß

Eine Stunde nach Sonnenaufgang gingen wir hinunter zum Fluß. Drei Einbäume lagen bereit – jeder ein Kunstwerk für sich. Die Fahrzeuge glichen den hier so sehr gefürchteten und auch verehrten Krokodilen. Nur waren sie gewaltiger als diese; ins Dämonische verzerrt schaukelten sie auf dem Wasser. Für diese weite, gefährliche Reise wollten die Männer natürlich nicht ihre gewöhnlichen Einbäume nehmen, mit denen sie kürzere Fahrten machten. (Oft genug genügt ja eine imponierende Drohhaltung, ein abschreckendes Äußeres, um einen Gegner in die Flucht zu schlagen). Am Bug, furchterregender ging es kaum noch, war der Kopf mit dem weit geöffneten, zähnestarrenden Maul aus den Stämmen herausgeschnitzt. Er schob sich als fast meterlanger Drachenschlund mit leuchtenden, hervorquellenden Muschelaugen vor der eigentlichen Nutzfläche der Einbäume her. Der kraftvolle und doch schlanke, schuppige Rumpf mit den krallenbewehrten Füßen an den Seiten mündete in einen breiten Schwanz, der sich über das Wasser erhob – zum tödlichen Schlag bereit. Keines der „jämmerlichen" Süßwasserkrokodile des Flusses, die nur drei oder vier Meter lang werden, konnte es mit diesen sechs Meter langen Giganten aufnehmen. Die wirklich großen Leistenkrokodile lebten ja nur unten an der Küste im Salzwasser und im Gezeitenbereich der Flüsse.

Jeder Einbaum wurde mit vier Ruderern besetzt. Als Bezahlung hatten sie Haumesser, Kleidung für sich und ihre Frauen und australische Dollar verlangt. Das Feilschen und Aushandeln hatte bis in die Nacht hinein gedauert.

Alles Menschenmögliche für das Gelingen der Fahrt war getan. Wir überprüften beim Beladen der Einbäume nochmals das Vorhandensein allen Gepäcks und verglichen es mit den Aufstellungen auf unseren Listen. Außer Medikamenten waren da Zelte, Moskitonetze, Äxte, Sägen, Haumesser und Verpflegung. Nichts war vergessen. Auch nicht die auf den ersten Blick unwichtig erscheinenden Kleinigkeiten, die in der Wildnis jedoch über Leben und Tod entscheiden können.

Endlich, nach lebhaften Abschiedsszenen und Diskussionen unserer Ruderer mit ihren Frauen, Kindern, Verwandten und Bekannten, die natürlich mit ans Ufer gekommen waren, wurden die Einbäume vom Ufer abgestoßen.

„Viel Glück!" riefen die beiden Patrouillenoffiziere und Mansfield hinter uns her, „wir halten euch die Daumen, Jungs!"

Dann glitten wir hinaus auf den Fluß. Ambunti, die letzte vorgeschobene Bastion der Zivilisation, blieb hinter der nächsten Flußbiegung zurück. Muskulöse Arme tauchten die Paddel ins Wasser. Schweiß rann schon nach wenigen Minuten über die schwarzen, glänzenden Rücken. Eintönige Gesänge klangen von Einbaum zu Einbaum. Die Fahrt in die Steinzeit hatte begonnen.

Unendlich träge krochen wir dahin, viel zu langsam, wie mir schien, viel zu langsam. Und die unerbittliche Tropensonne brannte stechend vom Himmel, verdampfte das stinkige Wasser. Die extreme Luftfeuchtigkeit von nahezu hundert Prozent legte sich wie ein Eisenreifen um die Lungen und ließ uns nur mühsam atmen.

„Hoffentlich schaffen wir es vor Beginn der Regenzeit", sagte ich zu Maia, der am Bug des schwankenden Fahrzeuges – genau wie ich am Heck – auf einem Wasserkanister hockte, „sonst ist es wohl schlecht um uns bestellt.“ Ich erwähnte das, obwohl wir das beide wußten. Hundertmal hatten wir das schon gesagt, aber mir fiel nichts anderes ein, um eine Unterhaltung in Gang zu bringen.

„Du hast recht, Bruder. Wir können nur hoffen, daß sich das Wetter noch einige Tage hält. Schon bei einem heftigen Gewitterregen, mit dem sich die Regenzeit meist ankündigt, würde der Fluß an vielen Stellen auf die dreifache Breite anschwellen und in den Engpässen zum reißenden Strom werden, gegen den die Ruderer vergeblich ankämpfen müßten.“

„Bruder, glaubst du, daß wir in sechs bis acht Tagen in Wogamush sind?“

„Das kann man nie vorhersagen, selbst wenn es nicht regnet. Die Wildnis ist launisch und unberechenbar. Wir müssen schon froh sein, wenn keiner der Einbäume kentert.“

Gleich darauf erstarb unser Gespräch. Zu drückend lastete die Hitze auf uns, machte apathisch, schläfrig. Grell spiegelte sich das Sonnenlicht im Wasser, blendete schmerzhaft die Augen. Und dann die Insekten. Schillernde kleine Fliegen krochen über den Mund, in die Nasenlöcher, in die Ohren, setzten sich auf die Augen, ehe die Lider reagierten. Ganze Wolken von Moskitos begleiteten mit ihrem nerventötenden Gesumm den Konvoi und quälten uns mit schmerzhaften Stichen, die einige Zeit später heftigen Juckreiz hervorriefen. Sehr bald schwollen unsere Hände und Gesichter an und quollen unförmig auf, trotz der Schutzmittel.

In stumpfer Monotonie glitten die Paddel durchs Wasser, hoben sich, senkten sich, glitten durchs Wasser – einen Schweif quirlender grüner Blasen hinter sich herziehend.

Der Gesang war verstummt. Nur das permanente Gesumm der Insekten war da, das Gurgeln der Wellen, und Millionen Frösche und Zikaden lärmten.
Jede Handbewegung kostete Anstrengung, Energie; Energie, die nicht unbeschwert sprudelte, sondern sich zäh, ganz zäh wie erkaltende Lava dahinwälzte. Maia und den Ruderern ging es nicht besser als mir. „Rudern!" hatten die Gehirne der Männer ihren Körpern befohlen, und die Körper gehorchten, ruderten. Gefühllos wie Roboter waren sie längst, nur der Schweiß lief und lief, und die Herzen pochten und pochten.
An manchen Stellen hatte sich der Fluß ein tiefes Bett durch die lehmige Erde gegraben. Manchmal waren die steilen, braunen Ufer zehn oder fünfzehn Meter hoch. Darüber, noch einmal vierzig bis sechzig Meter in den Himmel hinein, stach der dräuende Urwald; quellende, dornenstrotzende Mauern aus beängstigender Vegetation.
Am späten Nachmittag fanden wir auf einer grasigen Waldlichtung einen Lagerplatz. Die Männer suchten ihn mit Stöcken nach Giftschlangen ab. Sie hatten scheinbar vor nichts so viel Angst, als vor Schlangen und Krokodilen. Dann wurden Feuer angezündet, Tee gekocht und Konserven geöffnet. Später verteilten Maia und ich das vorbeugende Mittel gegen Malaria, und dann versuchten wir unter den großen Moskitonetzen zu schlafen. Aber es dauerte nicht lange, da waren innerhalb der Netze wohl mehr Moskitos als draußen. Wir konnten nicht einschlafen, die Nerven waren zu aufgepeitscht. Wir wälzten uns unruhig von einer Seite auf die andere, in Schweiß gebadet. Schließlich deckten wir uns mit nassen Handtüchern zu, das brachte etwas Erleichterung.
Am Morgen war wieder der Fluß da, die feuchte, schwere

Hitze, die Fliegen, die Apathie. Oft schossen gelbschwarze Wespen auf uns zu, die fast so lang waren wie ein Finger. Bei einer Rast erlebten wir einen Kampf der „Giganten". Eine dieser riesigen Wespen verfing sich vor unseren Augen im Wagenradnetz einer sehr großen Spinne. Darauf hatte die behaarte Spinne nur gewartet. Lautlos eilte sie auf die Wespe zu, um den fetten Braten weiter einzuspinnen. – Aber die Wespe gab sich nicht verloren, sondern stach zu. Ein kurzes Zucken und Zittern, die Spinne fiel, völlig gelähmt, auf ein Bananenblatt unter ihrem Netz. Die Wespe machte sich frei und flog mit bedrohlichem Flügelbrummen über unseren Köpfen davon. Auch die Spinne kam wieder auf die Beine. Als wir aufbrachen, begann sie gerade munter zu werden.

Weiter ging es, immer nur weiter. Hoffentlich blieb der Regen aus. Noch einhundertfünfzig Kilometer, noch sieben oder nur sechs Tage vielleicht, wenn alles gut ging. – Aber dort oben am Fluß warteten Kranke, vorwärts! Sie hofften auf unser baldiges Kommen – zwei Ärzte auf dem Wege zu ihnen nach Wogamush . . .

Gott sei Dank floß das Wasser noch träge, Gott sei Dank! Blühende Büsche trieben vorbei, entwurzelte Bäume mit grotesk anzusehenden Nashornvögeln darauf. Die Ufer wurden flacher, der Urwald drängte sich in den Fluß vor. Lange Dornensträhnen kratzten unsere Körper blutig. Manche Dornen waren lang wie eine Hand und so spitz, daß sie sich zentimetertief ins Fleisch gruben, bevor wir es spürten und vor Schmerz aufbrüllten. Diese Verletzungen riefen häßliche Entzündungen hervor.

Trotzdem hatte der Urwald etwas überwältigend Schönes an sich – eine eigenartig betäubende und betörende Wirkung. Riesenhafte Schmetterlinge gaukelten umher, streiften

manchmal mit leisem Flügelschlag unsere Gesichter, zogen den Blick magisch auf sich. Büschel wunderbarer Blüten an langen, grünen und lila Ruten hingen in den vielfältigsten Formen und Farben von alten, bemoosten Urbäumen und schaukelten unter der Grammlast eines vor sich hin schimpfenden Zwergpapageis, wie ein Mobile in einer Kinderhand. Unter dichtem Gezweig lagen auf Sandbänken Krokodile mit aufgerissenem roten Rachen und beinfarbenen Hauern. Aus ihrem Schlund hauchten sie uns den Moschusgeruch des Todes entgegen. Grüne, schwarze und rote Ameisen, goldgrüne Käfer, knallbunte Spinnen und giftige Skolopender von erschreckender Größe wurden von überhängenden Zweigen und Ästen in die Einbäume gestreift – und der Schweiß strömte ununterbrochen.
Manchmal spaltete sich der Fluß in viele Arme, die so eng waren, daß der Himmel über uns verschwand. Wir waren ganz in grünes Dämmerlicht gehüllt. Alles war grün, selbst wir, giftigen Kobolden der Hölle gleich. Dann wieder weitete sich das Flußbett, verschmolz mit den anderen Armen zum Strom. Kilometerbreit verlor er sich zwischen glatten, toten Baumstämmen, die grau und grün, wie bizarre Steinsäulen einer gestorbenen Stadt, in schwindelnde Höhen ragten. Summen wurde hier zum Rauschen, Flüstern zum Sprechen, wie in der Arena eines Amphitheaters. Irgendwo war hier verborgenes Leben; wir hörten es, wir spürten es, hinter den toten Stämmen gaffte es uns an.
Weiter! – nur immer weiter!
Manchmal streifte der Boden der Einbäume an seichten Stellen über den Flußgrund, dann hieß es aussteigen und schieben, hundert, zweihundert Meter weit. Brodelnde Sümpfe taten sich auf, wir ahnten ihre kilometerweite Ausdehnung jenseits der imaginären Linie der Flußufer, die mit vier und

fünf Meter hohem Schilf bestanden waren. Und allgegenwärtig dieses quälende Ungeziefer: Fliegen, Moskitos, Blutegel, Ameisen. Zähe Spinngewebe von Riesenspinnen verklebten unsere Gesichter, stetig, pausenlos, zum Wahnsinnigwerden traktierten uns die „Kleinen". Unzählige rote Stiche bedeckten jede freie Stelle unserer Haut.
Am Nachmittag hörten wir plötzlich dumpfen Trommelschlag hinter der Flußbiegung voraus. Dann Rufe aus vielen Kehlen, laut und wieder verhallend. Im Uferwald krachten Äste, dann wieder diese Rufe. Die Ruderer verharrten in ihrer Arbeit, lauschten, diskutierten schreiend, berieten. Wir drohten abgetrieben zu werden.
„Weiter! Rudern!" brüllte ich.
„Dorf, sein Name Jambum – dort!" brüllte der Anführer der Ruderer zurück und deutete mit dem Ruder auf die linke Flußseite. „Viel gefährlich fella kanaka in Dorf, sein Name Jambum. Kai-kai fella Langschwein!"
„Unsinn, das sind keine Menschenfresser", sagte Maia zu mir. Wir wußten, daß der Stamm, dem unsere Ruderer angehörten, mit den Bewohnern des Dorfes Jambum in Blutfehde lebte und daß diese „viel gefährlich fella kanaka" auch nicht gefährlicher waren als unsere Ruderer. Die beiden Australier hatten uns darauf aufmerksam gemacht. Genau wie Wogamush galt auch Jambum als befriedet, was allerdings noch längst keine Garantie dafür war, daß diese Menschen auch friedlich bleiben würden. Ein Frauenraub, zum Beispiel, hatte sich hier vor zehn Jahren zugetragen, vielleicht auch schon viel früher. Dann wieder ein Frauenraub als Vergeltung und eine brennende Hütte. Dann ein Toter auf der einen Seite, und ein Toter mußte auf der anderen Seite folgen und so fort. Über Jahre und Jahrzehnte ging das so. Hier war der Arm der Regierung noch schwach. Hier

galt ein Menschenleben nicht besonders viel. Wer von einem Feind getötet wurde, der ging ruhmreich in das glanzvolle Jenseits der Ahnen ein und lebte dort fort – in einem Paradies, das sich diese Menschenhirne geschaffen hatten, weil sie auf der Erde nur wenig Erfüllung fanden; weil sie nicht glauben wollten, daß ihre dreißig oder vierzig Jahre Erdenleben in ständigem Kampf und permanenter Angst alles gewesen sein sollten.

Und doch hingen sie an diesem Leben. Die Ruderer fürchteten sich vor der unsichtbaren Übermacht im Wald. Sie wollten im Schutz der Nacht an Jambum vorbei. Aber wir drängten sie weiterzufahren. Ununterbrochen war das nervenzermürbende Trommeln da, die vielen bedrohlich und herausfordernd klingenden Rufe und Schreie. Noch nicht lange war der mittlere Sepik unter Regierungskontrolle, und Regierungskontrolle bedeutete nicht mehr und nicht weniger, als daß die Patrouillenoffiziere alle zwei oder drei Monate nach dem Rechten sahen. Aber was geschah in der Zwischenzeit, wenn die Weißen nicht da waren?

Freilich, in den Dörfern waren Vertrauensleute, ein oder zwei police-boys und ein luluai, das von der weißen Verwaltung eingesetzte Dorfoberhaupt. Aber konnten sich die Weißen in jedem Fall auf diese, erst vor kurzem aus der Steinzeit herausgerissenen Männer verlassen, auch wenn diese eine zweijährige Polizeiausbildung absolviert hatten und mit den Zielen der Regierung vertraut waren?

Mit Rücksicht auf unsere Ruderer verzichteten wir darauf, mit den Leuten aus Jambum Kontakt aufzunehmen. Weiter! Das war unser Bestreben. Es war ein Bestreben, das nicht vom wachen Verstand kontrolliert wurde, dieses Bestreben kam nun schon mehr aus dem Unterbewußtsein, das war wie eingeimpft, wie Hypnose. Wir sprachen untereinander fast nichts mehr. Stundenlang fuhren wir dahin und wehrten die Insekten ab, schoben mit Fingern, die wir kaum noch bewegen konnten, Dornenruten zur Seite. Sehnsüchtig warteten wir auf einen Windhauch, der unsere brennende, schweißnasse Haut gekühlt hätte – „nur ein winziger Windhauch!" flehten wir.

Wenn ich noch nie an der nüchternen Funktion meines Verstandes gezweifelt hatte, jetzt war es so weit. Wenn ich beim Gedanken an meinen Entschluß, in Neuguinea zu arbeiten, bisher Freude empfunden hatte, so empfand ich jetzt das Gegenteil. Alles war mir so grenzenlos gleichgültig und egal, und doch erregte mich alles. Alles! Selbst Maias ruhige, schweißnasse Fratze hätte ich anbrüllen können. Gleich darauf bereute ich bitter, daß solche Gefühle in mir waren. Ich war mir selbst fremd. Umkehren, dachte ich, umkehren!

Aber es ging weiter, wie es das Gehirn in nüchterner Stunde befohlen hatte, und nicht zurück. Und die Ruderer ruderten, daß die Muskeln und Sehnen zum Zerreißen gespannt waren. In meinem trägen Schädel kristallisierte sich langsam die Erkenntnis heraus, daß mir dieses Neuguinea wohl noch in hundert Jahren fremd sein würde.

Wieder näherte sich die Sonne einem nicht sichtbaren Horizont. Endlich, nach langem Suchen, fanden wir einen Lagerplatz. Die Einbäume zerteilten das meterhohe Schilf und schoben sich mit dem Bug auf das schwammige Ufer.

Erschrocken richtete sich ein graugrüner Waran kerzengerade auf seinen stämmigen Hinterbeinen in die Höhe und wollte unwillig flüchten. Aber das anderthalb Meter lange Tier kam nicht weit. Ein leichter Bambuspfeil, von einem Bogen in der Hand eines Ruderers abgeschnellt, durchbohrte die Echse. Ein lautes Fauchen, die gespaltene Zunge fuhr

zitternd aus dem Schlangenkopf, einige wuchtige Schläge mit dem starken Schwanz, eine Blutfontäne – Ruhe!
Und dann lautes, freudiges Schreien wegen dieser seltenen Jagdbeute, ein kurzer Freudentanz: „Masta, ich fella Junge das totgemacht!" rief mir der Schütze beifallheischend zu.
Die gleiche Prozedur wie am Abend vorher wiederholte sich: Das Absuchen des Platzes nach Giftschlangen, das Aufbauen der Moskitonetze, das Essen und Trinken. Der Waran war gebraten, ein Leckerbissen für die Männer. Maia und ich waren auch dazu eingeladen. Das Fleisch war ganz zart, weiß und sehr wohlschmeckend, aber leider noch halb roh. Dann schlugen die Ruderer mit ihren Haumessern armdicke Äste von einer bestimmten Strauchart ab, spalteten sie der Länge nach und holten fingerlange, sehr dicke Maden heraus. Maia demonstrierte mir, wie diese Insekten mit ihren starken braunen Kopfzangen mühelos ein Streichholz durchkneifen können. „*Witchety-Grab* zuviel gut für Bauch von fella Jungen!" sagte der Anführer zu mir und langte kräftig zu. Laut schmatzend wurden die weißen, ekelhaft anzusehenden Maden roh verschlungen. Während Maia und ich ohne unseren mitgeführten Proviant wahrscheinlich verhungert wären, hätten diese Männer, die den Urwald kannten, überlebt.
Nach dem Essen sanken Maia und ich todmüde auf unsere Feldbetten, deren hölzerne Füße wegen des Ungeziefers in je einer Büchse mit Kerosin steckten. Unsere zwölf Ruderer saßen oder lagen ein wenig abseits auf großen Blättern und geflochtenen Matten um ein stark qualmendes Feuer. Einer von ihnen leierte einen monotonen Gesang herunter, in den die übrigen von Zeit zu Zeit immer wieder einfielen. Dazu dröhnte das Tam-Tam einer schmalen, hohen, mit Baumkänguruhhaut bespannten hölzernen Trommel. Die Männer

beschworen so die Krokodil-Geister im Fluß und die bösen Geister der Nacht, die Krankheit und Tod auf ihren geheimnisvollen Wegen verbreiten. Tam-Tam-Tam! klang es, dazu manchmal hohe, schrille Schreie des Vorsängers, die hinaus in die Dunkelheit hallten und dort ein vielfaches Echo fanden; schrecklich hörte es sich an. Alles, was sich diese Männer an Zivilisation in Ambunti angeeignet hatten, schien abgelegt, war jetzt vergessen. Alles Denken wurde vom Fluß diktiert, war auf das Überleben im Urwald ausgerichtet. Das Land, das alte Land, hatte sie wieder in seinen Besitz genommen . . .

„Noch fünf Tage – noch vier Tage, Bruder, dann haben wir es geschafft!"

Maias Stimme klang wie aus weiter Ferne an mein Ohr. Der Schein seiner Stablampe glitt über die Spezialkarte vom Fluß. – „Vielleicht sind wir auch schon früher am Ziel, ich glaube, wir haben schon ein gutes Stück hinter uns, hier dürften wir jetzt ungefähr sein."

„Ja, wenn es nicht regnet, oder wir vorher von den Moskitos aufgefressen und von den Blutegeln ausgesaugt sind, kommen wir vielleicht früher in Wogamush an", sagte ich sarkastisch.

Maia sah unter sich und sagte: „Unsere Körper sind jetzt wie ausgepreßte Schwämme, unsere Herzen abgestumpft. Dies ist nicht dein Land, es sind nicht die Menschen, die zu dir gehören, du leidest. Du mußt deinen Entschluß, mich zu begleiten, sicherlich bereuen, Bruder!"

„Das wirst du nicht erleben!" rief ich ungehalten und wußte im Augenblick wirklich nicht, ob ich die Wahrheit sagte oder log. „Aber es ist ein schwerer Weg, sehr viel schwerer, als ich ihn mir vorgestellt hatte!" Ich fühlte mich unendlich schlapp, völlig ohne Willenskraft, wie ein Stück Treibholz im Wirbel eines Stromes war ich. Ich plapperte meine Gedanken einfach daher, so, wie das Gehirn sie produzierte: „Hier, weitab jeglicher Zivilisation mit ihren Annehmlichkeiten, die einem zur Selbstverständlichkeit geworden sind, ist es nicht leicht, geduldig und gut und demütig zu sein!" sagte ich. – „Für dich ist das alles einfacher, Bruder ..." provozierte ich Maia, „ich glaube, dir sind Demut und Güte angeboren, du hast sie schon mit auf die Welt gebracht. Ich dagegen bin schwach, labil, kein guter Mensch; nur einer, der sich vorgenommen hat, einmal ein kleines Opfer zu bringen, etwas Gutes zu tun – und das nicht ohne Eigennutz!"

Meine Worte hatten mich erregt. Plötzlich haßte ich Maia seiner Ruhe wegen. So gelassen, wie er dies alles hier ertrug, und dabei auch noch Fürsorge für mich zeigte, so gelassen wäre er wohl auch gestorben. Und das war für mich das einzig wirklich Fremde an Maia; dieses stille Ertragen, dieses Erdulden, ohne daß ein Wort der Klage über seine Lippen kam.

Ich aber wollte leben! Ich wollte hier nicht elend verrecken, wollte nicht einer der hundert Gefahren dieses Urwaldes erliegen, ich wollte leben!

Aber das Fieber, die Malaria tropica, hatte mich bereits erwischt. In der Nacht kam sie mit einem heftigen Anfall zum Ausbruch. Schon vor Tagen mußte ich mich infiziert haben. Wie ein Irrsinniger tobte ich, zerfetzte mein Moskitonetz, warf mein Feldbett in den Fluß, wollte mich selbst hinterherstürzen. Ich trommelte mit den Fäusten auf Maia ein, der mich zurückhielt. Ich schrie, schimpfte, lachte laut hinaus und weinte still vor mich hin. – Das erzählte mir Maia später.

Als ich aus meinen Halluzinationen erwachte, fühlte ich

einen kühlen Umschlag auf meiner Stirn. Allmählich konnte ich die Konturen von Maias Gesicht unterscheiden. Helle Sonnenstrahlen umspielten die grünen Maschen des an Bambusstangen aufgehängten neuen Moskitonetzes über mir.
Mit einem Satz wollte ich aufspringen. Aber ich war ohne Kraft, und Maia drückte mich mit Leichtigkeit wieder auf mein Lager zurück.
„Hier, trink einen Becher Tee, Bruder“, sagte er.
Ich trank die wenigen Schlucke bitteren Tees wie ein Verdurstender.
„Was ist, was ist eigentlich los mit mir?“
„Du hattest einen Malariaanfall, mach dir keine Sorgen, es wird nicht sehr schlimm werden. Schließlich haben wir ja vorsorglich unsere Gegenmittel genommen, und der Körper hat gewisse Abwehrstoffe gebildet. Außerdem habe ich dir in der Nacht noch eine Injektion verabreicht.“
Ich wartete darauf, daß er sagen würde: Für dich hat es keinen Zweck weiterzufahren, nimm einen der Einbäume und die dazugehörigen Ruderer und fahr zurück! Aber Maia sagte das nicht, obwohl er wissen mußte, daß ich in der nächsten Zeit nur Ballast sein konnte. Wahrscheinlich ahnte er, daß ich es in diesem Augenblick tatsächlich getan hätte, um mir hinterher die schwersten Vorwürfe zu machen . . .
„Wie spät ist es?“ fragte ich.
„Mittag.“
„Wir müssen weiterfahren. Mir ist es völlig gleich, ob ich hier liege oder in einem Einbaum. Du weißt, um was es geht, also weiter! Ist mit den Leuten alles in Ordnung?“
„Du bist krank, Bruder. Wir sollten vernünftig sein und vierundzwanzig Stunden Rast einlegen.“
„Das lasse ich nicht zu, wir müssen weiter! Also, was ist mit den Ruderern?“

„Sie wollen nicht mehr weiter; sie wollen umkehren. Sie sagen, der Masta sei von einem bösen Geist besessen, der sie alle vernichten wird. Die Leute weigern sich, in deine Nähe zu kommen. Sie lassen sich auf keine Argumente ein."
Ich wandte mich um. Die Männer blickten mit einer gewissen Scheu zu mir herüber. Sie kannten selbstverständlich die Symptome der Malaria, die ja hier in den Sümpfen am Fluß zu Hause war. Sie glaubten, daß man sich bei körperlicher Berührung anstecken könne. Deshalb hatten sie ihre fast nackten Leiber mit Erde eingerieben; denn in ihr schlummert die Macht der Toten, deren Körper ja zu Erde geworden sind. Und diese Macht sei es, die die Krankheit von ihren Körpern fernhalten könne. Was sollten diese Männer schon von Ärzten erwarten, die sich selbst nicht gegen eine Krankheit wehren konnten?
Aber nach langem Hin und Her, nach schier endlosen Palavern, waren vier Männer bereit, unseren Einbaum zu rudern. Maias Armbanduhr, ein Glas mit tausend Salztabletten, ein Paar Schnürstiefel und ein Unterhemd von mir waren der Preis dafür.
„Wie sieht der Himmel aus, irgendwelche Anzeichen von Regen?" wollte ich wissen. Die Worte kamen nur langsam und unter großer Anstrengung über meine Lippen.
„Vorläufig scheint sich das Wetter noch nicht zu ändern. Die Ruderer allerdings meinen, daß es nicht mehr sehr lange halten kann. Du weißt, daß sich diese naturverbundenen Menschen in derartigen Prognosen selten täuschen."
„Dann nichts wie weiter. Wir lassen das Lager abbrechen und die Einbäume bereit machen!"
Ich hörte, wie Maia die nötigen Anweisungen gab. Dann, es war inzwischen fünfzehn Uhr, wurden die Einbäume ins Wasser geschoben. Meine Kräfte hatten sich unterdessen

soweit erholt, daß ich wenigstens vorsichtig wieder gehen konnte. Aber ich gab mich keinen Illusionen hin, ich wußte, was mir noch bevorstand. Malaria! – ausgerechnet jetzt mußte mir das passieren.

An diesem Nachmittag legten wir etwa zehn oder zwölf Kilometer zurück. Natürlich war ich selbst zur Untätigkeit verurteilt.

In der Nacht kam wieder das Fieber. Angst, nackte Angst befiel mich. Aber ich konnte nichts dagegen tun, konnte mich nicht wehren. Die Seuche steckte im Blut, drehte im Hirn ein quälendes Kaleidoskop mit so lebensnahen Szenen und verrückten Exzessen, daß ich körperlich stark darunter litt. In den wenigen klaren Minuten flehte ich den Tag herbei.

Und der Tag kam, und mit ihm alle die übrigen Qualen. Maia sah übernächtigt aus. Ich wußte, er hatte auch in dieser Nacht wieder neben mir gesessen, mein glühendes Gesicht mit erfrischenden Umschlägen gekühlt, fast kein Auge zugetan.

Jetzt wuschen wir uns. Ganz beiläufig wollte ich den Ruderern damit demonstrieren, daß ich trotz meiner Krankheit nicht hilflos war oder gar resignierte, sondern meine von ihnen an mir beobachteten Gewohnheiten durchaus beibehielt. Denn Maia, und hauptsächlich ich als Weißer, durften vor den Männern nicht das Gesicht verlieren und damit die natürliche Autorität gegenüber ihnen. Nur mit Umsicht und Geschick konnten wir die Gruppe weiterhin zusammenhalten. Das waren keine Sklaven, die durch Generationen hindurch nur gehorcht und mit gekrümmten Rücken Befehle ausgeführt hatten. Es waren freie Männer, in deren Blut noch immer die Wildnis pulsierte. Sie kamen und gingen nach eigenem Gutdünken. Schon ein verkehrtes

Wort von uns hätte sie vielleicht umkehren lassen. Die Lebensgewohnheiten der Weißen mußten ihnen als unnatürlich erscheinen. Die Älteren unter ihnen waren zweifellos noch Zeugen von Kannibalismus, Kopfjagd und von Menschenopfern gewesen, die dem *Tamberan*-Kult und dessen Götzen geweiht waren.

Und wieder ging es weiter. Noch umfing zartes Licht die Ostseite der Baumriesen, tauchte die breiten Fächer der Schraubenpalmen in bezauberndes Zartgrün, warf lebendige Reflexe von der bewegten Wasserfläche in das geheimnisvolle Zwielicht der Schatten des tieferen Waldes. In den Spinnweben funkelten Wassertropfen wie frisch gewaschene Edelsteine im Haarsieb eines Schatzsuchers. Libellen, tiefrot die einen, hellblau die anderen, verharrten im schwirrenden Flug in den Sonnenschächten, die von den Baumwipfeln zum Fluß abfielen.

„Masta! Augen gehören mich sehen fella Paradiesvogel!" rief der Anführer der Ruderer.

Mein Blick folgte der Richtung, in die er mit seiner Pfeilspitze deutete. Ganz kurz nur sah ich den Gelben Paradiesvogel, ein Geschöpf aus den Märchen der Südsee, feenhaft, eine bunte Vision über den dunkelgrünen Farnen. Augenblicklich lag ein Lächeln über den sonst so ernsten Männergesichtern. – Morgens, morgens lockt der Urwald den Abenteurer, den Wanderer, er fesselt ihn mit hunderterlei Verführungskünsten. Am Tage quält er ihn, macht ihn halb wahnsinnig. Und in der Nacht? Nicht von ungefähr fürchten die Einheimischen die Nacht. Wenn man im Urwald ist, scheinen die Geister der Nacht keineswegs alle einen realistischen Hintergrund zu haben; wenn sich auch für den nüchtern denkenden Europäer vieles auf natürliche Weise klären lassen mag.

Weiter! Vorwärts! Meterhohes Schilf versperrte uns die Sicht, neigte sich nur widerwillig vor dem Bug der Einbäume zur Seite. Dann wieder freieres Wasser, Bäume, durch deren gespreizte Luftwurzeln wir bequem hindurchfahren konnten. Es war ein Irrgarten, aus dem ich allein auf mich gestellt nur schwerlich einen Ausweg gefunden hätte. Hin und wieder zeigte uns das Fließen des Wassers, daß wir uns auf dem richtigen Weg befanden.

Aber am späten Nachmittag verspürten wir eine merkliche Strömung. Das Wasser wurde immer undurchsichtiger und nahm schließlich eine braune Färbung an.

„Wir haben kein Glück auf dieser Reise, Bruder. Es ist so weit, die Regenzeit hat begonnen. Unser Hoffen war vergebens."

„Vielleicht hält sich das Wetter noch einen oder zwei Tage", sagte ich.

Maia schüttelte den Kopf: „Die Zeichen sind untrüglich! Kein Schmetterling mehr zu sehen, keine Ameise auf den Zweigen. Man merkt es auch an den in ganzen Wolken auftretenden Fliegen und Moskitos! Und der sicherste Anhaltspunkt ist das Wasser. Selbst wenn es heute und hier noch nicht regnen sollte, wir werden den Beginn der Regenzeit sehr bald deutlich zu spüren bekommen. Der Sepik hat viele Nebenflüsse, und die meisten entspringen hoch oben im Gebirge. Und die Regenzeit in diesem Gebiet beginnt fast immer in den Bergen und breitet sich dann über die ganze Ebene aus. Aber alles Wasser fließt zum Sepik. Der Fluß steigt schnell, trotz der Flachheit des Landes."

„Dann war also diese ganze Quälerei umsonst. Wir müssen umkehren und wieder nach Hause fahren!" rief ich und hätte fast laut hinausgelacht, so irrsinnig fand ich das.

„Drei – vielleicht nur zwei Tagesreisen vor dem Ziel werden

wir nicht aufgeben! Zunächst müssen wir abwarten, die Nacht über, und morgen werden wir weitersehen. Wir werden weiterkämpfen – wir müssen!"

Mit gemischten Gefühlen blickten wir zu dem graugrünen, vermoderten Treibholz, das drei oder vier Meter über dem Wasserspiegel an Büschen, Zweigen und Astgabeln in sich verstrickt und verfilzt hing. Es veranschaulichte uns in beeindruckender Deutlichkeit, wie hoch das Wasser in der Regenzeit, oder nach heftigen Gewittergüssen steigen konnte.

Gegen siebzehn Uhr kam Wind auf. Zuerst war es nur ein Raunen und verspieltes Rauschen über die Baumkronen hinweg. Abgestorbene Äste, Früchte und Zweige prasselten nieder. Einer der Ruderer wurde von einem herabstürzenden Ast so unglücklich an der Schulter getroffen, daß er eine klaffende Wunde erlitt, die genäht werden mußte. Das war nicht einfach, mit unseren steifen, geschwollenen Fingern.

Das Wasser stieg nun zusehends. Bald kämpften die Männer vergeblich gegen die Strömung an.

Dann kam ein zweiter Windstoß, stärker, herausfordernder als der erste. Wir fuhren zwischen Bäumen und Bambus in seichtes Wasser, bis die Einbäume auf Grund stießen. Hier umgab uns ein Wald, der fast ausschließlich aus Bambus bestand. Die Fahrzeuge wurden mit Nylonleinen und Rotang, einer zähen elastischen Schlingpflanze, dicht nebeneinander vertäut. An ein Campieren an Land war nicht zu denken, denn das Land, oder besser der Sumpf, lag nur wenige Zentimeter über dem jetzigen Wasserstand. Der Fluß würde bald alles Land im weiten Umkreis überschwemmen. Wir konnten nur in den Fahrzeugen überleben, oder auf den Bäumen; vorläufig zogen wir die Einbäume vor.

Unsere Ruderer entwickelten eine große Fertigkeit im Her-

stellen eines notdürftigen Schutzdaches, das sie unter Zuhilfenahme von Zeltplanen errichteten. Als die nötigen Vorbereitungen zu unserem Schutz getroffen waren, wurden Dosen mit Brot, Corned Beef und Früchten geöffnet. Es war völlig ungewiß, wann wir bei dem zu erwartenden Unwetter wieder eine Mahlzeit zu uns nehmen konnten, deshalb aßen alle soviel wie möglich.
Noch während des Essens hörten wir in der Ferne den rollenden Donner eines Gewitters. Hundertfach, nicht enden wollend, brach sich das Echo an den Mauern des Urwaldes. Es wurde dunkel, obwohl die Sonne noch über dem Horizont stehen mußte. Wir lauschten. Eine plötzliche, unheilverkündende Stille lastete schwer und nervenzehrend auf uns. Wenn wir mit gespreizten Fingern durch unser Haar fuhren, knisterte es vor Elektrizität.
Die vier Ruderer aus dem Einbaum, in dem Maia und ich saßen, hatten sich zu ihren Freunden geflüchtet. Bei ihnen fühlten sie sich in dieser Situation wohl sicherer als bei uns.
Innerhalb kürzester Zeit verfinsterte sich der Himmel derart, als sei die Nacht hereingebrochen. – Grell und blendend leuchtete überraschend ein Blitz auf, und in der Sekunde darauf krachte ein ohrenbetäubender Donnerschlag, der im Trommelfell schmerzte und die schwammige Erde unter den Einbäumen erzittern ließ. Stechender Ozongeruch erfüllte augenblicklich die Luft. Aufkommender Sturm griff mit hellgrau leuchtenden Tentakeln zwischen die Bäume und wühlte den Urwald von den Wurzeln her nach oben auf. Während der Blitze sah ich schreckerstarrt, wie der starke Luftsog tonnenschwere Wassermassen aus dem Flußbett riß.
In geringer Entfernung hörten wir altersschwache Baumriesen krachend in sich zusammenstürzen, alles mit sich in

die Tiefe reißend, für das sie Schutz und Zuflucht gewesen waren: Blumen, Tiere und Schlingpflanzen, die wie orientalische Schnurvorhänge an ihnen herabhingen. Vögel schrien – es klang wie Hilferufe. Armstarke Lianen pendelten wie aufgeschreckte Riesenschlangen stöhnend und ächzend zwischen den schwankenden Stämmen jüngerer Bäume.
Aber noch hatte der Sturm nicht seine volle Stärke erreicht. Er verhöhnte uns, die Schwachen, die Schutzlosen; er lehrte uns das Grauen! Wie spielerisch schleuderte er einen gigantischen Baum in unsere Richtung. Was hätten unsere Schreie genutzt und die zur Abwehr erhobenen Hände! Krachend splitterten die fünfzehn und zwanzig Meter hohen Bambusröhren, zwischen die wir uns geflüchtet hatten. Wie bei einem Erdbeben schwankte der Boden. Ein Regen von Zweigen, Schmutz und Ungeziefer prasselte auf uns nieder. Waren noch alle am Leben? – Wieder brauste der Sturm heran, strich über die in der Erde steckenden Bambuspfeifen, entlockte ihnen die schaurigschöne Komposition eines irren Organisten: hohe und tiefe Töne in rasender Folge, wahllos, ziellos – ein Präsent des Teufels, nicht von dieser Erde. Die Ruderer blickten zu uns herüber, so, als könnten wir ihnen helfen. Wahrscheinlich ahnten sie nicht, daß wir hier draußen noch schwächer waren als sie. Die bösen Geister schienen erwacht, die Ruderer fühlten sich in ihrem Naturglauben bestätigt. Während der grellen Blitze suchten sie auch in unseren Augen Angst abzulesen, denn der nackte Mensch ist ein Nichts zwischen der Unbill der entfesselten Natur.
Endlich beruhigte sich der Sturm. Ein gleichmäßiges Rauschen auf dem Blätterdach setzte ein, der Regen. Fast mit Erleichterung nahmen wir ihn wahr und wußten doch, daß er unser größter Feind war. Nach Sekunden schon lief das Wasser von den Blättern herab, prasselte auf die Zeltplanen,

plätscherte in kleinen Rinnsalen – und dann in wahren Sturzbächen auf alles nieder.
Eine Viertelstunde später war weit und breit kein Land mehr zu sehen. Die Einbäume begannen zu schwimmen und zerrten an ihren Verankerungen. Bald waren wir völlig durchnäßt und froren jämmerlich. Ohne Unterlaß mußte mit leeren Konservendosen Wasser aus den Fahrzeugen geschöpft werden – und der Regen rann und rann unaufhörlich. Aber wir lebten alle!
Ich spürte, wie das Fieber zurückkam. Bleierne Müdigkeit schloß mir die Augen. Mein Lebenswille war erschöpft, und ich spürte in mir das Verlangen, allem ein Ende zu bereiten; so einfach wäre das gewesen – so einfach . . .

Als ich erwachte, lag der Wald in grünem Dämmerlicht. Es war acht Uhr, und die Sonne mußte irgendwo hinter den Baumkronen scheinen. Von den schmalen Blättern des Bambus fielen glasklare Wassertropfen. Hundert Meter entfernt rollte der Strom dem fernen Meer entgegen. Er zerstörte und riß erbarmungslos mit sich, was sich nicht festkrallen konnte; keine Gnade gab es auf seinem Weg.
Durch den Schlaf fühlte ich mich etwas erfrischt, und der Lebenswille war zurückgekehrt. Das war für mich ein gutes Zeichen. Es ist eigenartig, der Morgen in schwieriger Situation in der Wildnis ist immer voller Hoffnung . . .
In der Nacht war einer der Einbäume leckgeschlagen worden, wir mußten ihn aufgeben. Jetzt galt es, daran zu denken, mit den beiden uns verbliebenen Einbäumen weiterzufahren, um so bald wie möglich die Krankenstation zu erreichen. Wir schätzten den Weg auf zwei Tagesreisen.
Ich entledigte mich der nassen Kleidung. Die Ruderer hoben die Köpfe und sahen mich von oben bis unten an.

Maia und ich verteilten wieder Konserven mit Brot, Obst und Fleisch. In den Tee schütteten wir einen guten Schluck Rum, um die Stimmung der frierenden Männer etwas zu heben. Während sie frühstückten, desinfizierte Maia ihre Wunden, in die zum Teil schon Fliegen ihre Eier abgelegt hatten. Dann suchten wir die Ruderer aus, die zu uns in den Einbaum kommen sollten und gaben die nötigen Anweisungen für die Weiterfahrt.

Die Fahrzeuge wurden losgebunden und die Ruderer stakten die Einbäume mit langen Bambusstangen durch das Hochwasser vorwärts. Kilometerweit mußte der Wald überflutet sein. Rundum war das dunkle Grollen der braunen Wogen. Der ungeheure Wasserschub aus den Bergen trieb sie vorwärts. Manchmal schwammen uns ganze Inseln aus rosa und weißem Lotos entgegen, umklammerten und umwickelten die Einbäume, wollten sie nicht mehr freigeben, wollten sie mit sich den Fluß hinunterziehen.

Aber es ging wieder vorwärts, und das tröstete uns. Jeder erkämpfte Meter stärkte unser Selbstvertrauen. Wir würden nicht aufgeben!

Wir fanden einen Platz, wo die Sonne in wenigen Minuten unsere Kleidung trocknete. Die Ruderer waren ohnehin, bis auf ihre zerschlissenen Shorts, nackt. Im übrigen kletterte die Lufttemperatur sehr rasch, und bald waren unsere Körper wieder in Schweiß gebadet.

Am Mittag des nächsten Tages trafen wir auf die Mündung eines Nebenflusses in den Sepik; es konnte nur der „April"-Fluß sein. Freudige Erregung übermannte uns alle. Nach langen bangen Stunden sah ich die dunklen Gesichter meiner Begleiter wieder lächeln!

„Das Dorf, sein Name Wogamush, andere Seite von Fluß, bißchen weiter, Masta!" brüllte der Anführer der Ruderer und richtete sich in seinem Einbaum stolz zu seiner vollen Größe auf. – Erst die Worte des Einheimischen machten mir bis in die letzte Faser meines Körpers bewußt, daß es nun so gut wie geschafft war. Ich verspürte tiefe Selbstzufriedenheit. Die drückende Last der Angst, die unsere ständige Begleiterin gewesen war, verwandelte sich ins Gegenteil; und so stimmten Maia und ich in das laute Freudengeheul der Ruderer ein. Sie waren plötzlich so übermütig wie Kinder und brachten die Einbäume fast zum Kentern. Wir waren ganz dicht am Ziel! Ein Sieg war erfochten! Der Urwald hatte kein Menschenleben von uns bekommen!

Einige Stunden später sahen wir drüben zwischen den Sago- und Kokospalmen und den lianenverhangenen Urwaldbäumen Menschen aufgeregt hin- und herlaufen. Gestikulierend spähten sie zu uns herüber. Ihre Haut erschien mir sehr dunkel, und ich konnte das Rot und Schwarz und Gelb ihres Federschmuckes auf dem Kopf erkennen. Vorläufig sah ich nur Männer. Sie waren mit bunten Hüfttüchern und langen Grasröcken bekleidet; einige trugen sogar Shorts. Ein paar Männer schnellten sich mit beiden Füßen kraftvoll vom Boden ab, sprangen hoch in die Luft und klatschten dabei in die Hände; auch sie freuten sich offenbar.

Maia sah mich lachend an: „Wir sind da! Wir haben es geschafft!“ rief er freudig.

Die Sonne stand bereits tief, als wir uns in den mächtig schwankenden Fahrzeugen, den Fluß abwärts, dem gegenüberliegenden Ufer zutreiben ließen.

Ich hob den Blick und schaute geblendet hinüber zu dieser großen roten Sonne, die dort auf den dunklen, reglosen Wipfeln des Urwaldes lag – und irgendwie hegte ich im Moment Zweifel daran, daß dies die gleiche Sonne sein sollte, die auch die belebten Straßen westlicher Großstädte beschien – mit ihren endlos rollenden Autokolonnen und zivilisiert gekleideten Menschen, den Hochhäusern aus Glas und Stahl. – Irgendwie konnte ich das bei dem Anblick, der sich mir bot, einfach nicht glauben!

Haus der Guten Geister

Trommeln donnern auf, von rasenden Händen geschlagen. Nackte Füße stampfen wie in Ekstase den weichen Uferlehm. Geschrei und Gesang aus vielen Mündern, unendlich fremd klingend, schallt uns entgegen. Der Urwald hallt wider. Das Rauschen des Stromes versinkt. Die Ohren schmerzen, sind halb taub. Schreckenerregende Gesichter; gelbe, grüne und weiße, dämonischen Fratzen gleich, recken sich uns herausfordernd entgegen. Schweiß rinnt, verwischt die grellen Farben auf den Gesichtern, Beinen, Armen und Oberkörpern, Muschelschmuck rasselt. Nackte, dickbäuchige Kinder lachen und weinen, rennen zu ihren Müttern, die sich im Hintergrund aufhalten. Ein heilloses Durcheinander herrscht, ein Chaos der Mimik und der Gefühle.

Der Bug unserer beiden Einbäume schob sich sanft auf den Lehm. Viele Hände faßten zu, zogen und hoben, zerrten und rissen die Einbäume vollends aus dem Wasser; ohne Rücksicht darauf, daß wir dabei das Gleichgewicht verlieren und stürzen konnten. Wir waren zu ihnen gekommen – von einem Irgendwoher, das für die meisten von ihnen jenseits des Begreifens lag.

Ich wurde aus dem Einbaum herausgehoben, befand mich mitten unter den Leuten. Alle überragte ich um Haupteslänge. Speere, Haumesser, Hände und nackte Brüste streiften meinen Körper. Finger faßten nach meinem Haar, zerrten daran. Hunde versuchten aufgeregt nach meinen Beinen zu schnappen. Ich mußte laut lachen; eine derart stürmische Begrüßung hatte ich noch nirgends erlebt.

„Masta Doktor!“ rief ein Mann, und dann brüllten sie es

alle. Ich spürte keinen Boden mehr unter den Füßen, wurde hochgehoben, schwebte über den Köpfen, sah die vielen Hände, die sich mir entgegenstreckten. Alle waren wie von Sinnen. Pidgin und ein mir fremder Dialekt wurden hier gesprochen. Pidgin aber sprachen anscheinend nur wenige. Ich war wieder auf dem Boden, wurde zwischen den Leuten hin- und hergedrängt. Sie ergriffen meine Hände und schüttelten sie wie wild. Einigen genügte es schon, mich für einen Moment zu berühren. Dabei bemerkte ich, daß einige der Leute, hauptsächlich aber die älteren, verstümmelte Finger hatten. Noch wunderte ich mich darüber . . .

Maia, der Glückliche, wurde fast gar nicht beachtet. Noch hätten es diese Menschen ohnehin nicht geglaubt, daß auch ein Schwarzer Arzt sein kann . . .

In all dem Gedränge entdeckte ich jetzt zwei junge Einheimische im weißen Kittel. Lächelnd winkten sie Maia und mir zu. Als sie heran waren, stellten sie sich als die doctor-boys Tanu und Wabe vor. Diese Helfer eignen sich in dreijähriger Ausbildung etwa das medizinische Wissen und die Fertigkeit von Krankenschwestern an. Sie gehen dann in die Dörfer, übernehmen Pflegefälle und heilen kleinere Krankheiten und Gebrechen. In vielen Gegenden Neuguineas sind sie bereits an die Stelle des Schamanen getreten, ohne diesen jedoch völlig vertreiben zu können.

„Willkommen in Wogamush“, sagten die beiden artig.

Schließlich standen auch die beiden police-boys und der luluai des Ortes vor uns. Die police-boys waren mit einer blauen Tunika bekleidet. Einer hatte einen schwarzen Holzknüppel in der Hand, und der andere trug ein Gewehr über der Schulter. Stramm salutierten sie vor uns, so, wie sie es in Ambunti gelernt hatten. Der luluai, das von der australischen Verwaltung eingesetzte Dorfoberhaupt, war euro-

päisch gekleidet. Er begrüßte uns beinahe demütig und versprach beflissen, uns behilflich zu sein, wenn irgendwelche Schwierigkeiten auf uns zukommen sollten.
„Wie weit ist es noch bis zum Hospital?“ fragte ich die doctor-boys.
„Nur eine Viertelstunde zu gehen, Sir.“
Die Ruderer, mit unserer Ausrüstung auf dem Kopf, waren wieder bei uns. Sie hatten das Gepäck erfolgreich gegen die anstürmenden Leute verteidigt. Ihnen allein gebührte das Vorrecht, die Lasten zu tragen ... „Kommt, ihr gut-gut fella Jungen“, sagte ich zu ihnen. Sie grinsten. Sie fühlten sich diesen Menschen hier unendlich weit überlegen. Sie kannten die „Zivilisation“. Sie hatten Flugzeuge auf der Erde gesehen, Autos und weiße Frauen. Sie hatten einen schwarzen und einen weißen Arzt von Ambunti nach Wogamush gerudert, zu den „Wilden“, zu den „Kanaken“, mit denen sie natürlich nicht ein einziges Wort sprachen.
Die doctor-boys und die police-boys gingen vor uns her. Mit lautem Geschrei drängten sie die Leute zur Seite, wobei auch von Knüppel und Gewehrkolben Gebrauch gemacht wurde. Wir gingen weiter das leicht ansteigende Ufer hinauf, versanken bis an die Knöchel im Lehm, klammerten uns an Lianen, damit wir nicht stürzten. Dabei regnete es Ameisen auf uns herab, gelbe von einem Limonenbaum, grasgrüne Baumameisen und zwei Zentimeter lange, rabenschwarze. Alle bissen höllisch, manche durch die Kleidung hindurch.
Durch den Uferwald folgten wir einem häufig begangenen, etwa meterbreiten Trampelpfad, der fast so glitschig war wie das Flußufer. Wasser tropfte auf uns herab. Oft stolperten wir über dicke Wurzeln, die wie geschwollene Adern auf einer Greisenhand über den Pfad verliefen. Ich fühlte die

vollgesogenen Blutegel an meinen Beinen und Armen baumeln. Ich hatte nun jenen Zustand erreicht, wo ich mich davor nicht einmal mehr ekelte.
Nach einhundertfünfzig Metern, mehr Stolpern als Gehen, lag das Dorf Wogamush vor uns. Feuer brannten auf dem Dorfplatz. Zwei Schweine wurden gerade geschlachtet. Ein kleines Fest war in Vorbereitung. Unsere Ankunft war für diese Leute Grund genug zu feiern.
Mein Blick streifte über etwa sechzig Hütten, die alle auf drei oder vier Meter hohen Pfählen standen. Eingekerbte Baumstämme dienten als Leitern, sie wurden von den Bewohnern mit schlafwandlerischer Sicherheit begangen. Die Wände bestanden aus eng aneinandergefügten Bambuslatten, und die Dächer waren jetzt wegen der Regenzeit frisch mit grünen Palmwedeln gedeckt worden. Da ging selbst beim stärksten Tropenguß kein Tropfen Wasser hindurch. An einigen Hütten waren die Enden der Firstbalken von den sichelförmig in den Abendhimmel ragenden Dächern mit kunstvollen Schnitzereien versehen, die Krokodil- oder Schlangenköpfe darstellten. In den Dörfern am Sepik leben die besten Holzschnitzer ganz Neuguineas.
Im Weitergehen machte mich Maia auf das reich verzierte Tamberan-Kulthaus am Rande des Dorfes aufmerksam, das nur Männer betreten dürfen. Unter dem Firstbalken an der Vorderfront baumelte ein Netz mit weißen Schädeln verstorbener Stammesältester und getöteter Feinde.
Der Weg führte geradeaus nach Süden. Wieder nahm uns dichter Urwald auf. Es hatte zu regnen begonnen. Wir hörten die Tropfen auf das Blätterdach rauschen. Die Dunkelheit hier im Wald war jetzt vollkommen – bis auf den Schein von Maias Stablampe. Gott sei Dank waren fast alle Leute – aus Furcht vor Geistern im nächtlichen Urwald – in Woga-

mush zurückgeblieben. Nur ein paar unentwegt schwatzende und bettelnde Kinder folgten uns noch ein Stück des Weges.

Man spürt im stickigen Pflanzengewirr des Urwaldes, wenn eine Lichtung in der Nähe ist. Das Atmen wird leichter, das Herz beginnt ruhiger zu schlagen. Wir hatten das Ziel, das endgültige Ziel unserer weiten Reise, erreicht. Wir standen am Rande einer großen Rodung, das Sepik-Hospital lag vor uns.

Maia und ich schwiegen, und deshalb taten es die Ruderer und die doctor-boys und alle anderen auch. Lieber Gott, wenn man sich so gut kennt, wie Maia und ich uns nun gegenseitig zu kennen glaubten, dann sagt man sich in so einem Moment nichts, dann ist jedes Wort überflüssig. Wir standen nur da und rissen die Augen auf und starrten an, was wir von unserem Standort aus anstarren konnten: Es waren fünf flache, langgestreckte Gebäude; vier aus demselben Material wie die Hütten drüben im Dorf, eines etwas stabiler gebaut und weiß getüncht. Sie lagen in einem Abstand von zwanzig oder dreißig Metern auseinander und standen auf etwa meterhohen Pfählen. Dazwischen befanden sich drei runde Wasserbehälter aus gewelltem Stahlblech, auf hohen, dünnen Spinnenbeinen stehend; und Bäume und Blumen und Blütensträucher.

„Masta“, sagte der Anführer der Ruderer, „fella Jungen Hunger zuviel, Bauch viel klein gehören uns.“ Er drückte mit dem Zeigefinger auf seinen Nabel: „Jungen sprechen, kai-kai von Büchse fürchterlich gut in Bauch von fella Jungen. – Augen gehören uns, müde zuviel!“

„Wir gehen, ihr fella Jungen kai-kai von Büchse“, antwortete ich.

„Komm, Bruder“, wandte ich mich an Maia. Er nickte. Wir

gingen weiter. Ich fühlte einen sauber angelegten Weg unter meinen Schuhen. Die doctor-boys gingen vor uns her und drehten sich immer wieder um, als wollten sie sich vergewissern, ob wir ihnen auch folgten. Hinter uns kamen die Ruderer mit den Lasten.

Als wir uns dem ersten der fünf Gebäude näherten, riefen die doctor-boys: „Sie kommen! Sie sind da!"

Geflochtene Fensterläden wurden hochgeklappt, und neugierige Augen sahen uns entgegen. Wir stiegen zögernd die fünf Holzstufen zum ersten Krankenraum hinauf, zögernd, wie man eben als Fremde abends ein unbekanntes Haus betritt. Die Ruderer hatten die Lasten abgelegt und machten erwartungsvolle Gesichter.

„Das ist die Kinderstation", sagte einer der doctor-boys. Aber das war überflüssig, denn wir hörten die Kinder weinen und sprechen. Die Türöffnung war mit einer weichen geflochtenen Matte aus Palmfasern zugehangen. Ein schmaler Lichtstreifen drängte sich heraus in die Dunkelheit. Neben dem Eingang sah ich ein Schild mit der Aufschrift: *Sepik-Hospital.* Unter den Buchstaben war die lebensgroße Abbildung eines weißen Arztes, der einen im Bett liegenden schwarzen Patienten behandelte, ebenso sorgfältig wie unbeholfen hingemalt. Die Buchstaben – das war klar – sagten den Menschen hier nichts – das Bild alles. Der eine doctorboy bemerkte, daß mein Blick an dem Schild hing, und er beeilte sich zu sagen: „Viel dumm fella kanaka sagen, Hospital ist Haus der Guten Geister." Und dann lachte er und wartete darauf, daß auch ich lachen würde. Aber ich lachte nicht. Ich dachte nur: Zu Hause ist es mehr oder weniger eine Genesungsfabrik, in welcher der Patient – recht unwirsch manchmal – auf sein Recht pocht, und hier ist es ein „Haus der Guten Geister".

Maia legte mir die Hand auf die Schulter. Ich schob die Matte beiseite, und wir traten ein. Die Stimmen der Urwaldnacht blieben draußen zurück, und eine vertraute Atmosphäre schlug uns entgegen: der Geruch von Medikamenten und Desinfektionsmitteln, von beißendem Schweiß und das Lamentieren von Menschen, die Hilfe brauchten. Die Augen aller waren auf uns gerichtet. Nur Missionar Neubauer, der am anderen Ende des etwa zwölf Meter langen Raumes über ein kleines Bett gebeugt stand und uns den Rücken zukehrte, hatte unser Eintreten bei dem durchdringenden Lärm noch nicht bemerkt.

Rechts und links von einem schmalen Mittelgang lagen die Kinder in Betten aus roh gezimmertem Bambus. Fast jedes Kind hatte seine Mutter oder eine nahe Verwandte bei sich. Die hier anwesenden Kinder litten hauptsächlich an Frambösie, das ist eine Hautkrankheit; die Körper anderer wieder waren von Furunkulose und unzähligen eiternden und blutenden Tropengeschwüren entstellt. Manche hatten die Augen weit aufgerissen und kauten wie in Trance an ihrem Stengel „pit-pit", wildem Zuckerrohr.

Eine Mutter nahm ihren Säugling von der Brust und hielt ihn uns jammernd entgegen. Durch Gebärden gab sie uns zu verstehen, daß wir seine Augen ansehen sollten. „Helfen, Masta Doktor! Helfen!" Ununterbrochen rief sie das mit bittender Stimme. Die Worte hatte sie hier gelernt, es waren wohl die einzigen, die sie auf Pidgin sprach. Sie hielt mir den Säugling hin, doch Maia nahm ihn, und ich sah ihm bei der kurzen Untersuchung über die Schulter: Beide Augen waren durch eine bösartige Bindehautentzündung nur noch vernarbtes Gewebe, die Frau war zu spät gekommen. Ich sah Maia an. Er schüttelte den Kopf. Wir wollten der Frau nicht sagen, daß ihr Kind blind bleiben würde – nicht heute!

„Im nächsten Raum liegen die Kinder mit Malaria und dann kommen die mit offener Tuberkulose“, sagte der doctor-boy Tanu. Ich konnte die beiden doctor-boys recht gut auseinanderhalten, denn Tanu hatte die massige Gestalt und den großen Kopf der Leute aus der Sepik-Ebene, wie unsere Ruderer. Wabe dagegen besaß die Feingliedrigkeit und den schmalen Kopf der Bergstämme. Maia hatte mich auf diese Unterschiede aufmerksam gemacht. Obwohl die meisten Stämme Neuguineas im Verhältnis zu uns Europäern kleinwüchsige Menschen hervorbringen, kann man durchaus auch riesenhaften Papuas und Melanesiern von zwei Meter Größe begegnen.

„Wieviele Kinder sind jetzt hier?“ fragte Maia Tanu.

„Vierundsechzig, Bruder“, antwortete Tanu, nachdem er beim Zählen die Finger zu Hilfe genommen hatte.

„Und wieviele Frauen und Männer sind im Hospital?“ wollte ich wissen.

Tanu versuchte zu zählen. Aber offensichtlich war er überfragt: „Sechstausend, denke ich“, sagte er schließlich.

Meine Blicke wanderten wieder zu Neubauer. Er hatte am Fuß eines Jungen den Verband gewechselt und richtete sich nun langsam und müde auf, wobei er die Hände auf seine Knie stützte. Er war ein mittelgroßer, hagerer Mann, mit schwarzem Haar und einer braunen, zerfurchten Haut. Seine Wangen waren eingefallen, so daß die Jochbeine stark hervortraten. Auch er von der Malaria gekennzeichnet, dachte ich. Er brachte nur ein kleines Lächeln zustande, als er uns sah. Sein Hemd war mit Eiter und Blut beschmiert. Wir gingen aufeinander zu und begrüßten uns.

„Gott sei Dank, jetzt sind Sie hier, jetzt ist alles gut!“ sagte er. „Ich hatte mich schon geängstigt, daß Sie bei dem Hochwasser nicht vorwärts kämen; und dann die vielen Kranken hier! Aber jetzt ist alles gut." Er streckte Maia und mir die Hand hin, und dann ging er zu den Ruderern und gab auch ihnen die Hand. Ich hatte gespürt, daß seine Hand hart und voller Schwielen war.

„Sie müssen gleich anfangen", sagte er. „Ein Mann ist gestern beim Hausbau verunglückt. Zusammen mit einem schweren Balken ist er vom Dach gestürzt. Der Balken hat ihm den Unterkiefer zerschmettert. Dabei ist ihm wohl ein Knochensplitter durch die Mundhöhle ins Gehirn eingedrungen."

Da ich mich wegen meiner Krankheit kaum noch auf den Beinen halten konnte, war es klar, daß ich Maia bei der bevorstehenden Operation nicht assistieren konnte. Von Tanu ließ ich mich zu unserem Wohnhaus führen. Äußerlich unterschied es sich nur wenig von den Hütten im Dorf. Es hatte zwei Eingänge an der Vorderfront und war auch in zwei Räume unterteilt. Die Einrichtung beschränkte sich auf das Allernötigste. Auf dem Tisch des Raumes, in dem ich mich befand, stand das Funkgerät. Tanu sah mich mit fragendem Blick an und ich nickte ihm zu. Er trat vor das Gerät hin und rief mehrmals in das Mikrophon: „Sepik-Hospital ruft Patrouillen-Station Ambunti!"

„Hier Patrouillen-Station Ambunti, Sinclair am Gerät!" Eine quäkende Stimme war plötzlich im Raum.

„Hier spricht Fleming. Guten Abend, Mister Sinclair. Ich wollte Ihnen nur melden, daß wir alle in Wogamush angekommen sind, leicht ramponiert zwar – aber doch lebendig!"

„Endlich!" kam die Bestätigung von der Gegenseite. Wir vereinbarten, nachdem das Nötigste gesagt war, noch einen Sprechtermin für den nächsten Tag. Danach dachte ich sehnsüchtig an ein erfrischendes Bad und warf mich dann, schmutzig wie ich war, aufs Bett und schlief augenblicklich ein.

Als ich am Morgen die Augen aufschlug, wußte ich im ersten Moment nicht, wo ich war. Das Erlebnis „Urwald" steckte mir noch tief in den Knochen. Erst als ich auf dem Tisch das Funkgerät sah und die schmutzverklebten Hosen an meinen Beinen, kam die Erinnerung wieder. Ich hatte einen Brummschädel wie nach starkem Alkoholgenuß. Schuld daran war die nachlassende Wirkung der Medikamente, mit denen ich mich am gestrigen Tag aufrecht gehalten hatte. Ich schlug das grüne Moskitonetz, das Maia oder irgendwer über mir aufgehängt hatte, zurück und stand auf. Auf einem Regal mit Büchern und halb verrosteten pathologischen Geräten tickte ein vorsintflutlicher Wecker. Es war bereits neun Uhr.

Ich trat zu den beiden Fensteröffnungen und klappte die Läden hoch. Trübes Licht lag über allem. Ein feiner Nieselregen fiel von einem grauen Himmel. Ich sah die fünf Gebäude mit ihren Blätterdächern und die Wassertanks. Bei diesem Tageslicht sah alles noch viel erbärmlicher aus, als es bei der beschwichtigenden Dunkelheit bei unserer Ankunft ausgesehen hatte. Nicht nur ich, wohl jeder aus der zivilisierten Welt frisch angereiste Medizinmann hätte, allein beim äußeren Anblick des Sepik-Hospitals, entsetzt die Hände über dem Kopf zusammengeschlagen. Aber das wollte nichts besagen, gar nichts. Hier wurde leidenden Menschen geholfen.

Ich wandte mein Gesicht in Richtung Wogamush. Drüben im Dorf klangen Trommelschläge. Ich hatte sie überhört, wie man das stetige Ticken einer Uhr schließlich überhört. Ich lauschte. Dieses hier waren nicht die Trommeln von gestern mit ihrem erregten, schwirrenden Ton, der zugleich

Freude ausgedrückt hatte; es mußten zwei oder drei jener sehr großen Trommeln sein, die aus hohlen Baumstämmen gemacht waren und mit schweren Schlegeln geschlagen wurden: Bum-Bum. Bum-Bum, stets gleichbleibende, das Mark erschütternde Schläge. „Totentrommeln!" durchzuckte es mich. Maia hatte mir im Einbaum auf dem Fluß verschiedene Trommelzeichen erklärt. Ich erinnerte mich des unheilvollen Klanges, den seine Fingerkuppen auf die gestraffte Baumkänguruhhaut getippt hatten. Ich wußte nun, daß in der vergangenen Nacht jemand gestorben sein mußte, und es konnte – so stand für mich momentan fest – nur in einem der fünf Gebäude dort drüben geschehen sein.
Haus der Guten Geister, dachte ich, und gleich nach unserer Ankunft starb jemand im Haus der Guten Geister! Zornig fetzte ich mir die Kleidung vom Körper und schleuderte sie in eine Ecke. Ich fragte mich, wie es diese Menschen hier aufnehmen und wie sie reagieren würden. Ganz sicher hatten wir mit unangenehmen Folgen zu rechnen, denn wenn sie einen ins Krankenhaus brachten, fragten sie nicht nach der Schwere der Krankheit oder nach den Überlebenschancen eines Schwerkranken. Sie verstanden nicht, daß es auch dem besten Arzt unmöglich ist, Wunder zu wirken; sahen sie doch eine Heilung von Tuberkulose oder Aussatz bereits als ein Wunder an. Und wir waren kaum hier, da starb ein Patient! Die Trommeln kündeten davon, und alle wußten es. Patienten waren hier schon seit Bestehen des Hospitals gestorben, wie eben Patienten in jedem Krankenhaus sterben; aber jetzt, ausgerechnet jetzt hätte es nicht geschehen dürfen!
Ich schüttete den Inhalt zweier wasserdichter Seesäcke, die meine Habseligkeiten enthielten, auf das Bett und suchte mir eilig frische Kleider heraus. Mit großen Schritten ging

ich zur Dusche, die sich unter dem Haus befand. Irgendwie bildete ich mir wohl ein, sauber und frisch gekleidet, würde ich der Hiobsbotschaft gefaßter entgegentreten.
Ein Leitungsrohr mündete aus einem kleinen Wasserbehälter auf dem Dach des Hauses in eine Konservendose mit perforiertem Boden, die an einem Draht über meinem Kopf baumelte. Bevor ich den Wasserhahn aufdrehte und mich einseifte, beförderte ich eine stattliche Anzahl grasgrüner Frösche hinaus, von denen mir einige, kalt und glitschig, wie sie sich anfühlten, an die Beine sprangen.
Nach dem Duschen und Rasieren ging ich hinüber zum Hospital. Vor einem der Gebäude traf ich eine Hilfsschwester, es war eine von insgesamt vier des Hospitals. Sie sah aus, wie diese Menschen hier am Fluß aussehen: dichtes Kraushaar, nicht allzu kurz geschoren, und Gesichtszüge, die auch bei Frauen auf den Europäer nicht unbedingt sehr weiblich wirken. Sie hatte Schmucknarben auf der Stirn und ganz bestimmt auch am Körper, die Glücks- und Fruchtbarkeitssymbole darstellten; ihre Nasenscheidewand war durchbohrt. Der weiße Kittel, den sie anhatte, war sauber, und darunter trug sie einen „skirt", den winzigen Lendenschurz aus Gras.
Sie gab mir die Hand und begrüßte mich mit einem scheuen Lächeln. „Name gehören mich, Ono", sagte sie. Auch ich stellte mich vor und sagte zu ihr, sie solle mich nicht Masta oder Sir, sondern Mr. Fleming nennen, denn das sei mein Name.
„Jemand ist tot?" fragte ich.
„Ja, Masta . . . Er ist im Operationsraum."
Wir gingen einen gewundenen Weg aus festgetrampeltem Lehm entlang, an dessen Ende das letzte der fünf Gebäude stand. Zu beiden Seiten des Weges war kurzgehaltener Rasen

mit Blumenbeeten angelegt. Von diesem Weg gelangte man nach rechts und links auf schmalen Pfaden zu den vier anderen Gebäuden, die durch Mangobäume, Papaya- und Bananenstauden halb verdeckt waren. Unterwegs begegneten wir Patienten und deren Angehörigen. Ich grüßte freundlich, aber die Leute waren sehr zurückhaltend.

Das letzte Gebäude war das stabilste von allen. Es enthielt den Operationsraum. Schon aus einiger Entfernung hörte ich lautes Palaver. Wir gingen um das Gebäude herum. Um eine Bambusbahre, auf der der Tote lag, standen Maia und der Missionar, außerdem eine Menge Leute. An der Bahre direkt hockten zwei Frauen, es waren die Ehefrau und die Mutter des Verstorbenen. Zum Zeichen der Trauer hatten die beiden Frauen ihre Körper mit einem Gemisch aus Ruß und Schweinefett eingerieben, so daß sie in tiefstem Schwarz glänzten. Die Partie um die Augen kontrastierte dagegen in Zitronengelb. Um den Hals trugen sie mehrere pfundschwere Ketten aus kleinen, weißen, getrockneten Fruchtkernen.

Aus ihren halbgeöffneten Mündern drangen kurze, wehklagende Schreie. Ihre Trauer war echt und tief und mitleiderregend, wie immer, wenn Frauen den Gatten oder ihr Kind beweinen.

Als die Versammelten mich sahen, schwiegen sie augenblicklich – bis auf die zwei Frauen. Ich grüßte und stellte meinem Kollegen Maia die überflüssige Frage: „Es bestand keine Überlebenschance?“

„Nein, Bruder“, er schüttelte den Kopf, „der Tod trat ein, bevor wir ihn auf dem Operationstisch hatten.“

„Und nun?“

„Sie sind gekommen, um ihn ins Dorf zu bringen“, antwortete Neubauer. „Acht Patienten haben aus Furcht bei

Sonnenaufgang das Hospital verlassen", fügte er hinzu. – Mit Rücksicht auf den Missionar schimpfte ich wortlos, denn ich sah meine Vermutung, daß die Leute auf den Todesfall ungehalten reagieren würden, bestätigt.

Ich beugte mich über den Toten und sah ihm in den weit geöffneten Mund. Ein Teil des Unterkiefers, ein etwa sechs Zentimeter langes Stück mitsamt den Zähnen, lag seitlich in der linken Backentasche. Im Gaumensegel, dem hinteren und weichen Teil des Gaumens, klaffte ein Loch von mindestens drei Zentimeter Durchmesser. Der Tote war der Mann, der beim Hausbau verunglückt war.

Der luluai trat mit einigen Männern – es waren die Dorfältesten – vor mich hin und fragte: „Warum das fella Junge, sein Name Selan, tot?"

Ich ließ meinen Blick über die Männer gleiten.

„Da hinten steht der Schamane aus Wogamush", flüsterte mir Neubauer zu. Er trug eine schulterlange Perücke aus den Haaren verstorbener Stammesmitglieder auf dem Kopf. Dazu die Ockerbemalungen auf seinem Oberkörper und im Gesicht – er sah aus wie ein fleischgewordener Dämon. Um seinen Mund spielte ein spöttisches Grinsen.

„Das fella Junge, sein Name Selan, ist tot, weil Kopf, gehören ihm, innen zuviel kaputt", antwortete ich dem luluai auf seine Frage. Er und die Dorfältesten überzeugten sich durch genaues Betrachten davon. Ich fragte den luluai, was der Schamane gesagt habe, und erfuhr, daß dieser behauptet hatte, Maia sei kein Arzt und ich, wenn überhaupt, nur ein ganz schlechter. „Ich denke, du zuviel gut Masta Doktor und schwarz fella Maia auch Doktor", teilte mir der luluai vertraulich flüsternd mit.

„Wird der Verstorbene ein christliches Begräbnis bekommen?" fragte ich Neubauer.

„Ja, er war getauft. Morgen um drei Uhr möchte ich die Rückreise nach Kulka antreten, damit ich die Missionsstation noch vor Einbruch der Dunkelheit erreiche. Deshalb werde ich vorher die Totenmesse halten."
„Geht jetzt ins Dorf zurück", sagte ich zum luluai. Es schien mir sinnlos, lange Erklärungen abzugeben. Die Leute hätten sie nicht begriffen, oder sie hätten an meinen Worten gezweifelt. Mir war klar, daß Maia und ich nur durch unsere Arbeit überzeugen konnten. Wir brauchten Zeit. Vertrauen kann man nicht erzwingen.
Der luluai sprach auf die Leute ein. Schließlich traten vier Männer vor und nahmen die Bahre mit dem Toten auf. Dann gingen sie. Vorweg der Schamane und die Dorfältesten, dann die vier mit der Bahre und am Schluß die beiden Frauen.
„Wie lange sind Sie jetzt am Sepik?" fragte ich den Missionar.
„Drei Jahre."
„Dann kennen Sie die Menschen hier. Was sagen Sie zu deren Verhalten?"
„Für mich ist die Reaktion der Leute keineswegs verwunderlich. Sie dürfen das nicht verkehrt auffassen und deshalb gleich resignieren. Sie müssen wissen – es sind Kinder, Doktor Fleming; unartig manchmal, aber auch anhänglich, aggressiv und hilfsbedürftig. Haben Sie Geduld mit ihnen!"

Eine halbe Stunde später machten Maia und ich zusammen mit den doctor-boys und den Hilfsschwestern unsere erste Visite im Sepik-Hospital. Wir gingen durch alle Räume und studierten dabei die Krankenberichte der Patienten. Wir untersuchten und verabreichten Medikamente, gaben den doctor-boys und den Hilfsschwestern Anweisungen, Rat-

schläge und erklärten ihnen Diagnose und Prognose der betreffenden Krankheiten. Wir sprachen auch mit den Patienten und deren Angehörigen. Meist waren wir auf die doctorboys als Dolmetscher angewiesen. Manche Leute ließen sich untersuchen und behandeln, beantworteten aber nicht unsere Fragen. Doch das waren nur solche, denen ihre Leiden weniger zu schaffen machten. Die an Elephantiasis erkrankte Frau, deren Kopf und Körper bis zur Unkenntlichkeit aufgedunsen waren und die sich auf ihrem Lager nicht bewegen konnte, hätte wohl gern mit uns gesprochen, wenn sie es gekonnt hätte.
Die Elephantiasis wird durch Fadenwürmer verursacht, deren Larven von einer Stechmückenart auf die menschliche Haut übertragen werden. Die Heilung dieser Krankheit ist äußerst langwierig und stellt große Anforderungen an das Pflegepersonal. Elephantiasis ist jedoch nicht nur auf Neuguinea anzutreffen, sondern fordert auch in anderen tropischen Ländern eine hohe Todesziffer unter der Bevölkerung.

Ein christliches Begräbnis

Am Nachmittag des nächsten Tages gingen wir hinunter ins Dorf, um an der Beerdigung teilzunehmen. In unserer Begleitung befand sich auch ein Greis. Sein schneeweißes Kraushaar war ganz kurz geschoren. Er sah aus wie ein wandelndes Skelett. Über seine von der Rachitis gezeichnete Brust spannte sich eine lederige Haut. Talikai war sein Name. Neubauer hatte Maia und mir erklärt, er sei das Faktotum der Station: „Keiner weiß eigentlich genau, woher Talikai stammt und wie alt er ist. Doktor Garrett sagte mir einmal, er sei schon beim ersten Spatenstich für das Hospital dabei gewesen. Als Dolmetscher leistet er ausgezeichnete Dienste, denn er spricht fünf Dialekte fließend. Und“, Neubauer hatte bei diesen Worten gelächelt, „Sie werden staunen, Talikai kann sogar ein paar Brocken deutsch ... Außerdem ist er über alles informiert, was in Wogamush und in den Dörfern weiter oben am Fluß vorgeht. Und das kann unter Umständen wichtig für uns sein. – Mehr als ein wenig Essen und ab und zu ein paar anerkennende Worte verlangt er nicht.“

„Wir sind ehrlich froh und dankbar, einen solchen Menschen hier zu haben“, hatten Maia und ich Neubauer geantwortet.

Talikai, der auf dem schmalen Urwaldpfad hinter uns herhumpelte und bemerkt hatte, daß ich mich ab und zu nach ihm umdrehte, ging nun einen Schritt schneller und kam an meine Seite. – „Sir“, sagte er und sog mit hohlen Wangen aufgeregt an seiner etwas zu groß ausgefallenen Zigarette aus grobem Tabak und Zeitungspapier, „Sir, Augen gehören

mich, sehen du zwei Füße – aber in deinem Haus zuviele Schuhe!“
Maia und Neubauer, die vor uns gingen, drehten sich um und lächelten wissend . . .
„Sir“, fuhr Talikai fort, „Sir, zwei Füße gehören mich fella Junge, aber nur ein Schuh!“ Er griff mit seinen knochigen Fingern energisch nach meinem Oberarm, hielt mich zurück und hob seinen rechten Fuß hoch, der bloß war, und dann den linken, der mit einem arg zerschlissenen, ehemals schwarzen Halbschuh bekleidet war. „Sir, du Fuß gehören mich Schuh geben – sonst krank ich armer fella Junge und vielleicht schnell tot!“
Mit einem Blick auf seine Spreizfüße, die niemals in ein paar Schuhe gepaßt hätten, die nach europäischen Maßen hergestellt waren, antwortete ich: „Du sollst einen Schuh haben, Talikai.“
„Dann Sir und Talikai Freunde!“ Sein zahnloser Mund verzog sich zu einem zufriedenen Lächeln. Auch ich lächelte wohlwollend und gönnerhaft, denn mir war inzwischen eingefallen, daß ich im Norden Australiens und auch schon hier in Neuguinea Leute angetroffen hatte, die über ein paar abgetragene Schuhe aus einer Mülltonne der Weißen mehr Freude gezeigt hatten, als reiche Leute in zivilisierten Gebieten über ein neues Auto. – Talikai sollte Schuhe haben!
Wir näherten uns dem Dorf.
Die Luft war voll vom Gedröhn der Totentrommeln. Voraus, am Ende der schmalen Schlucht, die der Weg durch das Pflanzengewirr bildete, war der Blick frei auf einige Frauen, deren Hände unermüdlich die Trommeln schlugen. – Totentrommeln werden in diesem Gebiet fast ausschließlich von Frauen geschlagen.
Wir traten hinaus auf die Lichtung, und ich fühlte, wie

fremd wir in unserer europäischen Kleidung diesen Menschen erscheinen mußten – wie fremd und wie wohlhabend! Es ist wohl eigenartig, daß man diese Menschen nicht als arm ansieht, solange sie nackt sind oder ihre primitiven Sachen tragen. Erst wenn sie die ausgetretenen Schuhe des Weißen anziehen, sein zerfetztes Hemd, seine zerschlissenen Hosen – und mit dem Anlegen dieser Kleidungsstücke auch das Wissen und den Reichtum der Weißen anzulegen glauben –, dann kann einem das sehr nahegehen!

Sie waren alle auf dem Dorfplatz versammelt. Staub hing in der Luft, aufgewirbelt von vielen hundert Füßen. Die Sonne war heiß und stach auf der Haut. Der Staub setzte sich in die Atemwege und machte durstig. Aber vielleicht war es nicht nur der Staub allein, der mir die Kehle austrocknete ...

Aus Anteilnahme hatten die Verwandten des Toten ihre Körper dick mit hellgrauer Erde eingeschmiert. Bei drei oder vier der Leute bemerkte ich frische Verbände aus Blättern an einem Finger. Ich machte Neubauer darauf aufmerksam.

„Aus Trauer um den Toten haben sie sich ein Fingerglied abgeschnitten", klärte er mich auf. „Das ist eine Unsitte, die ich selbst meinen Christen nur schwer abgewöhnen kann."

Vor einer Hütte, die unmittelbar an den Dorfplatz grenzt, lag der Tote in einem flachen, offenen Bambussarg aufgebahrt. Er war nackt bis auf seinen Lendenschurz aus langen, schmalen Baststreifen, die in einem Gürtel aus geflochtenem Gras steckten. Um den Hals trug er seinen Muschelschmuck, der aus drei Tiger-Kauri-Muscheln bestand. In seiner rechten Armbeuge lag ein kurzer Speer, damit er auf der weiten Reise, die vor ihm lag, die bösen Geister abwehren konnte. Schließlich war es ja möglich, daß auf dem Wege ins christliche Jenseits plötzlich ein paar der alten, doch immer noch sehr gegenwärtigen Geister auftauchten ...

Etwas abseits standen die Dorfältesten in ihrem Festschmuck. Auch alle anderen Männer, die Frauen und Kinder waren geschmückt – wenn auch bescheidener als die Dorfältesten. Neubauer bemerkte dieses Herausgeputztsein mit einem kaum angedeuteten Lächeln. Er sagte zu mir, daß ihn die Leute einmal gefragt hätten, warum er bei der Predigt immer so schön gekleidet sei. „Weil man vor Gott, den ‚Großen Masta', nur in seinem besten Gewand hintreten soll", hatte er geantwortet. Und so hatten die Leute auch jetzt ihr Festtagsgewand angelegt.

Auf dem Kopf trugen die Dorfältesten Paradiesvogelfedern und um den Hals an Bindfäden Muscheln. Groß wie Suppenteller lagen die Muscheln auf ihrer Brust und schepperten bei jeder hastigen Bewegung. Die Oberarme waren mit breiten Bambusringen geschmückt. Ihre Gesichter waren mit grellen Farben angemalt. Und um ihre hervorragende Stellung im Dorf vollends zu unterstreichen, trugen die Dorfältesten Shorts. Unter ihnen bemerkte ich auch den luluai, die beiden police-boys und den Schamanen. Der Schamane allerdings trug zu seiner beeindruckenden Perücke einen Lendenschurz aus schwarzer Flughundhaut, der über und über mit kleinen weißen Kauri-Muscheln besetzt war. Er sah mit hoch erhobenem Kopf zu uns herüber. Auf seinem Gesicht lag ein stolzer, fast blasierter Ausdruck. Er war der Wilde, der Menschenfresser und Kopfjäger, wie ich ihn mir als Kind vielleicht einmal vorgestellt hatte.

Diese Männer bildeten die Elite des Dorfes; ihnen galt die Achtung und der Respekt der Dorfbewohner.

Neben einer Hütte lagen ein paar geschlachtete Schweine, die beim mehrere Tage anhaltenden Leichenschmaus verzehrt werden sollten.

Ich ließ meinen Blick prüfend über die vielen Menschen

gleiten, die in einigem Abstand um uns herumstanden. Ihre Augen waren auf uns gerichtet und registrierten alles an uns, doch die angemalten Gesichter waren ausdruckslos wie starre Masken. Keine Feindseligkeit war aus ihnen abzulesen, vielleicht ging ein Anflug enttäuschten Vertrauens von ihnen aus – Vertrauen, das sie uns vor nicht einmal achtundvierzig Stunden so blindlings geschenkt hatten. Ich gab mir Mühe, die Gefühle dieser Menschen zu verstehen.
Die Kinder standen bei ihren Müttern, traten verlegen von einem Fuß auf den anderen und sahen aus großen, schwarzen Augen zu uns herüber. Sie lachten uns nicht zu oder neckten uns, wie diese Kinder das sonst immer tun. Sie zeigten auch keinerlei Neugier. – Die Kinder sind das Stimmungsbarometer, an ihnen kann man die Gefühle der Erwachsenen am besten ablesen.
In Neubauers Begleitung befanden sich zwei Meßdiener von der Missionsstation in Kulka. Er sagte etwas zu ihnen und ging dann zur Hütte des Toten. Die Leute machten ihm bereitwillig Platz.
Neubauer stellte sich neben den Leichnam. Ich sah, wie dem Missionar die Schweißtropfen vom Kinn fielen. Dann sprach er einige Sätze in dem Dialekt, der hier verstanden wurde. Talikai, der bei uns stand, übersetzte für Maia und mich:
„Nicht der schwarze und nicht der weiße Doktor, die vom Salzwasser nach Wogamush gekommen sind, um Kranke gesund zu machen, haben diesen Mann hier getötet! Sein Leben lag in der Hand des Großen Masta, und der Wille des Großen Masta war es, diesen Mann, fella Selan, zu sich zu holen. Des Großen Masta Wille war es auch, der den schwarzen und den weißen Doktor nach Wogamush, zu euch, führte. Des Großen Masta Wille ist es, daß die beiden eure Kranken gesund machen und euch, wenn ihr krank

seid. Geht zu ihnen und laßt euch von euren Krankheiten heilen!" So ungefähr übersetzte Talikai in Pidgin-Englisch.

Nach diesen Worten hob ein allgemeines Gemurmel an. Der Schamane lachte laut und gehässig.

Neubauer, dessen schmales Gesicht von tiefem Ernst erfüllt war, nickte uns zu. „Ich lese jetzt die Messe!" rief er herüber.

Einer der Ministranten half ihm beim Anlegen des Meßgewandes, und der andere bereitete den mitgebrachten Klapptisch vor. Er öffnete einen kleinen Koffer, deckte ein weißes Tischtuch über den Tisch und stellte dann ein blinkendes Kruzifix, eine Feldflasche mit Meßwein und Kerzen darauf. – Schon nach wenigen Minuten bogen sich die dünnen Kerzen in der Hitze von über fünfundvierzig Grad Celsius.

Die Totentrommeln waren verstummt – und sogar das Klagen der Frauen. Das Rauschen des Flusses wurde vernehmbar. Wind strich durch die breiten Fächer der Palmen, bewegte die Riesenblätter der Bananenstauden und fächelte erfrischend über die schweißnasse Haut. Die mageren roten und gelben Hunde begannen wie verrückt zu bellen. Schweine rannten grunzend und aufgeregt wegen der plötzlichen Stille unter den Hütten und zwischen den Versammelten umher; schnüffelten an dem Toten und wurden durch Fußtritte vertrieben.

Um den Tisch, vor den nun Neubauer in seinem weißen Gewand hintrat, standen die Menschen in weitem Rund, barfuß alle. An jeder Brust blinkte ein vergoldetes Kreuz zusammen mit einem flachen Schlüssel, obwohl es hier keine verschlossenen Türen gab, die aufzuschließen gewesen wären.

Im Hintergrund, ihre Stammesgenossen durch Lachen und

Zurufe verspottend, standen die Nichtgetauften. Man erkannte sie gleich, denn sie trugen kein Kreuz auf der Brust. Viele hatten sich deshalb nicht taufen lassen, um weiterhin polygam leben zu können; andere fürchteten die Rache der Ahnengeister.

Die Köpfe waren gesenkt, die Blicke wanderten erwartungsvoll zwischen dem Missionar und uns hin und her. Die Hände waren gefaltet, und ich wußte von Neubauer, daß gefaltete Hände darunter waren, die in gutem Glauben Neugeborene gemordet und Frauenräuber dahingemetzelt hatten. Es waren gefaltete Hände darunter, die Tod und Elend über ihre Feinde und deren Familien gebracht hatten, wenn die Männer auf der Kopfjagd gewesen waren.

Aber das war jetzt vergessen!

Wenn der Missionar zum Gebet aufruft und dreihundert Stimmen in tiefer Andacht im Chor sprechen: ... „und Jesus Christus, auch er zuviel groß Masta für uns fella kanaka ...", das ist wie ein Aufdonnern aus der Erde selbst und eine Demutsbezeugung zugleich, das geht einem – von diesen einfachen und so fremden Menschen gesprochen – durch und durch, bis in die Finger- und Zehenspitzen. Und man spürt, dieses inbrünstige Beten hat nichts mit einfältiger oder gar geheuchelter Frömmelei zu tun; es ist ernsthaftes Suchen, es ist der Versuch – vielleicht auch schon mehr – zu glauben. Auch wenn man selbst nicht die Kraft und die Überzeugung aufbringen sollte zu glauben – was man sieht und hört, überzeugt auf seltsam eindringliche Art. Man ist bereit, alle Zweifel abzustreifen; denn man spürt, Gott, dieser Gott, der hier gerufen wird, ist wirklich nahe – Er ist unter ihnen ...

Nachdem Neubauer die Messe zelebriert hatte, traten vier Männer, darunter der Schamane, zum Sarg und hoben ihn

hoch. Die Klageweiber brachen wieder in lautes Wehklagen aus, und dann setzte sich der Trauerzug in Bewegung.
Der Begräbnisplatz lag im nahen Urwald. Er ist ein Ort, an dem es vor Geistern wimmelt, und keiner, außer dem Schamanen, wird es wagen, allein oder gar bei Nacht dort hinzugehen.
Wir zwängten uns durch dichtes Pflanzengewirr. Der Pfad war fast unkenntlich. Lianen hingen kreuz und quer, Ungeziefer fiel von den Zweigen und Blättern, Dornen ritzten die Haut auf. Mißmutig fragte ich Neubauer, weshalb der Weg nicht ein wenig saubergehalten würde.
„Damit die Geister der Toten nicht ins Dorf finden und dort Unheil anrichten", antwortete er lächelnd.
Der Trauerzug kam ins Stocken, als einer der Träger stolperte und der flache Sarg derart in Schräglage geriet, daß der Leichnam herausfiel. Gleichmütig faßten die Männer den Toten bei Händen und Füßen und legten ihn in den Sarg zurück. Die Gelassenheit der Menschen zeigte mir, daß es hier scheinbar nichts Außergewöhnliches war, wenn einmal ein Toter auf wenig pietätvolle Weise in seinem ewigen Schlummer gestört wurde.
Am Begräbnisplatz war eine Grube ausgehoben, die etwas tiefer als einen Meter war.
Nicht gerade sanft wurde der Sarg nach unten gelassen. Die Witwe und die Mutter weinten laut und schlugen sich wieder und wieder die Hände vors Gesicht und an die Brust.
Das Grab wurde vorläufig nicht geschlossen, da es den Verwandten des Toten aus den Dörfern weiter oben am Fluß, aus Kulka, Zenap oder Mangal, die teilweise eine tagelange Anreise auf dem Fluß vor sich hatten, ermöglicht werden sollte, einen letzten Blick auf den Toten zu werfen und von ihm Abschied zu nehmen.

Es leuchtet ein, daß dieser Brauch nicht hygienisch ist und der Tote bei der schnell voranschreitenden Verwesung keinen ästhetischen Anblick bietet. Aber die altüberlieferten Sitten konnten nicht samt und sonders abgeschafft werden. Die christliche Religion und die vorwärtsdrängende Zivilisation müssen in Papua-Neuguinea Zugeständnisse machen, wenn sie bei den primitiven Stämmen nicht von vornherein auf Unverständnis und dadurch auf Ablehnung stoßen wollen.

Vielstimmig singend und betend, zogen die Trauernden um das offene Grab. Neubauer und die beiden Meßdiener standen mit gefalteten Händen da. Die Dorfältesten hielten sich auch hier etwas abseits.

Nach etwa fünfzehn Minuten kehrten die Leute ins Dorf zurück. Auch wir schlossen uns ihnen an.

Im Dorf wurde nun alles für den Leichenschmaus vorbereitet. Dicke Steine, zwischen denen die zerteilten Schweine gegart werden sollten, wurden in Feuern stark erhitzt. In vorbereitete Gruben wurden zehn oder fünfzehn dieser glühendheißen Steine hineingerollt. Darauf kam eine Lage Bananenblätter, dann das Schweinefleisch zusammen mit Bananen, Kräutern und Süßkartoffeln; darüber nochmals Bananenblätter und Steine, und schließlich wurde die Grube mit Erde für zweieinhalb bis drei Stunden zugedeckt. Einige der Frauen waren dabei, auf heißen Steinen flache Sagopfannkuchen zu backen, die zu dem saftigen Schweinebraten verzehrt werden sollten.

Wieder am Haus des Toten angekommen, zog sich Neubauer um, und die Meßdiener packten den Koffer.

Der Missionar verabschiedete sich von den Leuten, und wir gingen weiter. Einige Frauen und Kinder, die beiden policeboys und der luluai begleiteten uns.

Auf dem Weg hinunter zum Fluß kamen wir an Bambuskäfigen vorbei, in denen die Dorfbewohner Kasuare hielten. Die dunklen, straußenartigen Vögel mit dem seltsamen Hornhelm auf dem Kopf wurden wütend, als wir uns ihnen näherten und hätten uns sicher angefallen, wären sie nicht durch die Stäbe der Käfige daran gehindert worden.
In der Nähe des Flusses stand auf hohen Pfählen eine große Hütte; in ihr waren die Wasserfahrzeuge des Dorfes untergebracht. Auch unsere beiden Einbäume und der von Neubauer befanden sich dort. Die beiden Meßdiener holten das Boot des Missionars.
Wir anderen waren schon zum Flußufer vorausgegangen. – Nun wurde der Einbaum zu Wasser gebracht.
Ich bemerkte, wie einige Frauen heftig auf die Meßdiener einredeten.
„Was sagen sie?“ fragte ich Talikai.
„Daß zwei fella Jungen sollen aufpassen zuviel: Krokodile nehmen Masta Missionar vielleicht zu ihrem Mund und essen ihn ganz auf . . . Zuviel Krokodilgeister im Fluß, Sir“, fügte er mit rollenden Augen hinzu.
Neubauer gab uns zum Abschied die Hand. – „Bevor ich es vergesse, muß ich Ihnen noch etwas sagen: Seien Sie vorsichtig. Auch Sie, Doktor Maia! Sie kennen diese Menschen nicht. Bedenken Sie, daß Zivilisation und Fortschritt bei ihnen noch neu sind; was sie von uns angenommen haben, ist zerbrechlich wie dünnes Glas. Die Leute hier leben in einem ständigen Zwiespalt. Sie haben sich längst noch nicht für das neue Leben, das wir ihnen in Frieden zu bringen versuchen, entschieden. Dieser Zwiespalt, in dem sie leben, macht sie für uns unberechenbar – oft genug sogar gefährlich. Wir sind Fremde, und Fremder heißt in der Sprache dieser Menschen Feind. Die meisten von ihnen akzeptieren

uns Weiße vorläufig nur, weil sie in uns eine Art überirdischer Wesen sehen ..."

Neubauer stieg in den Einbaum, den die Meßdiener, bis an die Hüften im Wasser stehend, so dicht wie möglich ans Ufer gedrückt hielten. Der Einbaum war mit einem Außenbordmotor ausgerüstet. Einer der Männer warf ihn an, und sofort fuhr das Fahrzeug los. Einige große Wasservögel erhoben sich erschreckt und schwerfällig in die Luft.

„Gott schütze Sie!" rief uns Neubauer zu. Wir blieben und lauschten, bis schließlich nur noch das Gurgeln der dahinströmenden Wasser zu hören war.

Aussatz

Einen Tag, nachdem Neubauer zurück zu seiner Missionsstation gefahren war, standen Maia und ich schon sehr früh auf.
Wir hatten längst bemerkt, daß im Hospital seit dem Tode Garretts verständlicherweise vieles arg vernachlässigt worden war. Und wir, die „Neuen", waren natürlich vollgestopft mit gutem Willen, frischen Ideen und großen Plänen. Wir meinten, all das Versäumte in wenigen Tagen in Ordnung bringen zu müssen – und unsere Pläne in wenigen Wochen in die Wirklichkeit umsetzen zu können. Ich glaubte das wahrscheinlich noch mehr als Maia, denn ich kannte ja dieses Land kaum . . .
Gleich nach Sonnenaufgang hatten wir mit der Behandlung begonnen. Mehrere Stunden waren wir damit beschäftigt gewesen. Unter den niedrigen Dächern aus Palmreisern hatte sich die Wärme gestaut. Als wir: Maia, Tanu und Wabe, die Hilfsschwestern und ich das letzte Gebäude verließen, klebte uns allen die Kleidung am Körper.
Ich hielt in meiner Hand noch vierzehn Krankenberichte mit dem Vermerk: Leprosy! – Aussatz!
Nirgendwo trifft der Begriff Aussatz härter und wirklicher zu, als in den primitiven Gesellschaften. Der Aussätzige ist zur Gefahr für die Gemeinschaft geworden und deshalb ausgestoßen. In Steppe oder Urwald vertrieben, ist er sich selbst – und damit einem langsamen, grausamen Sterben überlassen.
Die heimtückische Krankheit kann überall am Körper ihr Zerstörungswerk beginnen. Meist jedoch sind es Finger und

Zehen, wo jene für den Aussatz typischen, hellgrauen Flecken auftreten. Ist aber erst einmal das Antlitz zerstört, entmenschlicht, wird dem Kranken von seinen Stammesgenossen auch die Seele abgesprochen, alles was ihn zum Menschen macht. Noch lebend ist er schon tot, und Tote haben kein Recht auf Barmherzigkeit . . .

Die Leprastation, auf der die Patienten mit der ansteckenden Form dieser Krankheit untergebracht waren, lag am südlichen Ende der Rodung, die insgesamt etwa einen Hektar Land in der Form eines Rechteckes umfaßte.

Wabe und zwei Hilfsschwestern begleiteten Maia und mich ein Stück Weges dorthin.

Wir gewannen nun einen Überblick über den gesamten Hospital-Komplex: Am nördlichen Ende, der dem Dorf und dem Fluß zugekehrten Seite, standen die fünf Krankengebäude, von denen wir gerade kamen. Im Nordwesten, hart am Wald, befand sich unser Wohnhaus und dazu entgegengesetzt, im Osten waren in einem Schuppen aus Bambus die beiden Aggregate zur Erzeugung des elektrischen Stromes untergebracht; eines davon lief immer. Hundert Meter südlich des Schuppens, halb vom Urwald verdeckt, standen zwanzig kleine Hütten, in denen Angehörige der Kranken wohnten. Zwischen diesen Hütten und den fünf Krankengebäuden befanden sich die sanitären Anlagen. Am Kopfende eines der fünf Gebäude war die verhältnismäßig kleine Küche untergebracht. In den meisten Fällen ließen es sich die Angehörigen jedoch nicht nehmen, ihre Kranken zum großen Teil selbst zu versorgen, wie Maia und ich von unseren Begleitern berichtet bekamen. Angeblich gab es Leckerbissen wie geröstete Eidechsen, Frösche, Baumpythons und kleinere Krokodile.

Die Angehörigen der Kranken arbeiteten zeitweilig auf den

sechzig Ar kultivierten Landes, das wir jetzt auf dem Weg zur Leprastation durchschritten. Mangobäume, Bananen, Kokospalmen, Mais, Zuckerrohr, Baummelonen, Soyabohnen, Süßkartoffeln und Maniok, woraus nach dem Auskochen des Blausäuregiftes das Tapioka-Mehl gewonnen wird, waren hauptsächlich angepflanzt. Wohl zum ersten Male in ihrem Leben vertauschten diese Menschen hier ihre primitiven Grabstöcke gegen Spaten und lernten ganz nebenbei eine richtige Pflege des Bodens und auch ein vernünftiges Zusammenstellen des täglichen Speisezettels nach Protein- und Vitamingehalt. Auch Hühner, Enten und Schweine wurden gehalten. Tanu, Wabe und die Hilfsschwestern beaufsichtigten alles gewissenhaft.

Das Gelände der Leprastation war mit Sträuchern abgegrenzt. Hier schickten wir Wabe und die Hilfsschwestern zurück. Sie waren froh darüber; denn sie schienen eine unüberwindliche Scheu vor den Aussätzigen zu haben.

Lepra oder Aussatz, wie diese Krankheit genannt wird, war für mich so gut wie Neuland. Maia dagegen verstand sich auf die Behandlung Aussätziger.

Die Aussätzigen leben in Neuguinea auch heute noch abseits der übrigen Welt: auf Inseln oder in eigens für sie errichteten Stationen im Urwald. Es sind in der Regel Missionsärzte, die das Leid dieser Menschen zu lindern und die Krankheit zu heilen versuchen.

Ein schmaler Pfad führte zwischen den Sträuchern hindurch und mündete auf ein Stück Land, das ich unter anderen Voraussetzungen als Paradiesgarten angesehen hätte. Tulpenbäume verbreiteten ein rotes Blütenfeuer über uns, und die Sonne glitzerte durch die meterlangen Wedel der Kokospalmen. Gelbe Zimtblüten nahmen uns mit ihrem aromatischen Duft fast den Atem.

Dann standen wir vor sechs Hütten, die im selben Stil erbaut waren wie die drunten im Dorf – jenem Stil, der die Fremdartigkeit in sich birgt, in der Südsee und Südostasien vermischt scheinen. Für einen Augenblick vergaß ich, was uns erwartete. Ich dankte dem Schöpfer in einem Anflug aus Freude und Ehrfurcht. Wunderbar, dachte ich – und dann sah ich die Menschen, und all das Ehrfürchtige und Berauschende wurde wie von einer brutalen Faust mit einem Schlag weggerissen!

Vor einer Hütte stand eine Frau. Sie hatte keine Lippen mehr, und die rechte Wange fehlte. Die Zähne lagen bloß. Fliegenschwärme umkreisten ihren Kopf. An ihrem Körper erkannte ich, daß sie etwa zwanzig Jahre alt sein mochte, das Alter, in dem die Frauen hier in voller Blüte sind. Als wir grüßten, lächelnd und freundlich, so als ob alles in Ordnung sei, und sie auf uns aufmerksam wurde, hielt sie erschrocken die Hände vor ihr Gesicht.

Auf einem Bananenblatt saß ein Mann unter einem Moskitonetz, mit dem Rücken an eine Palme gelehnt. Er hatte keine Arme und keine Beine mehr. Die verbliebenen Stümpfe steckten in Bandagen, die zwar am Tag zuvor von Neubauer gewechselt, aber bereits wieder durchblutet und schwarz vor Fliegen waren, trotz des Netzes. Der fürchterliche Geruch der Lepra lockt die Fliegen an. Es sind jene kleinen, bösartigen Insekten der Tropen, die eine ständige Plage für die Leprakranken bedeuten. Und ein Mensch, der keine Arme besitzt, um diese Quälgeister zu verjagen, erleidet schreckliche Qualen. Ganz davon zu schweigen, daß diese Fliegen auch ansteckende Augenkrankheiten übertragen. Der Mann blinzelte uns aus einem halb zugequollenen Auge – das andere war blind – an und rief dann in Pidgin: „Er ist da!"

Auf primitive Krücken gestützt humpelte eine Frau herbei,

der die Krankheit beide Füße halb abgefressen hatte. Dann kam ein Mann, an dessen linkem Unterschenkel fast kein Gewebe mehr war.

Gleich an der Pforte zur Leprastation, direkt bei den Blütensträuchern, stand eine kleine Hütte, in der sich Garrett umzuziehen und nach der Behandlung der Leprakranken zu desinfizieren pflegte. Maia und ich gingen hinein; wir wuschen und desinfizierten unsere Hände und zogen unsere Kittel an. Wir taten es wortlos. Jeder von uns war zu sehr mit dem eben Gesehenen beschäftigt. Dann nahmen wir unsere Beutel mit den Medikamenten und den Instrumenten und gingen nach draußen.

Nach und nach waren sie alle aus den Gärten und den Hütten herbeigekommen. Drei Männer, fünf Frauen und sechs Kinder zählte ich. Die Kinder sind am anfälligsten für diese Krankheit. Ihr Anblick trifft einen am meisten – ohne Hände, ohne Füße, sieben, acht und zehn Jahre alt. „Der neue Masta Doktor", sagten sie, und einige meinten: „Er ist wiedergekommen!" Und damit glaubten sie ohne jeden Zweifel, Garrett sei von den Toten auferstanden ...

Ich erwiderte das Lächeln jener, denen der Aussatz das Gesicht zum Lächeln gelassen hatte. Ich duldete die Hände, die gräßlich geschwollenen und die, an denen keine Finger mehr waren, die mich zögernd und tastend berührten. Mit leicht ironischem Erstaunen bemerkte ich, wie gut mir diese kleinen Gesten naiver Bewunderung taten – das darin verborgene Bitten zu helfen. – Sie haben uns erwartet, ungeduldig vielleicht, hoffnungsvoll bestimmt. Sie haben auf uns gewartet – seit dem Tode Garretts, dachte ich.

„Wir werden zuviel machen, um euch zu helfen, der schwarze Doktor hier, der Maia heißt, und ich. Name gehören mir, Fleming." Sie zeigten mir ihre Wunden und erklärten dabei, der Schwarze, der Maia heiße, sei vielleicht Schamane, aber kein Masta Doktor, so wie ich. Es gäbe keinen schwarzen Doktor. Maia konnte mit ruhigem Gewissen lächeln. Er wußte, daß er bald anerkannt sein würde.

Etwas abseits der übrigen Hütten befand sich ein kleines Gebäude, das als Behandlungsraum diente. Die Einrichtung bestand aus roh zusammengezimmerten Bänken und Liegen, und sogar fließendes, gefiltertes Wasser war vorhanden. Wir riefen die Kranken nacheinander herein. Diejenigen, die nicht gehen konnten, trugen wir. Wir lösten die verschmutzten Verbände, wuschen und desinfizierten die Wunden, entfernten das faulende Fleisch und die hervorstehenden Knochensplitter. Wir verabreichten Medikamente und legten frische Verbände an. „Spürst du die Schmerzen, die in mir sind, Masta Doktor?“ fragte mich die Frau mit dem zerstörten Gesicht, und sie fragte es mehr mit den dunklen Augen und der lebhaften Gestikulation, die Stumme gebrauchen, wenn sie etwas zu fragen haben als mit dem, was von ihrem Mund übriggeblieben war; und sie meinte nicht körperliche, sondern seelische Schmerzen.

„Ich spüre, Schmerzen gehen in dir herum, sie brennen auch in mir wie Feuer“, sagte ich. „Aber der schwarze Doktor und ich sind gekommen, um deine Schmerzen zu vertreiben und deine Krankheit zu heilen.“ Während ich mit einer Lanzette vorsichtig totes Fleisch aus ihrem Gesicht entfernte, kam ich mir vor wie bei einer Schädelsektion.

Die Medizin kennt schon lange Mittel, um Lepra im Anfangsstadium auszuheilen. Aber die Heilung ist langwierig. Nur etwa zwanzig Prozent aller leprösen Krankheitsfälle sind auf Kontaktinfektion zurückzuführen. Der Rest entsteht durch die sogenannten Erschöpfungskrankheiten, die wiederum durch den „weißen“ Hunger, die einseitige

Ernährung, hervorgerufen werden. Außer den Medikamenten brauchen die Leprakranken eine besonders vitamin- und eiweißreiche Ernährung, und zudem ist viel Sonnenlicht für den Heilungsprozeß vorteilhaft. Maia und ich mußten darauf achten, daß die Patienten den von Garrett aufgestellten Speisezettel einhielten. Was wir sagten und anordneten, wurde willig befolgt. Ich spürte, daß diese Menschen uns bedingungsos vertrauten, daß sie sich völlig uns überließen. Das verpflichtete, das band auch uns an sie.

Sie hatten sich während der Behandlung überzeugen können, daß Maia ein richtiger Doktor war. Tuschelnd und staunend hatten sie das zur Kenntnis genommen. Daß er sie dennoch mit Bruder oder Schwester anredete, war für sie geradezu unfaßbar. Aber es mochte ihnen die für die Heilung so wichtige Gewißheit vermitteln, daß sie keine Paria, keine Unberührbaren, keine Ausgestoßenen waren, sondern in die Gemeinschaft aller übrigen Menschen zurückkehren würden.

„Noch vor wenigen Jahren", sagte Maia zu mir, als wir uns in dem kleinen Gebäude desinfizierten und die Kittel auszogen, „wurden die Leprakranken in den von Weißen nicht kontrollierten Gebieten von ihren Stammesgenossen bei lebendigem Leibe begraben, um den ‚bösen Geist' in ihnen zu ersticken. Oder sie wurden in krokodilverseuchte Gewässer gestoßen. Was sich dabei an Tragödien abgespielt hat, wenn dem Mann die Frau, der Frau der Gatte oder Eltern das Kind weggerissen wurde, kannst du dir vorstellen, Bruder! Viele Familien gingen gemeinsam in den Tod."

Unser „Kollege“, der Schamane

Allmählich fanden Maia und ich zu uns selbst. Die Menschen, die Dinge, die Umgebung – alles wurde uns langsam vertraut, und wir begannen, uns heimisch zu fühlen.
Ich, durch meine Krankheit in meiner Unternehmungslust ein wenig gebremst, gewann dennoch Tag für Tag mehr an Kraft.
Unser Wohnhaus richteten wir uns so gut wie möglich ein. Es wurde jedoch nicht mehr daraus als das, was man eine Junggesellenbude nennt, und vorläufig fehlte es uns außerdem noch an den verschiedensten Gebrauchsgegenständen. Das meiste im Leben ist jedoch relativ, und mir wurde recht bald bewußt, daß es vom gesitteten Trunk aus der kultivierten Teetasse aus chinesischem Porzellan bis zum lässigen Schluck aus der ausgewaschenen Konservendose nur ein winzig kleiner Schritt zu sein braucht . . .
Ganz so sehr von der Welt abgeschnitten, wie das auf den ersten Blick erscheinen mag, waren wir nicht. Durch unser Funkgerät konnten wir uns mit den Patrouillenoffizieren in Ambunti unterhalten, oder mit Neubauer in Kulka.
Acht Tage nach unserer Ankunft in Wogamush hatte eine DC-3, von Mansfield geflogen, unser großes Gepäck gebracht. Es waren in erster Linie Medikamente und Lebensmittel gewesen, aber auch unsere beiden Außenbordmotoren und Treibstoff. Die dafür geeigneten Güter waren in Säcken auf eine Grasfläche hinter dem Hospital abgeworfen worden. Reis, Mehl und Zucker zum Beispiel wurden zu diesem Zweck in zwei Säcke verpackt, wobei beim Aufprall

auf den Boden der innere, straffe Sack platzte und sein Inhalt sich in den ihn umhüllenden größeren ergoß. Die zerbrechlichen Teile waren an gelben Fallschirmen sachte zur Erde geglitten. – Natürlich war bei diesem Ereignis, das sich etwa alle vierzehn Tage wiederholte, ganz Wogamush zugegen gewesen. Auch viele unserer Patienten hatte scheinbar keine Macht der Welt in ihren Betten halten können . . .

Die Ruderer waren an einem regnerischen Morgen abgereist. Als wir ihnen beim Abschied die Hand gereicht hatten, waren in den Augen der sonst so stolzen, unnahbar scheinenden Männer Tränen gewesen. Wir hatten ihnen eine gute Fahrt gewünscht und noch einige kleinere Geschenke übergeben. Die Rückreise würde für sie viel schneller vor sich gehen und auch wesentlich leichter sein als die Herfahrt.

Unsere Tage waren lang und mit Arbeit ausgefüllt. Zwischen einhundertachtzig und zweihundert Patienten waren zu versorgen, außer den Aussätzigen. – Aber schließlich kamen immer weniger Neuzugänge.

Von Talikai und den anderen Helfern war uns zugetragen worden, daß unser „Kollege", der Schamane, dabei seine Hand im Spiel hatte. Er hetzte die Leute gegen uns auf:

„Sie stehlen den cargo, den der ‚Donnervogel' eigentlich zu uns bringen will! Sie haben einen von uns ermordet! Sie sind Fremde, die Unglück über unser Dorf bringen! Sie sind unsere Feinde!"

Ansehen und Einfluß des Schamanen hatten natürlich durch den Bau des Sepik-Hospitals gelitten. Seit die Leute von ausgebildeten Medizinern betreut wurden, die einen unglaublich starken „Zauber" besaßen, hatten sie sich immer seltener an ihn gewendet, wenn sie krank waren.

Früher war das alles ganz anders gewesen. Da hatte er eingeschlagene Schädel nach wüsten Schlachten mit Keulen und Steinbeilen wieder so kunstvoll zusammengeflickt, daß viele Krieger überlebt hatten, die sonst gestorben wären. Er hatte mit den Kopfzangen großer Ameisen Wunden geklammert und bei Fieberkranken Aderlässe gemacht. Freilich, viele seiner Heilmethoden waren unvorstellbar grausam gewesen, und manche seiner anatomischen Kenntnisse hatte er sich nur durch den Kannibalismus aneignen können, aber daß er auch Heilerfolge erzielte, das konnten ihm selbst die Weißen nicht streitig machen.

Und trotzdem holte man ihn jetzt selbst dann kaum noch, wenn ein Toter, der an einer ansteckenden Krankheit gestorben war, so zu beerdigen wäre, daß er in das Paradies der Ahnen eingehen konnte, ohne mit seinem unsichtbaren Körper Gesunde anzustecken. Und wer sonst, als er, hatte die Verbindung zwischen den Lebenden und den Toten hergestellt? Er hatte die Unsichtbaren befragt, wann die beste Zeit zum Setzen der Yamsknolle war, und welches Blut – Menschen- oder Tierblut – unter die Wurzeln seiner Yamsknollen in die Erde tropfen mußte, damit diese groß und schwer wurden. Er war Doktor, Zauberer und Geisterbeschwörer gewesen – und dann waren die Weißen gekommen, die alles besser wußten!

Aber das sollte jetzt wieder anders werden!

Er wollte die ihm entronnene Macht zurückhaben. Und scheinbar hatte er Erfolg; denn es kamen fast nur noch Schwerkranke zu uns und solche, an denen sich der Schamane erfolglos als Arzt versucht hatte. Nicht nur die Einwohner von Wogamush hielt er davon ab, zu uns zu kommen, sondern auch die Kranken aus den anderen Dörfern. Um auf die Leute den nötigen Eindruck machen zu können, hatte er sogar ein eigenes „Hospital“ errichten lassen.

Daß es einem Wilden, einem Kanaken-Medizinmann gelingen sollte, durch seine Heilkünste und Geisterbeschwörungen zwei promovierte Ärzte schachmatt zu setzen, war für Maia und mich ein Alptraum ...
„Dagegen müssen wir früh genug etwas unternehmen!“ beschwor ich Maia. „Wir sollen und wollen Fortschritt bringen und unterstützen durch Tatenlosigkeit den Rückschritt. Wenn das nach außen dringt, wird man uns auslachen und für unfähig erklären. Wir wären schlechte Ärzte und noch schlechtere Psychologen. Der Schamane ist unser Feind, den wir mit friedlichen Mitteln bekämpfen müssen!“ Ich redete mich richtig in Rage, und Maia antwortete kopfschüttelnd: „Bruder, wir müssen Geduld haben ...“ Als nur noch 127 Patienten bei uns im Hospital waren, ging ich hinunter ins Dorf, um unserem „Kollegen“ einmal bei der Arbeit zuzusehen. Talikai begleitete mich. Stolz trug er meine Arzttasche, die ich für jeden Fall mitgenommen hatte.
Seit unserer Ankunft in Wogamush war dies freilich nicht mein erster Besuch im Dorf. Mit Maia zusammen hatte ich schon einmal versucht, den Schamanen umzustimmen; ihn mit Hilfe der beiden police-boys und des luluai darauf hinzuweisen, daß es ausschließlich unsere Sache sei, Kranke zu behandeln. Grundsätzlich hatten wir nichts gegen seine Geisterbeschwörungen und Weissagungen einzuwenden, für die er bei den Leuten ein ordentliches Honorar in Form von Naturalien kassierte; aber von den Kranken mußte er die Finger lassen.
Alles gute Zureden jedoch war fruchtlos geblieben, und den police-boys und dem luluai hatten wir Unfähigkeit bescheinigen müssen, wahrscheinlich standen sie sogar unter dem Einfluß des Schamanen. Das Maß schien mir nun endgültig voll. Irgend etwas mußte geschehen. Es war depri-

mierend, wie schwer dem Burschen beizukommen war – noch sah ich keine Möglichkeit, wie das vor sich gehen sollte.

Und so ging ich jetzt mit Talikai durchs Dorf und hinunter zum „Hospital“ des Schamanen, das im wuchernden Urwald hinter dem Kanu-Haus stand. Einige nackte Kinder scharten sich lachend um uns. Ihre kräftigen weißen Zähne und die runden Augen leuchteten; ihre dunkle Haut glänzte vor Schweiß in der heißen Sonne.

Durch großblättriges Pflanzengewirr kämpften wir uns auf einem schmalen, sumpfigen Pfad zu der Hütte vor. Und dann standen wir vor dem „Hospital“.

Es war eine Hütte, ähnlich denen droben im Dorf, etwas größer vielleicht. Eine Ansammlung von Schmutz, Schmerzen und Elend in ihr und um sie herum bot sich uns. Hier traf ich auf ein trauriges Stelldichein aus Ohnmacht und Unwissenheit, aus Geisterglaube und Naivität – und nur einen Kilometer von hier, zwanzig Minuten zu gehen, da war alles, was diese Kranken dringend brauchten!

Der Schamane empfing uns mit einem breiten Grinsen.

Obwohl er gegen die Weißen war und gegen alles Neue, was sie brachten, hatte er doch seine Zauberdoktor-Tracht abgelegt und sie gegen Unterhemd, Shorts, Kniestrümpfe und Sandalen vertauscht. Kleider machen Leute . . .

Frauen mit ihren Säuglingen standen wartend herum, Halbwüchsige, Männer – insgesamt wohl fünfundzwanzig Personen.

Ich stieg balancierend die Kerbleiter zur Hütte hinauf und blickte in das Innere. Siebzehn „stationäre“ Kranke zählte ich, die auf geflochtenen Matten auf dem Boden lagen. – Ich schluckte hinunter, was ich dem Schamanen bei diesem Anblick sagen wollte.

Er war gerade im Begriff, einem Mann einen Backenzahn zu ziehen.
Der Arme saß mit weit geöffnetem Mund auf einem umgedrehten Einbaum.
Der Schamane griff in seine Netztasche, holte ein rostiges Taschenmesser heraus und rief mir spöttisch zu: „Augen gehören dir, jetzt aufpassen, weiß fella Doktor!"
Mit einem Ruck schob er die Klinge unter die Wurzel des kranken Zahnes. Ein schrecklicher Aufschrei des Patienten, ein Drehen des Messers, Blut – und der Gequälte war seinen Zahn los. Vor Schmerzen heulend, wälzte sich der Mann auf dem Boden. Die Umstehenden murmelten anerkennend, sahen sich mit einem Kopfnicken an. Der kann's, hieß das wohl. Der Schamane sah mich triumphierend an und klappte das Taschenmesser zunächst zusammen. Wenige Minuten später gebrauchte er dasselbe, nicht einmal gereinigte Messer, um damit ein großes Furunkel an der Schulter einer Frau aufzuschneiden.
Neben mir stand ein Mann, dessen linker Oberarm in einen Verband aus großen Blättern gehüllt war. Entschlossen tastete ich den Arm ab und begann, den Verband zu lösen, der durch Bastfäden gehalten wurde. Die letzten Blätter wimmelten vor ekelerregenden weißen Fliegenmaden. Als der Verband entfernt war, schüttelte der Mann noch einige Maden vom Arm. Bereitwillig zeigte er mir die ehemals bestimmt tiefe Schnittwunde, die der Schamane mit Ameisenzangen geklammert hatte und die nun ausgeheilt und trocken war. Die Maden hatten ständig das faulende Fleisch aufgefressen und so ein Entzünden und Schwären der Wunde, das bei diesem feuchtheißen Klima unvermeidlich ist, verhindert.
Aber auch gewisse, unbestreitbare Heilerfolge des Schama-

nen konnten keineswegs darüber hinwegtäuschen, daß er durch seine fatale Unwissenheit auf den meisten Gebieten der Therapie unglaublichen Schaden anrichtete. Gegen fast alle Infektionskrankheiten zum Beispiel – und das war ja der Löwenanteil aller Erkrankungen – war er völlig machtlos. Dagegen konnte sein bester Zauber nicht helfen.
Ich versuchte noch einmal, mit guten Worten den Schamanen und die Patienten zu überzeugen:
„Der schwarze Doktor und ich, wir können kranke Zähne ziehen, ohne daß ihr Schmerzen spürt. Wir können euch vom Fieber heilen und davor bewahren, daß die Krankheit, die Trachome heißt, euch blind macht. Wir können . . ."
Den luluai und die beiden police-boys, die sich inzwischen auch eingefunden hatten, erinnerte ich noch einmal daran, daß sie Beauftragte der Regierung seien, diese nach besten Kräften zu vertreten und Maia und mich zu unterstützen hätten.
Aber, was halfen da Worte . . . Sie antworteten mit gesenktem Kopf: „Yes, Masta – okay, Sir." Hilfesuchend sahen sie danach den Schamanen an.
Auf diese Weise kamen wir nicht weiter. Maia und ich bewegten uns nun schon tagelang in einem Kreis, aus dem es endlich auszubrechen galt. Und obwohl ich mir nicht ganz im klaren darüber war, ob ich damit unserer Sache nicht mehr schadete als nutzte, drohte ich mit einer Strafexpedition:
„Wenn ein Patient durch deine Schuld stirbt – und die meisten dort drin in deiner Hütte müssen sterben, wenn sie nicht sehr bald zu uns ins Hospital gebracht werden –, dann kommen die Patrouillenoffiziere und stecken dich in Ambunti ins Gefängnis!" donnerte ich den verblüfften Schamanen an.

„Und ihr habt die längste Zeit die Regierung vertreten, wenn ihr deren Gesetze und Gebote mißachtet!“ wandte ich mich an den luluai und die beiden police-boys. Um sie besonders zu treffen, fügte ich noch hinzu: „Eure Uniformen müßt ihr dann selbstverständlich auch zurückgeben.“ Ich wußte, daß sie wegen dieser Bekleidung bei den Dorfbewohnern Respekt und großes Ansehen genossen.
Aller Augen waren bei meinen Worten auf mich gerichtet. Ich dachte im Moment nicht daran, daß ich hier der einzige Weiße und diesen Menschen so gut wie wehrlos ausgeliefert war, wenn . . .
Es herrschte Ruhe. Und in diese Ruhe hinein sagte ich zum Schamanen:
„Alle Kranken aus deiner Hütte müssen noch heute ins Sepik-Hospital gebracht werden; sonst kannst du etwas erleben, an dem du keine Freude hast!“
Der Schamane sah mich an, als hätte er nicht richtig gehört. Dann ballten sich seine Hände zu Fäusten, sein Gesicht verzerrte sich vor Wut. Ich sah ihm ruhig in die Augen, und da senkte er den Blick.
Ich beauftragte den luluai, Tanu, Wabe und einige Männer aus dem Dorf zu holen, damit die Kranken ins Sepik-Hospital gebracht werden konnten. Ohne den Schamanen anzublicken, ging er.
Es waren insgesamt vierzehn Patienten, die nach meiner Diagnose dringend in unsere Obhut mußten. Wir holten sie, nachdem die Helfer eingetroffen waren, einen nach dem anderen aus der Hütte heraus. Lethargisch, ohne jeglichen Widerspruch, ließen sie das mit sich geschehen. Sie erweckten den Eindruck wie zum Tode Verurteilte, die bereits alle Hoffnung aufgegeben haben. Ich sprach ihnen Trost zu und machte ihnen Hoffnung auf Heilung. Wo ich dabei mit

meinem Pidgin-Englisch nicht weiter kam, war mir Talikai als Dolmetscher behilflich.
Es war bereits Spätnachmittag, als der letzte Kranke auf eine Trage gelegt und zum Hospital hinaufgebracht wurde.
Der Schamane hatte die ganze Zeit über dagestanden und unser Tun beobachtet.
War manchmal in seinen Blicken der Ausdruck von Resignation gewesen – oder hatte ich mich bloß getäuscht?
Als alle Arbeit getan war und auch ich mich zum Gehen wandte, hörte ich hinter mir den Schamanen mit schneidender Stimme sagen:
„Me fella power – you white bastard nothing!" – „Ich habe Macht – du weißer Bastard hast nichts!"
Ruhig ging ich weiter. Doch diese Ruhe war nur gespielt. In mir machten sich Mutlosigkeit und Resignation breit.
Aber meine Schritte trugen mich voran und hinauf zum Sepik-Hospital.

Nächtliches Intermezzo im Haus der Frauen

Für einige Tage spielte ich mit dem Gedanken, alles liegen und und stehen zu lassen und Neuguinea, zumindest aber das Sepik-Gebiet, zu verlassen. Schließlich waren Maia und ich gekommen, um den Menschen in ihrer Not beizustehen. Dafür hatten wir große Strapazen und Entbehrungen auf uns genommen; aber wenn es uns so gedankt wurde . . .

Ich glaubte nun, in meiner Arbeit hier nicht die Erfüllung zu finden, die ich gesucht hatte. Ich war unzufrieden mit mir und der Welt. Zwar kamen jetzt wieder mehr Patienten, sie ließen uns jedoch deutlich ihr Mißtrauen fühlen. Hinzu kam noch, daß einer der Kranken aus der Hütte des Schamanen, der die schwerste Form der Malaria, Gehirnmalaria, gehabt hatte, gestorben war.

Fast jede Nacht gingen schwere Gewitter nieder – und auch in jener Nacht regnete es in Strömen, als draußen vor unserem Wohnhaus eine weibliche Stimme zaghaft rief: „Masta Doktor! – Masta Doktor!"

Ein wenig verärgert über die Störung, stand ich schlaftrunken auf und tastete nach der Stablampe, die ich immer griffbereit auf einem Hocker neben dem Bett liegen hatte.

Wieder rief es: „Masta Doktor!"

„Ja, ja, ich komme schon!" Ich ging zur Türöffnung und schob die Matte beiseite. Draußen auf der Treppe, in Regenumhänge aus Bananenblättern gehüllt, stand eine Hilfsschwester und zwei mir fremde Frauen. Sie lächelten mich an, während das Wasser nur so an ihnen herunterlief.

„Masta Doktor, du mußt helfen ganz schnell, aus einer Frau im Dorf kann das Kind nicht heraus!“ sagte die Hilfsschwester. Die drei Frauen flüsterten miteinander, dann fügte die Hilfsschwester hinzu: „Ein böser Geist hält es in ihr fest, sagen diese zwei Frauen. Aber vielleicht wird es auch durch einen Zauber zurückgehalten!“

„Geist – Zauber?“ rügte ich kopfschüttelnd. „Gut, ich komme mit euch.“

Bei dem Gedanken, nachts ins Dorf zu gehen, fühlte ich mich nicht ganz wohl in meiner Haut. Ich weckte Maia – unsere Räume waren nur durch eine Wand aus Bambuslatten getrennt – und erklärte ihm die Situation.

„Ich komme natürlich mit“, sagte er.

Während ich mich schnell mit dem Nötigsten bekleidete, drängten sich die Frauen in die Türöffnung und betrachteten mich kichernd und mit aufgerissenen Augen ganz genau. Ihr besonderes Interesse galt meiner Körperbehaarung, die bei den Eingeborenen fast völlig fehlt.

„Hat die Frau schon einmal ein Kind gehabt?“ fragte ich die Hilfsschwester.

„Nein, Masta.“

„Wenn wir es nur mit keinem durch Rachitis verengten Bekken zu tun haben!“ meldete sich Maia. „Das ist das große Übel hier, ein erheblicher Prozentsatz dieser Menschen leidet im Kindesalter an dieser Krankheit.“

„Dann vielleicht Kaiserschnitt! Ich laufe schnell hinüber und sage den doctor-boys Bescheid, damit sie im OP alles vorbereiten.“

Drüben, im Schlafraum der doctor-boys, gab ich die nötigen Anweisungen. Dann eilte ich wieder zurück. Ich hatte gleich noch einige Instrumente und Medikamente mitgebracht, die wir bei einer eventuellen Entbindung im Dorf brauchen würden. Dann machten wir uns mit den Frauen auf den Weg.

Es goß derart, daß der Schein unserer Lampen nur wenige Schritte in die Finsternis drang. Mit meinen Schuhen rutschte ich auf dem glitschigen Boden wie auf Schmierseife; Maia ging es nicht besser. Die ans Barfußlaufen gewöhnten Frauen jedoch bewegten sich auch unter diesen Umständen noch voller Anmut.

Hundegekläff kündigte uns das Dorf an.

Wir tasteten uns, dem Schein der Lampen folgend, zwischen den Hütten vorwärts und wateten dabei durch wadentiefe Pfützen. Sämtliche Dorfköter hatten es auf mich, den Weißen, abgesehen. Die Zähne gefletscht und das Nackenfell gesträubt, bellten sie mich wie rasend an. Einige Kinder waren durch den Lärm erwacht und weinten. Sonst schien alles zu schlafen. Doch wir fühlten und wußten, daß uns aufmerksame Blicke aus jeder Behausung verfolgten.

Plötzlich stand der Schamane vor uns.

Hinter einer Hütte war er hervorgetreten und stellte sich uns in den Weg. In seinen Händen hielt er Speer und Haumesser. Aber das wollte noch nichts besagen. Ich wußte ja, daß sich diese Männer so gut wie nie von ihren Waffen trennten! Wir blieben abwartend stehen.

Der Schamane redete aufgeregt auf mich ein. Mit der Spitze des Haumessers deutete er dabei immer wieder auf seinen Bauch und stöhnte mit weinerlichem Gesicht. Der Anblick war so komisch, daß ich beinahe laut aufgelacht hätte. Da ich nicht verstand, was er sagte, dachte ich zunächst, er hätte Schmerzen.

Aber die Frauen sprudelten ein wahres Feuerwerk aus Worten über ihn. Der Schamane verstummte, sah Maia und mich an und trat dann zur Seite. Im Augenblick war er nicht mehr der stolze, selbstsichere „Wilde", vor dem ich bis dahin eine verborgene Achtung gehabt hatte. Ich konnte mir sein seltsames Verhalten nicht erklären, und deshalb fragte ich die Hilfsschwester: „Was ist mit dem Schamanen?"

„Die Frau, aus der das Kind nicht heraus kann, ist seine jüngste Frau. Eine Regenzeit zurück hat er sie in Zenap gekauft, und jetzt hat er zuviel Angst – vielleicht stirbt sie, das Kind oder alle zwei."

„Was! – Und das sagst du erst jetzt?" Maia und ich sahen uns vielsagend an. Uns war schlagartig klargeworden, daß sich hier die Chance bot, den Schamanen kleinzukriegen. Für ihn war das schon eine recht peinliche und groteske Situation: Ausgerechnet bei der eigenen Frau hatten seine Zaubermittel versagt – und alle Leute würden es erfahren.

Doch in dieses Hochgefühl unserer Freude mischte sich sogleich ein Wermutstropfen; würde auch alles gutgehen?

Uns war klar, daß beide, Mutter und Kind, am Leben bleiben mußten, sonst würde unsere ganze weitere Arbeit am Sepik-Hospital in Frage gestellt sein; ja, bei einem negativen Ausgang mußten wir sogar um unser Leben fürchten!

Wir waren weitergegangen, auf eine lichte Palmengruppe am Ostrand des Dorfes zu.

„Wo finden wir denn die Frau?" fragte Maia die Hilfsschwester. „Im ‚Haus der Frauen', Bruder", antwortete sie und fügte hinzu: „Der Schamane selbst hat einen halben Mond zurück geweissagt, daß das ‚Haus der Frauen' der beste Ort sei, das Kind zu bekommen – aber jetzt . . ."

Maia wandte sich erklärend an mich: „Meist ist es ein männlicher Verwandter der Frau, der den Ort der Niederkunft weissagt, nachdem er die Ahnengeister befragt hat. Wenn aber der Ehemann in der Dorfgemeinschaft viel Autorität besitzt, wie in diesem Falle der Schamane, kann auch er den

Ort bestimmen.“ Und weiter sagte Maia: „Diese Leute können die Niederkunft ziemlich genau vorausberechnen. Für die Schwangerschaft werden zehn Monde gerechnet, gezählt von der letzten Regel. Zum Zählen verwenden die Frauen Stockbündelchen.“

Inzwischen völlig durchnäßt und ein wenig außer Atem, kamen wir zum „Haus der Frauen“, der Menstruationshütte. Es handelte sich dabei um einen zwanzig Meter langen und fünf Meter breiten Bau, der auf ungewöhnlich hohen Pfählen errichtet war, da er im Hochwasserbereich des Sepik stand. Einmal im Monat verbrachten hier die Frauen einige Tage. In dieser Zeit kümmerten sich Nachbarinnen oder weibliche Verwandte um ihre Kinder. Das taten sie übrigens auch, wenn eine Mutter von Kleinkindern schwer erkrankte. Für die Zeit der Erkrankung übernahmen Ammen das Stillen der Kinder. Die Mutter mußte dann für die Milch bezahlen oder sie den Kindern der Ammen später zurückgeben.

Weshalb der Schamane ausgerechnet die Menstruationshütte für die Geburt seines Kindes vorgesehen hatte, würde wohl immer sein Geheimnis bleiben ... Die Hütte war für Männer streng tabu, da Menstruationsblut bei ihnen als gefährlicher Unglücksbringer galt, der unter anderem auch die Zeugungskraft nehmen konnte.

Maia durfte die Hütte nicht betreten, die Frauen blieben unnachgiebig. Er konnte es schon als Vorrecht betrachten, daß er auf der schmalen Veranda an der Vorderseite der Hütte warten durfte, was dem Schamanen, der uns heimlich gefolgt war, nicht erlaubt wurde.

Ich mußte lächeln, trotz des Ernstes der Gegebenheiten; denn ich wurde wahrscheinlich von den Frauen, wegen meiner weißen Haut, als überirdisches Wesen – weder Mann noch Frau – angesehen. Daß die meisten dieser Menschen noch nie eine weiße Frau zu Gesicht bekommen hatten, mochte zu dem Mythos außerdem beitragen.

Das Innere der Hütte bestand aus einem einzigen großen Raum. Eine Kerosinlampe und ein niedriges Feuer auf einem Lehmofen erhellten nur schwach die Szene.

Die Befangenheit in den ersten Augenblicken war gegenseitig. Ich fühlte mich von den Augen der mindestens zwanzig anwesenden Frauen angestarrt. Mein Gruß wurde nicht erwidert, da sie ihn wohl nicht verstanden.

Aus einer Ecke drang verhaltenes Stöhnen. Ich knipste meine Lampe an und ging dort hin. Auf dem Boden, zusammengekrümmt, lag ein Mädchen – die Frau des Schamanen. Ich schätzte sie auf dreizehn oder vierzehn Jahre. In ihren weit aufgerissenen Augen stand die Angst der Erstgebärenden – vielleicht auch ein bißchen Furcht vor mir. Ihr Gesicht war etwas aufgedunsen und zeigte hellgraue Flecken. Neben ihr hing ein dickes Tau aus gedrehten Palmfasern vom Dachgebälk bis zum Boden. Es war hier üblich, daß sich die Frauen bei der Entbindung in kauernder Stellung an einem Seil festhielten.

Ich sah gleich, daß es sich sehr wahrscheinlich nicht um ein verengtes Becken, wie wir zunächst befürchtet hatten, handelte.

„Wann haben die Wehen begonnen?“ fragte ich die Hilfsschwester.

„Als die Sonne unterging.“

Ich sah auf meine Uhr: Also vor sechs Stunden, dachte ich.

„Aber die Wehen haben wieder aufgehört, und das Kind kann nicht heraus!“

Auch jetzt stellte ich keine Wehentätigkeit fest. Die Fruchtblase war noch nicht zersprungen. Ich hielt ein Hörrohr auf den straffen, hochgewölbten Leib, um die Herztätigkeit des Ungeborenen zu überprüfen. Es waren normale hundertvierzig Schläge pro Minute. Aber der Blutdruck der werdenden Mutter war mit hundertvierzig/neunzig zu hoch. Das wies darauf hin, daß sich die Sauerstoff-Versorgung für das Ungeborene durch die Mutter verschlechterte. Und damit deutete sich Gefahr für Gesundheit und Leben des Kindes an, wenn ich nicht schnell handelte.

Für einen Augenblick wünschte ich, einen jener modern ausgerüsteten Kreißsäle zur Verfügung zu haben, wie sie in den Krankenhäusern der zivilisierten Welt üblich sind. So aber war ich auf mein Können, meine Erfahrung und mein Feingefühl angewiesen.

Da seit längerer Zeit keine Wehen mehr eingetreten waren, entschloß ich mich für die Zufuhr eines Wehenmittels, was in Form eines Dauertropfes geschieht. In eine Infusionsflasche mit physiologischer Kochsalz- oder steriler Traubenzuckerlösung gibt man eine bestimmte Menge eines weiblichen Hormons.

Da ich bei unserem übereilten Aufbruch im Hospital zwar an eine Infusionsflasche, aber weder an Kochsalz- noch an Traubenzuckerlösung gedacht hatte, griff ich jetzt auf etwas ebenso Verblüffendes wie Simples zurück, das japanische und auch alliierte Militärärzte im Zweiten Weltkrieg im Pazifik mit Erfolg erprobt hatten.

Ich bat Maia, zwei Kokosnüsse zu besorgen. Die Palmen vor der Veranda hingen voll davon. Das Wasser der reifen Kokosnuß enthält etwa zwei Eßlöffel Zucker, ebenso Mineralien und Vitamine. Es ist keimfrei und kann, genau wie sterile Traubenzuckerlösung, in die Venen gespritzt werden.

Die Hilfsschwester holte die beiden Nüsse herein.

Mit einer Injektionsspritze saugte ich die Flüssigkeit aus und ließ sie durch steriles Filterpapier in die Infusionsflasche laufen. Dann setzte ich das Wehenmittel zu. Die Flasche befestigte ich mit einer Mullbinde an einem Balken über der Gebärenden und führte die Nadel in eine ihrer Handvenen ein.

Mit überaus ängstlichen Blicken hatte die werdende Mutter mein Tun beobachtet und über sich ergehen lassen. Ich nickte ihr aufmunternd zu, und die Hilfsschwester sprach beruhigend auf sie ein.

Ich trat auf die Veranda hinaus zu Maia. Die Kühle, die der Regen mit sich brachte, ließ mich frösteln.

„Sauerstoffmangel?" fragte Maia. Ich nickte.

„Vielleicht hätten wir doch . . ."

„Ja, ja; ich habe auch schon daran gedacht, die Frau in den OP zu bringen!" sagte ich ein wenig gereizt.

„Wenn es notwendig werden sollte, brauchen wir eine halbe Stunde bis dorthin, Bruder."

„Und das kann das Leben des Kindes kosten!"

„Ich meine doch nur . . ."

Vor der Hütte, an einen Baum gelehnt, stand zwischen einigen Männern der Schamane. Wortlos verharrten sie dort und starrten zu uns herüber. Ich ging wieder zu der Gebärenden.

Abermals überprüfte ich den Herzschlag des Kindes. Er war inzwischen auf hundertfünfzig Schläge pro Minute angestiegen und näherte sich damit einem kritischen Punkt. Das Ungeborene litt unter Sauerstoffmangel, das war nun sicher. Die Geburt mußte so schnell wie möglich vor sich gehen, sonst konnte das Kind einen Gehirnschaden davontragen – oder gar tot geboren werden. O Gott, keine weiteren Komplikationen, betete ich inständig. Ich täuschte ein selbst-

sicheres Lächeln vor, denn der Blick aller Frauen war ununterbrochen auf mich gerichtet.
Das Wehenmittel begann allmählich zu wirken. Die junge Frau wälzte sich mit verzerrtem Gesicht von einer Seite auf die andere. Da ich die Nadel mit der Infusionslösung in eine Handvene eingeführt hatte, war ihr genügend Bewegungsfreiheit gegeben.
Die Wehen kamen nun stärker und in immer kürzeren Abständen. Alle Frauen halfen der werdenden Mutter durch symbolisches Stöhnen mit.
Da sich die Fruchtwasserblase noch immer nicht geöffnet hatte, sprengte ich sie. Wenig später stellte ich fest, daß es sich um eine Steißlage handelte.
Also weitere Komplikationen. Bei dem ohnehin schon vorhandenen Sauerstoffmangel bedeutete das akute Lebensgefahr für das Kind.
Die Hilfsschwester sah mich ängstlich von der Seite an. Die Frauen hatten ihr Stöhnen eingestellt, obwohl sich der Körper der werdenden Mutter unter den Wehen aufbäumte. Diese feinfühligen Menschen ahnen fast, was man denkt, sie lesen einem Empfindungen vom Gesicht ab; man braucht kein Wort zu verlieren.
„Wie sieht es aus?" fragte Maia von draußen.
„Steißlage!" antwortete ich knapp. Er schwieg. Durch seinen Kopf gingen wohl dieselben Gedanken wie durch meinen.
Drei Minuten später sah ich im Schein meiner Lampe das kleine Hinterteil des Kindes ans Licht kommen – es war gelb-blau angelaufen. Dann ging es nicht weiter voran.
Ich zwang mich zu ruhiger Sachlichkeit. Ich durfte jetzt nicht daran denken, was würde – wenn . . .
Höchste Eile war geboten. Die unnatürliche Farbe des Kindes hatte mir gezeigt, daß die Nabelschnur, die lebenswich-

tige „Versorgungsleitung“, über die mütterliches Blut, Nahrung und Sauerstoff von der Plazenta aus in den Körper des Kindes fließen sollte, in ihrer Funktion unterbrochen war. Ich gab mir allenfalls noch fünf Minuten Zeit, um das Kind lebend ans Licht der Welt zu bringen.
Ein Blick auf meine Uhr zeigte mir, daß es jetzt 1.33 Uhr war. Ich umfaßte mit einer Hand den geborenen Teil des Kindes und hob ihn an. Mehrmals tat ich das. Ich versuchte so, Kopf und Arme freizubekommen. Umsonst!
Der Zeiger meiner Uhr war auf 1.34 Uhr vorgerückt.
Die Hilfsschwester wischte mir den Schweiß von der Stirn und aus dem Nacken. Mit Zeige- und Mittelfinger meiner rechten Hand drückte ich vorsichtig gegen den Steiß des Kindes, während meine linke Hand die vor seiner Brust verschränkten Arme zu lösen versuchte. Ich ertastete den linken Arm, löste ihn mit vorsichtigen Fingern und zog ihn nach unten.
1.35 Uhr war es inzwischen.
Ich war mir nicht sicher, ob das Kind noch lebte.
Innerhalb weniger Sekunden hatte ich auch den rechten Arm gelöst. Meine linke Hand tastete abermals am Körper des Kindes entlang. Ich versuchte, den kleinen Mund zu finden – spürte ihn und fuhr mit dem ersten Glied meines Mittelfingers hinein. Ich beugte den Kopf des Kindes gegen seine Brust.
Es gelang mir, das Kind zu drehen. Schnell kam der Kopf zum Vorschein, die Schultern – dann war es da! Es war ein Mädchen. Seine Haut zeigte nun eine blaßblaue Färbung. Es atmete nicht.
Mit einem dünnen Gummischlauch zwischen meinen Lippen saugte ich den Schleim aus den Atemwegen des Neugeborenen. Während ich das tat, griff meine Hand schon nach

dem kleinen Sauerstoffgerät, das ich vorsorglich von der Hilfsschwester aus Maias Tasche hatte hereinholen lassen.
Einige Sekunden Sauerstoffbeatmung genügten: das Kind begann zu strampeln und zu schreien!
Noch vor dem Abnabeln injizierte ich Pufferlösung in die Nabelschnur, um das durch den Sauerstoffmangel übersäuerte Blut zu normalisieren. Allmählich ging die blaßblaue Farbe in ein gesundes Rosa über. Kurz nach ihrer Geburt sind die gesunden Kinder aller Menschen rosa – erst später gibt es einen Unterschied in der Hautfarbe.
Die Frauen hatte es natürlich nicht auf ihren Plätzen gehalten. Ihr lautes Geschnatter und fröhliches Lachen kannte keine Grenzen.
Eine, die alles ganz genau beobachtet hatte, warf sich vor mir auf den Boden und umfaßte meine Beine. Sie war wie in Ekstase. Ein eigenartiger Singsang kam über ihre Lippen. Dann ließ sie mich los und ergriff das Sauerstoffgerät und preßte es an sich.
Die Hilfsschwester hielt sich die Hände vors Gesicht und krümmte sich vor Lachen; dabei sagte sie immer wieder: „O Masta! O Masta Fleming-Doktor . . .“
Ich zuckte die Schultern und schüttelte verständnislos den Kopf.
„O Masta Doktor, die Frau hat gesagt, daß du ein großer und mächtiger Geist bist, der einen fürchterlich starken Zauber hat. Du hättest dem Kind das Leben eingeblasen, und wenn du nur wolltest, dann könntest du das mit allen Toten . . .“
Ein Blick zur Türöffnung überzeugte mich davon, daß Maia „im Bilde“ war. Er strahle über das ganze Gesicht, zog aber den Kopf schnell wieder zurück, da er wohl befürchtete, von den Frauen ertappt zu werden.

Rufe von draußen wurden laut. Der Schamane, von verständlicher Sorge und Neugier geplagt, wollte wissen, wie weit es denn nun eigentlich sei.

Während ich die Nabelschnur abklemmte und durchtrennte und mich dann um das Austreten der Plazenta kümmerte, träufelte die Hilfsschwester dem Kind Penicillinlösung in die Augen, um einer Bindehautentzündung vorzubeugen. Anschließend wusch sie es in einem Zuber mit warmem Wasser. Erst durch die Zeremonie, die das Waschen darstellte, war das Kind endgültig zum Leben bestimmt. – Von Neubauer wußte ich, daß es Fälle gab, in denen Eltern das Neugeborene nicht wuschen. Ein solches Kind war dem Tod überantwortet. Natürlich geschah derartiges nie in der Gegenwart Weißer.

Aber dieses Kind hier war gesund und würde leben! Und daß es obendrein eine Laufbahn als Künstlerin – Rindenmalerin oder Flechterin – einschlagen mußte, verstand sich schon fast von selbst. Die Hilfsschwester erläuterte mir das so: „Die Nabelschnur war ja bei der Geburt um seinen Hals geschlungen gewesen, Masta!"

Ich wurde von den Frauen darauf aufmerksam gemacht, ein Stückchen Nabelschnur abzuschneiden und es der Mutter zu geben. Sie wollte es räuchern und in einer Ecke des Raumes, in dem sie mit dem Kind leben würde, als Glücksbringer aufbewahren. Das machte man hier nach jeder Geburt, die einen guten Ausgang genommen hatte.

Ich war bisher immer der Meinung gewesen, Stammhalter seien bei diesen Menschen bevorzugt. Aber gerade das Gegenteil war der Fall! Töchter brachten nämlich bei ihrer Verheiratung einen hohen Preis ein, den der Schwiegersohn in Form von Naturalien bezahlen mußte. So kam es auch, daß „reiche", meist ältere Männer sich mehrere Frauen

leisten konnten, während die jungen Habenichtse leer ausgingen. – Die australische Verwaltung hatte deshalb den Brautpreis auf eine bestimmte Summe australischer Dollar festgelegt. Die Wirklichkeit sah allerdings in vielen Gegenden Papua-Neuguineas noch etwas anders aus . . .
Ich legte das Kind in den Arm der Mutter, und sie lächelte erschöpft, aber doch recht glücklich. Dieses glücklich-erlöste Lächeln, wenn eine Mutter zum ersten Male ihr Kind im Arm hält, ist überall das gleiche, wo immer man auf der Welt auch sein mag.
Ich stand auf und packte die Instrumente zusammen. Erst jetzt spürte ich die Schmerzen in meinen Knien; so ein Fußboden aus knotigem Bambus kann sehr hart sein!
Ich ging hinaus zu Maia und wir drückten uns die Hand.
Die Wolkendecke war aufgerissen, und es regnete nicht mehr. Der helle Streifen im Osten kündete bereits den neuen Tag an. Maia und ich balancierten die „Treppe", den eingekerbten Baumstamm, hinunter. Mindestens fünfzig bis sechzig Personen hatten sich eingefunden, die uns nun entgegenstarrten. Der Schamane stand ganz vorn und kam langsam auf uns zu. Er wußte inzwischen, daß er Vater einer gesunden Tochter geworden war und daß seine junge Frau lebte.
Ich hatte noch einen gehörigen Zorn auf den Zauberdoktor; und als er direkt vor mir stand, fast nackt jetzt, nur mit einem Hüfttuch bekleidet und mit einer Muschelkette als Schmuck um den Hals, da sagte ich, ein wenig boshaft, zu ihm: „Siehst du, fella kanaka, Maia-Doktor und ich haben doch den stärkeren Zauber!"
„Ja", antwortete er verlegen, „ich dumme fella kanaka; je fella power – me fella nothing!" – „Du hast Macht – ich habe nichts!"

Ich war einigermaßen verblüfft. Soviel Einsicht und Selbstkritik hätte ich dem Schamanen niemals zugetraut. Er hatte sich gewehrt, er hatte zäh gekämpft. Er hatte sich gegen uns und damit gegen die neue Zeit aufgelehnt und hatte verloren – schließlich verlieren müssen, denn es war ein ungleicher Kampf gewesen ...

Ich hatte das Gefühl, daß er sehr wohl begriff, daß seine Ära zu Ende ging.

Aus meiner Hosentasche kramte ich eine zerdrückte Pakkung Zigaretten. Dabei muß ich wohl, naiverweise, an so etwas wie eine „Friedenspfeife" gedacht haben, die der „Weiße Mann" mit dem „Häuptling" rauchen mußte, als Zeichen dafür, daß das „Kriegsbeil" begraben war. Ich öffnete die Packung und klopfte eine Zigarette ein wenig heraus, um dem Schamanen eine anzubieten. Er zögerte keine Sekunde – und entriß mir die ganze Packung. Ich schaute recht verblüfft drein, zum zweiten Mal innerhalb einer Stunde! Aber es war meine eigene Schuld gewesen, denn ich hätte wissen müssen, daß dieser Mann mit europäischen Höflichkeitsformen nicht vertraut sein konnte. Ich ließ das Feuerzeug, das ich bereits in der hohlen Hand gehalten hatte, heimlich wieder in die Tasche gleiten ...

Auf dem schmalen Pfad, der sich an den schlanken Stämmen der Kokos- und Sagopalmen vorbeischlängelte, gingen wir hinüber ins Dorf.

Um uns war Lachen und Rufen und schwirrender Trommelklang; um uns war Freude über den jungen Tag und das neue Leben. Kein Gesicht war mehr mißtrauisch und ängstlich oder gar feindselig; und ich fühlte in mir Erleichterung und Befreiung nach der ungeheueren Nervenanspannung der vergangenen Nacht. Und während wir das Lächeln und die freundlichen Zurufe der Leute erwiderten, war es

mir, als hätten wir die Pforte zu ihren Herzen, zu ihren Seelen aufgestoßen . . .
Drei Tage und drei Nächte – bis zur totalen Erschöpfung – würde nun die Geburt des Kindes bei Tanz und Schweinefleisch gefeiert werden.
Eben tauchte die Sonne aus dem endlosen Grün. Maia und ich wandten uns zum Gehen – auf uns wartete ein neuer Arbeitstag.

Alte Sitten – neue Zeit

Das Sepik-Hospital wurde in den Augen der Leute wieder das, was es einmal gewesen war: das „Haus der Guten Geister" . . .

Jetzt bereitete uns das Arbeiten Freude; ja, wir wuchsen mit unserer Aufgabe – unsere Tätigkeit machte uns groß. Ich fühlte mit einer Deutlichkeit wie nie in meinem Leben zuvor, daß materielle Werte zu läppischen Nebensächlichkeiten werden können – zum Beispiel, wenn ich einer Mutter ihr Kind, das todkrank gewesen war, gesund wieder in die Arme legen konnte, und sie vor Dankbarkeit und Freude weinte. Dann wurde Beruf zur Berufung, und diese Berufung erlebte ich schließlich Tag für Tag. Dieses Quentchen „Glückseligkeit" muß es sein, das manche Menschen ihren reichen Ländern im Norden entfliehen läßt, um am „Ende der Welt", unter den Stiefkindern unserer Erde, zu arbeiten, zu helfen.

Meist meldete uns Neubauer über Sprechfunk, wenn Kranke oben vom Fluß zu uns unterwegs waren. Ab und zu ging ich dann mit den doctor-boys Tanu und Wabe hinunter ans Wasser, um die Kranken abzuholen. Manchmal waren sie zwei oder drei Tage unterwegs gewesen oder noch länger, wenn sie aus entlegenen Orten abseits des Flusses kamen. Aus den Augen dieser „Wilden", die oft noch nie einen Europäer zu Gesicht bekommen hatten, war überdeutlich jener Zwiespalt aus Angst und Hoffnung abzulesen, der alle Primitiven befällt, wenn sie sich in ihrer ausweglosen Not dem fremden Weißen „ausliefern", anvertrauen müssen.

Aber dieses Gefühl verließ sie in der Regel nach spätestens

zwei oder drei Tagen, und viele waren dann sogar sehr traurig, wenn sie von Maia und mir, dem „Masta“, Abschied nahmen.
Sehr viele Schwerkranke waren unter den Patienten; Malaria tropica in der Mehrzahl, aber auch Trachome, Kwasiorkor, Lungen- und Gehirntuberkulose. Einige hoffnungslose Fälle waren immer dabei; unter ihnen Kinder mit extrem angeschwollenem Kopf und Streichholzgliedern. Sie schrien derart, daß man sie schon von weitem hörte, wenn sie vom Fluß heraufgetragen wurden.
Viele Patienten, hauptsächlich aber die Kinder, waren mit Tropengeschwüren geradezu übersät. Diese schmerzhaften Gebilde fraßen sich durch bis auf die Knochen und trotzten lange der Behandlung mit Sulfonamiden und Antibiotica.
Manche Patienten kamen zu spät zu uns, so daß wir ihnen nicht mehr helfen konnten; andere waren schon tot, als man sie uns brachte. Hauptsächlich von mir, dem Weißen, erhofften die Angehörigen der Todkranken oder der Toten Wunder; sie flehten mich an wie Menschen nur flehen können – aber Wunder konnte auch ich nicht vollbringen! Für Maia und mich war es sehr deprimierend zu sehen, wie sie dann das tote Familienmitglied in ihren Einbaum legten, um unter lautem Klagen in ihr Dorf heimzukehren.
Jedoch nicht nur Trauer, Schmerz, Elend und Leid dieser Menschen lernten wir kennen, sondern mit ihrem Kommen brach auch eine Fülle farbigen und fremdartigen und oft genug auch erheiternden Lebens über uns herein.
Fast alle Patienten hatten Angehörige ihrer Familie mitgebracht, auch die, die nur ambulant behandelt werden mußten. Diese Familienmitglieder wollten sich vom Fortschritt der Genesung „ihres“ Kranken überzeugen; sie wachten mit Argusaugen darüber, daß alles seine Richtigkeit hatte.

Jeden Tag kamen auch Leute mit, die sich aus purer Neugier der Reise eines Kranken aus ihrem Dorf angeschlossen hatten. Sie wollten alles besehen, bestaunen und betasten. Einigen hatte es das lärmende Aggregat angetan. Stundenlang hockten sie davor und bestaunten das „Ungetüm“ mit offenem Mund. Zwischendurch kamen sie dann allerdings ziemlich oft und stellten Fragen: „Warum brüllt dieses fremde ‚Tier‘ so laut? Wo ist sein Kopf? Was frißt es . . .?“
Talikai betätigte sich als Fremdenführer, denn wir konnten Menschen, die tagelange, beschwerliche und gefährliche Fahrten auf dem Fluß hinter sich hatten, ja nicht einfach zurückweisen. Die Männer mit ihren Ocker-Bemalungen, mit ihren wulstigen Schmucknarben und blauen Tätowierungen und den weißen Muschelringen in der Nasenscheidewand sahen zum Teil recht angriffslustig und furchterregend aus. Aber der Anblick des Ungewohnten, des für sie Außergewöhnlichen, machte sie auf geradezu rührende Weise unbeholfen und demütig.

Immer brachten die Leute Geschenke für uns mit. Oft war es das Einzige, das Letzte, das Wertvollste, das sie besaßen! Sie konnten nicht begreifen, daß unsere Hilfe unentgeltlich war. Aber hätten wir die Geschenke nicht angenommen, wäre es für sie ein Zeichen gewesen, daß wir ihnen nicht ehrlich helfen wollten oder daß unsere Medizin und unser „Zauber“ unwirksam waren.

Wir gaben uns Mühe, den Patienten und ihren Angehörigen ein Mindestmaß an Zivilisation beizubringen. Das fing mit der täglichen Körperhygiene an. Jeden Morgen ließen wir sie zum Waschen antreten. Wir mußten ihnen zeigen, wie das vor sich ging. Natürlich gab es hierbei täglich Proteste und Mißverständnisse. Ein Mann behauptete ärgerlich, Wasser sei für ihn tabu, und dabei bleibe es! – Ein anderer wollte die hellgraue Erde, die er sich an Arme und Beine geschmiert hatte, nicht abwaschen: „Sonst werden mich die bösen Geister fürchterlich strafen!“ rief er ängstlich. Wahrscheinlich hatte sich der Mann irgend etwas zuschulden kommen lassen ... In langer Reihe standen sie also an Trögen aus ausgehöhlten Baumstämmen, die Kinder und die Erwachsenen, und lernten – Händewaschen. Eine Frau kam einmal mit ihrem Kind, das ein angebissenes Stück Seife in der Hand hielt und bitter weinte, auf Maia zugeeilt und rief empört: „Schlecht kai-kai, zuviel fürchterlich schlecht das!“ Sie drückte dem Verblüfften das Stück Seife in die Hand und machte auf der Ferse kehrt.

Wir gaben ihnen Löffel; doch sie aßen das in unserer Küche zubereitete Essen weiterhin mit den Fingern oder sehr großen, grob zurechtgeschnitzten Löffeln aus Kokosnußschale – unsere Löffel baumelten als Schmuck an einem Bindfaden um ihren Hals.

Mein Privatleben hatte aufgehört, ein Privatleben zu sein. Überall waren neugierige Augen. Sie beobachteten mich heimlich oder unverhohlen beim Essen, beim Ausziehen, beim Schlafen, beim Duschen – und selbst auf der Toilette hatte ich keine Ruhe!

Wenn es meine Zeit erlaubte, ging ich hinunter ins Dorf, um mit den Leuten bekannt zu werden und etwas von ihrer Lebensweise zu erfahren. Stets gesellten sich dann schnell die beiden police-boys, der luluai und manchmal sogar der Schamane zu mir. Bereitwillig – nachdem ich Zigaretten verteilt hatte – gaben sie mir Auskunft auf meine Fragen und erzählten mir auch von der „alten Zeit“, die allenfalls fünfzehn oder gar nur zehn Jahre zurücklag.

Die Menschen hier gehörten hauptsächlich zum Stamm der

Abelam, der über die große Ebene, die der Sepik durchfließt, verbreitet ist. Seit dieses Gebiet unter Regierungskontrolle stand, hatten sie sich auch mit benachbarten Stämmen vermischt. In der „alten Zeit" waren sie die gefürchtetsten Kopfjäger und Kannibalen ganz Neuguineas gewesen. Ein Jüngling war nur in den Kreis der Männer aufgenommen worden, wenn er einen Feind getötet hatte und dessen abgetrennten Kopf vorzeigen konnte.

Zur Kopfjagd hatten sich für gewöhnlich einige erfahrene Männer und Jünglinge zusammengetan und weite Reisen die Nebenflüsse des Sepik hinauf unternommen. Sie hatten keine größeren Siedlungen überfallen, sondern nur kleinere Dörfer und einsam wohnende Clans. Dabei wurden die Männer gefangengenommen oder getötet, die Frauen und Kinder geraubt; die Felder verwüstet und die ärmlichen Hütten der Bergbewohner niedergebrannt. Ganze Dörfer waren so – von der bis auf den heutigen Tag noch nicht vollständigen Landkarte – verschwunden.

Die geraubten Frauen zwang man zur Prostitution – wenn sie nicht das große Glück hatten, von einem unbedeutenden Mann des Stammes geheiratet zu werden. Die Kinder wurden, als Angehörige der von den Abelams verachteten Bergstämme, zu Arbeitssklaven herangezogen.

Diese grausamen Sitten sind von der neuen Zeit verdrängt worden. Regierungsgebote und christliche Religion haben dazu beigetragen. Aber auch die Menschen selbst schienen es endgültig satt zu haben, bei ihren fortschrittlichen Landsleuten an der Küste länger als rückständige „Steinzeitmenschen", „Buschkanaken" und verabscheuenswürdige „Langschweinesser" zu gelten. Der luluai und die police-boys erklärten mir, nicht ohne Stolz, wie sie das den Leuten wieder und wieder klargemacht hätten: „Wenn ihr nicht aufhört, Menschenfleisch zu essen – keine neue Zeit! Ohne neue Zeit – kein ‚cargo'!" Und das war wohl für die Leute ausschlaggebend gewesen; denn wer war schon so dumm und wollte keinen „cargo" ...

Einige junge Männer des Dorfes waren hinunter zu den „Salzwasserleuten", in die größeren Küstenorte gegangen, um sich als Plantagenarbeiter und als Arbeiter in einer bescheidenen Industrie zu verdingen. Sie verdienten wenig, denn die Weißen, denen die Betriebe gehörten, hatten es auf schnellen Reichtum abgesehen, um dem Treibhausklima und der Weltabgeschiedenheit möglichst bald zu entkommen. Immerhin konnten sich die Arbeiter im Laufe der Zeit in den Läden Dinge kaufen, die ihnen begehrenswert erschienen. Wenn sie dann für einige Tage oder Wochen in ihren Heimatort zurückkehrten, brachten sie nicht nur die schlechten Angewohnheiten der Weißen mit, sondern auch Kofferradios, Schnaps, Kochtöpfe, Kleidung und sonst noch eine Menge nützlicher und weniger nützlicher Dinge. Es konnte durchaus vorkommen, daß dann eine der schwarzen Dorfschönen im bodenlangen dunklen Abendkleid – der Kleiderspende einer Senatoren-Gattin aus Hamburg oder New York – stolz zwischen den Hütten promenierte, von allen anderen Frauen beneidet und von den Männern bewundert.

Aber nicht alle, die in die Küstenorte gingen, machten dort ihr Glück.

Mit den Gepflogenheiten einer auf Leistung und Erfolg programmierten Gesellschaft völlig unvertraut, sahen sich diese Kinder des Urwaldes, die ausgezogen waren, um etwas von dem so begehrten „cargo" zu ergattern, um ihre Hoffnungen betrogen und erlebten zugleich die tiefsten Demütigungen.

In dieser für sie so überaus komplizierten und fremden Welt

Arbeit zu bekommen, dauerte oft Wochen. Und sie selbst wiederum konnten nicht begreifen, weshalb man nur durch Arbeit an Geld, und nur durch Geld an „cargo" kommen konnte – wo doch „cargo" offenbar massenweise aus dem Jenseits kam. Und so arbeiteten sie denn zwei- oder dreimal in der Woche, und die restlichen Tage erschienen sie nicht . . .

Die von den naiven Urwaldbewohnern verehrten Weißen, deren Nerven vom feuchtheißen Klima mitgenommen und von der Nachlässigkeit ihrer dunkelhäutigen Diener und Arbeiter gereizt waren, neigten nicht selten zu unkontrollierten Wutausbrüchen. So mancher Kanake wurde nicht nur auf die übelste Weise ausgenutzt, sondern von den weißen „Ladys" und „Sirs" auch angebrüllt, geschlagen und getreten. Obendrein konnte es ihm geschehen, daß er, wenn er sich zur Wehr setzte, im Gefängnis landete.

Was Wunder also, wenn diese Menschen die Weißen zum Teufel wünschten und für schnelles Selbständigwerden Papua-Neuguineas waren – obwohl sie meist nicht die geringste Ahnung davon hatten, was Selbständigkeit für sie bedeutete! Aber immerhin trugen sie die Saat des Hasses wider die Weißen, die in ihren Augen unterschiedslos schlecht und nur auf Ausbeutung bedacht waren, in die entferntesten Gebirgs- und Urwalddörfer.

Die Männer hier am Fluß stellten sehr schöne Schnitzarbeiten her, die von einem chinesischen Agenten billig aufgekauft und an Touristen teuer weiterverkauft wurden. Ein junger Mann aus Wogamush – er war zwei Jahre bei einem Händler in Madang beschäftigt gewesen und mit der Geschäftstüchtigkeit der „Salzwasserleute" ein wenig vertraut – hatte im Dorf einen kleinen Laden eingerichtet. Hier konnten die Leute ihr bißchen Geld für Glasperlen, synthetische

Farben, übergroße Sicherheitsnadeln als Nasen- und Ohrenschmuck; für Messer, Patronenhülsen und Alkohol ausgeben.
So war eine Pseudozivilisation entstanden, die allerdings nicht darüber hinwegtäuschen konnte, daß der mittlere Sepik noch immer eines der rückständigsten Gebiete Papua-Neuguineas war – und es wahrscheinlich auch noch lange bleiben würde.

Für Wogamush und die Dörfer weiter oben am Fluß waren die Männer- und die Frauenhäuser charakteristisch; ebenso das Versammlungshaus, das tamberan-Haus und der tamberan-Kult. Auch an den Brauch der Initiierung der Knaben und Mädchen hielt man sich zumeist noch.
In den Männerhäusern wohnten die Männer mit den bereits initiierten Knaben. Die Enden der Firstbalken zeigten Hochrelief-Schnitzereien: ein Krokodil mit weit aufgerissenem Rachen, einen Schlangenkopf, einen Vogel mit gespreizten Schwingen, eine rotweiß angestrichene Maske – je nachdem, welchem Schutzgeist der Clan, der in den Hütten wohnte, unterstellt war.
Die Frauenhäuser, entschieden schmuckloser gebaut, verbreiteten nicht jene ehrerbietige Atmosphäre des Rituell-Geheimnisvollen. Aber welch ein quirliges Leben herrschte in ihnen! Ständig gab es einen Grund zum Lachen, gab es Neuigkeiten zu erzählen und allerlei Dinge zu verrichten. Bei den Frauen wohnten die Kinder der Familie, und oft gehörte auch noch ein kleines Mädchen aus einem anderen Dorf oder einem anderen Clan dazu, das „Braut" genannt wurde und einen Jungen der Familie heiraten sollte. Unter den Hütten liefen flink und mit hochgestelltem Schwanz gestreifte Frischlinge umher, die, manchmal sogar stuben-

rein gemacht, zusammen mit Hunden und Nashornvögeln Spielkameraden der Kinder waren.
Hatte ein Mann mehrere Frauen, so kam es zwischen ihnen nur selten zu Streitigkeiten – und so gut wie nie wegen des Mannes. Männer, die monogam verheiratet waren, wurden von ihrer Frau bedrängt, doch noch eine „Schwester“ zu heiraten, damit sie nicht so viel Arbeit allein verrichten müssen. Und es kam sogar vor – das war der Idealfall –, daß ein Mann richtige Schwestern heiratete.
Natürlich wurde jetzt, im Wandel der Zeit, von Regierung und Kirche mit Nachdruck die Einehe empfohlen. Wer polygam verheiratet war, wurde nicht getauft. Das aber bedeutete, daß sich der Mann von einer, manchmal auch von zwei Frauen lossagen mußte. Meist behielt er in diesem Falle die jüngste. Für die anderen Frauen hieß das „Vertreibung aus dem Paradies“, wenn man bedenkt, in welch ausgeglichener und glücklicher Gemeinschaft sie lebten. Es war eine Entlassung in die Prostitution und Rechtslosigkeit! – Oft verzichteten Männer aus diesem Grunde auf den Übertritt zum Christentum.
Bei Sonnenaufgang erwachte das Leben im Dorf. Dünne blaue Rauchsäulen, von den Kochstellen in den Hütten, kräuselten sich durch eine Öffnung im Dach und durch die Wedel der Palmen zum Himmel. Fische, Schlangen, Sago-Pfannkuchen, Lilienstengel, Lotossamen und Lotosstengel wurden zubereitet. Manchmal kochten sich die Männer ihr Essen selbst; oft wurde es auch von den Kindern hinüber zu den Männerhäusern gebracht.
Später saßen die Frauen auf der Veranda oder bei schönem Wetter mit gekreuzten Beinen vor der Hütte auf einer geflochtenen Matte. Sie spielten mit den Kindern, tratschten mit den Nachbarinnen oder waren mit der Herstellung von

Grasröcken beschäftigt, in die sehr schöne, bunte Muster eingefärbt wurden.

Fast jeden Tag gingen sie in die außerhalb des Dorfes gelegenen Gärten, um zu ernten und Unkraut zu jäten oder zu den „barrads“, den schmalen Seitenarmen des Flusses, um nachzusehen, ob sich in den trichterförmigen Reusen Fische befanden. Das Kichern und Lachen der Frauen lag wie das Zwitschern eines Vogelschwarmes in der Luft, wenn sie mit aufreizendem Wiegen der Hüften und raschelndem Grasrock an den jungen Männern vorbeigingen und ihnen aufmunternde Scherze zuriefen.

Die Arbeiten waren zwischen Männern und Frauen genau aufgeteilt. Aufgabe des Mannes war es, Bäume und Bambus für den Bau der Hütten zu fällen, Urwald zur Erweiterung des Gartens zu roden, einen Einbaum herzustellen oder aus Holz oder Kasuarknochen irgend etwas zu schnitzen. Dazu mußten die Ahnengeister befragt und ein kleines Opfer gebracht werden. Setzte sich dann ein Vogel oder ein Schmetterling auf das Opfer-Körbchen mit Lotossamen und Bananen, so war das ein Zeichen dafür, daß die Ahnengeister das Opfer angenommen hatten und ihre Zustimmung gaben.

Seine Hauptaufgabe sah der Mann allerdings darin, im Versammlungshaus zu sitzen und mit den anderen Männern stundenlange Palaver abzuhalten. Das Versammlungshaus war eine große, mit Schnitzereien reich verzierte Hütte. Gewaltige Baumstämme dienten als Eckpfosten. An diesen Eckpfosten lehnten große Geistersteine.

Hier wurden die Knaben in der „alten Zeit“ – erst acht oder zehn Jahre alt – in das Ritual des Kopfabtrennens eingeweiht. Meist waren die Opfer Kriegsgefangene; manchmal allerdings auch Mörder oder Diebe, die man von einem Nachbardorf gekauft hatte. Oft waren Frauen darunter.

Von den abgetrennten Köpfen wurde säuberlich die Haut abgezogen und geräuchert. Die Schädel mit den Fleischresten legte man zur Säuberung in Ameisenhaufen. Danach wurde die geräucherte und besonders präparierte Haut wieder über den Schädel gezogen und die ehemaligen Gesichtszüge durch Auffüllen der Hohlräume mit getrockneten Moosen und Tonerde wiederhergestellt. In manchen Versammlungshäusern sollen viele hundert Köpfe ausgestellt gewesen sein! Die Körper der Getöteten waren in Erdöfen gegart – und als „long-pigs", als Langschweine, aufgegessen worden. – In Wogamush erinnerten nur noch ein paar verblichene Schädel in einem Netz am tamberan-Tempel an diese Zeit.

Die Wände des Versammlungshauses waren aus lebenden Pflanzen geflochten: aus Lianen und Ranken. Zur Zeit der Blüte war das ein einziger duftender Vorhang in Gelb und Weiß. Dahinter hörte man die Männer reden und diskutieren, während sie ihre „bau-baus", ihre Bambuspfeifen, rauchten. Schwerwiegende Probleme wurden erörtert: Ein Lehrer sollte aus Wewak kommen und ihnen Pidgin-Englisch beibringen; eine Wildschweinjagd wurde beschlossen; vier Knaben sollten initiiert werden . . .

Bei der Initiation, die aus drei Teilen – dem Anbringen der Schmucknarben, der Beschneidung und der Nasen- und Ohrendurchlöcherungszeremonie – bestehen konnte, wurde das Kind über einen großen Stein oder einen Baumstamm gelegt und von einigen Männern festgehalten. Meist war es ein Bruder der Mutter, der unter Aufsicht eines versierten Tätowierers mit einem Bambusmesser allerlei Muster in den Rücken des Kindes schnitt, das bei dieser schmerzhaften Prozedur natürlich fürchterlich schrie. Danach wurden die Wunden mit Gelbwurz und Ocker eingerieben, damit sie recht dicke und wulstige Narben bildeten. – Im Abstand von einigen Wochen folgte dann die Beschneidung und die Nasen- und Ohrendurchlöcherung. Auch Mädchen wurden initiiert. Bei ihnen beschränkte man sich jedoch meist auf einige Schmucknarben auf Schultern und Bauch.

Drei oder vier Wochen lang mußte der initiierte Junge – manchmal allein, oft aber auch mit einigen anderen Jungen, die mit ihm initiiert worden waren – in einer winzigen Schilfhütte im nahen Urwald zubringen. Sein ganzer Körper war mit weißem Ocker eingerieben. Abends schlich er sich ins Haus der Mutter und wurde von ihr mit allerlei Leckerbissen verwöhnt. Noch fühlte er sich längst nicht als Mann; noch fehlte ihm die menschliche Wärme des Frauenhauses. Im Morgengrauen rief ein Gong, und er mußte zurück in die kleine Hütte.

In der letzten Woche des Noviziates wurde im Dorf das Initiationsfest vorbereitet, zu dem auch der tamberan erwartet wurde.

Der tamberan, ein mächtiges Ungeheuer, war der Schutzgeist der Männer. Hauptsächlich oblag ihm die Aufrechterhaltung der Autorität der Männer über die Frauen und Kinder. Die Wohnung des tamberans war der tamberan-Tempel oder auch das tamberan-Haus. Kein Kind und keine Frau durften es wagen, den Weg dorthin zu betreten; dies war ausschließlich ein „Männerweg". In der „alten Zeit" wurden jene Frauen getötet, die hinter das Geheimnis des tamberans gekommen waren.

Das tamberan-Haus von Wogamush stand auf einer kleinen Lichtung im Urwald zwischen dem Hospital und dem Dorf. Es war auf etwa zehn Meter hohen Baumstämmen errichtet, die in ungefähr acht Meter Höhe eine Plattform trugen. Die beiden Enden des vierzig Meter langen Sicheldaches ragten dreißig Meter hoch in den Himmel. Kokospalmen, Hibiskussträucher und vielerlei Blumen umgaben das Haus, dessen Inneres – jeweils über einen eingekerbten Baumstamm an den Giebelseiten zu erreichen – vom Boden aus nicht eingesehen werden konnte. Masken, Speere, Trommeln, Tierfiguren, mit farbigen Fratzen und Ornamenten bemalte Ahnentafeln aus Baumrinde und allerlei Kopfputz für die Männer lagen und hingen herum.

Am letzten Tag des Noviziates wusch der Vater seinen Sohn. Er wurde mit zum tamberan-Haus genommen und in das Geheimnis des tamberans eingeweiht. Er bekam neuen Arm- und Beinschmuck und durfte nun den kostbaren Kopfputz aus Paradiesvogelfedern tragen, den jeder Clan besaß.

Aus den Dörfern weiter oben am Fluß waren die Verwandten eingetroffen, die an dem großen Fest teilnehmen wollten. Alle hatten Geschenke für den jungen Mann mitgebracht: Federn, Perlen, Muscheln und als Zutaten für den Festschmaus lebende Schweine, Schlangen, kleine beißwütige Krokodile und ein Baumkänguruh.

Die Frauen im Dorf flüsterten sich lächelnd und doch ein wenig ängstlich zu: „Der tamberan wird morgen kommen . . .“ Die Kinder zitterten bei dem Gedanken an das „Ungeheuer“, das so hoch und so breit sein mußte wie ein alter Urwaldbaum. Und eine leicht zu beeinflussende Frau hatte im weichen Boden ihres Gartens sogar schon einen Fußabdruck des tamberans gesehen: So lang wie ein liegender Mensch sollte der Fußabdruck sein . . .

Talikai und die Hilfsschwestern hatten mich natürlich zeitig genug davon unterrichtet, daß der tamberan kommen sollte . . . Und so war ich an jenem Tag besonders früh aufgestanden und ins Dorf gegangen.

Kurz vor Sonnenaufgang bereits war die „Stimme“ des tam-

beran zu hören: Brummende Schwirrhölzer und Flöten in vielartiger Tonlage. Manchmal klang es wie der schnarrende Lockruf eines Paradiesvogelmännchens; dann wie eine Orgel, wenn viele Flöten gleichzeitig geblasen wurden.
Die Frauen und Kinder liefen aus dem Dorf hinunter zum Fluß. Die Kinder schrien vor Angst: „Der tamberan! – Der tamberan! Jetzt ist er da!“ Erregt warteten sie am Fluß, solange der tamberan im Dorf war.
Der tamberan, das waren die Clan-Führer, die Dorfältesten. Farbenprächtig herausgeputzt, gingen sie und die vier frisch initiierten Jungen, die nun in das Geheimnis eingeweiht waren, im Dorf umher, legten hier eine Blumenkette von gut einem Meter Durchmesser hin – und dort. Diese Blumenketten waren angeblich von den Beinen des riesenhaften tamberans gefallen ... Auf dem Dorfplatz waren zwei Schleifspuren im Staub zu erkennen. Sie stammten von den mächtigen Hoden des Ungeheuers ... Vor einigen Wochen schon hatte der tamberan bei einem kurzen nächtlichen Besuch kleine Täfelchen mit Geisterzeichen an die Stämme der Kokospalmen geheftet. Diese wurden nun entfernt. Die Nüsse durften jetzt geerntet werden. Der tamberan hatte sie gesegnet ...
Nach einiger Zeit rief ein Gong die Frauen und Kinder ins Dorf zurück. Die Frauen begutachteten, gespielt-erschreckt, die Blumenketten und die Schleifspuren: „Seht nur, wie gewaltig seine Gestalt sein muß ...“ sagten sie. Und die Kinder freuten sich über die Früchte und die für sie bestimmten Bogen, Pfeile und Speere, die der tamberan vor jedes Frauenhaus gelegt hatte. – Natürlich wußte fast jede Frau, was es mit dem tamberan auf sich hatte und wer dahintersteckte. Aber sie spielten mit, aus Freude am Nervenkitzel – und um die Eitelkeit der Männer nicht zu verletzen ...

Bis auf die vier Knaben und die Männer, die den tamberan gespielt hatten, waren alle auf dem Dorfplatz versammelt, mit Muscheln und Blüten geschmückt und mit grellen Farben angemalt.
Vom tamberan-Haus kommend, zogen nun die Dorfältesten im Gänsemarsch auf den Platz. Hinter ihnen gingen die vier Knaben. Stolz trugen sie ihren kostbaren Kopfputz aus Paradiesvogelfedern und ihre Schmucknarben zur Schau. Frische kleine Schnitte an den Armen der Dorfältesten zeigten allen Bewohnern, daß die vier Knaben einen rituellen Trunk aus Kokosmilch und dem Blut der Männer zu sich genommen hatten. Nun waren sie selbst schon fast Männer! Jetzt würden sie schon manchmal mit auf die Jagd gehen dürfen, um ihren Mut und ihre Geschicklichkeit unter Beweis zu stellen. – Aber noch waren sie nicht vollständig in den Kreis der Männer aufgenommen. Erst mußte noch die Beschneidung und die Nasen- und Ohrendurchlöcherungszeremonie folgen.
Der luluai und die police-boys sagten mir allerdings, daß man heute bereits manchmal auf diese beiden wesentlichen Teile der Initiation verzichte, um sich nicht zu sehr dem Spott der fortschrittlich gesinnten „Salzwasserleute“ auszusetzen.
Und der tamberan-Kult selbst – die alte, Blutopfer verlangende Form gehörte ja schon der Vergangenheit an – würde wohl auch in einigen Jahren völlig verschwunden sein . . .
Einer der vier Knaben war der Sohn von Selan, jenem Manne, der in der ersten Nacht nach unserer Ankunft im Sepik-Hospital an seiner schweren Verletzung gestorben war, die er sich beim Hausbau zugezogen hatte. Er hatte dem Kreis der Dorfältesten angehört und war somit ein angesehener Mann gewesen. In Verbindung mit der Initia-

tion seines Sohnes hatte der tamberan für ihn das „zweite Totenfest“ beschlossen. Ich dachte mir weiter nichts dabei, als mir das die police-boys sagten. – Der tamberan sollte noch einige Tage, solange die Festlichkeiten andauerten, im Dorf bleiben.

Die geschmückten Männer begannen, in kleineren und größeren Gruppen zu tanzen. Sie faßten sich an den Schultern, und ihre Füße stampften rhythmisch den Boden. Die glühende Sonne trieb den Schweiß aus ihren heißen Körpern. Die mit Blüten geschmückten Frauen und Kinder saßen da und sangen; Trommeln wurden geschlagen. Über den Kochgruben zitterte die Luft ... Nun begannen auch die tanzenden Männer mit ihren kehligen Stimmen in den Chor der Frauen und Kinder einzufallen. Die Trommeln klangen wilder, fordernder. Die Tänzer paßten sich an.

„Der Kasuar!“ rief mir einer der police-boys mit aufgerissenen Augen zu. Dieser Tänzer schlug auch mich in seinen Bann. Aus der Türöffnung einer Hütte war er plötzlich herausgesprungen, mitten unter die Männer. Er trug einen Umhang aus einem eng geknüpften Netz, in dem Hunderte daunenweicher schwarzer Kasuarfedern steckten. Seinen Kopf verbarg er unter einer Maske, die dem Kopf eines Kasuars glich. Ungemein wild war der Tanz des „Kasuars“ und grotesk in seinen Bewegungen. Unerschrockenheit und Männlichkeit drückte der Tänzer aus, und etwas von den Geheimnissen der alten Zeit. Dann durchbrach er den Kreis der Männer und sprang auf die Frauen und Kinder zu. Helles Entsetzen stand in ihren Gesichtern, als sie schreiend aus dem Dorf rannten.

Doch schon bald verschwand die unheimliche Erscheinung wieder, und die Frauen und Kinder kehrten zurück. In der „alten Zeit“ sollte der „Kasuar“, ein Gehilfe des tamberans, angeblich Kinder verschlungen und Frauen, die eine Schuld auf sich geladen hatten, dem tamberan zur Bestrafung in die Hände gespielt haben.

Fünf Tage später begann das zweite Totenfest für Selan. Einer der police-boys kam ins Hospital, um mich ins Dorf zu holen. Es war später Nachmittag. Dichter Regen rauschte hernieder und hüllte das Grün der Wälder in ein diffuses Licht, denn vom Westen her strahlte die tiefe Sonne in den Regenschauer hinein.
Die Gäste des Dorfes, und wohl auch alle Einwohner von Wogamush selbst, waren vor Selans Hütte versammelt. Mit gekreuzten Beinen hockten sie auf geflochtenen braunen Matten und sangen. Der Gesang war dumpf und doch durchdringend, die Gesichter von feierlichem Ernst erfüllt. Die Augen blickten starr und abwesend. Und während sie sangen und der Regen fiel und sie alle die Nässe scheinbar nicht spürten, fühlte ich, daß ich hier wohl ein wenig fehl am Platze war . . . Doch dann – zuerst wollte ich nicht so recht glauben, was ich sah – aber es gab keinen Zweifel: Vor der Leiter zu seiner Hütte, ordentlich auf zwei große Bananenblätter gebettet, lagen die Gebeine Selans. Deutlich erkannte ich den zertrümmerten Unterkiefer. Direkt daneben hockten seine Frau, die alte Mutter, die Kinder; seine Brüder und Schwestern und alle näheren Verwandten. Zwischen den Gebeinen lagen Wasserlilien und Hibiskusblüten.
Ich war doch ein wenig verstört, denn ich mußte daran denken, daß Selan Christ gewesen war und ein christliches Begräbnis gehabt hatte! Viele der Anwesenden trugen das vergoldete Kreuz auf der Brust; aber was hier geschah, das hatte mit Christentum nichts mehr gemein.

Das zweite Totenfest war mir vom luluai als eine fröhliche Feier geschildert worden, die zugleich das Ende der Trauerzeit für die Witwe bedeutete. – Empörung schwang wohl in meiner Stimme mit, als ich die police-boys fragte: „Was hat das alles zu bedeuten?"

„Selan kehrt zurück, Sir!"

„Wohin zurück?"

„Die Knochen Selans werden unter seine Verwandten aufgeteilt." Die Stimme des police-boys klang feierlich, als er fortfuhr: „Sie nehmen die Knochen mit in ihre Hütten und bewahren sie an einem Ehrenplatz auf. Wenn sie Ärger oder Kummer haben, reden sie mit den Knochen und suchen Trost. Wenn sie etwas nicht wissen, fragen sie um Rat, denn Selan war Dorfältester und weise."

„Aber das sind doch nur Knochen . . .!"

„Bei einem weisen Mann steckt auch in den Knochen viel Weisheit, Sir!"

Etwas später wurden die Gebeine Selans vom Schamanen unter den Verwandten aufgeteilt. Sein Bruder bekam den Schädel. Er würde ihn nachts als Kopfunterlage benutzen, damit die Weisheit des Selans in seinen Kopf übergehe . . .

Mit der hereinbrechenden Dunkelheit löste sich dann auch alles in beschwingte Fröhlichkeit auf.

Am späteren Abend sprach ich mit Sinclair über das zweite Totenfest. Als er aus meiner Schilderung die Erregtheit heraushörte, lachte er. „Sie müssen noch viel ruhiger werden, Doktor. Was wir stets bekämpft haben, waren lediglich Verbrechen und die lebenbedrohenden Sitten und Bräuche. Und wenn das einmal geschafft ist . . . ach was! Hören Sie zu: Wir haben zwölf ehemalige Häftlinge nach Zenap und Mangal zurückzubringen – schauen also bald bei Ihnen rein!"

Die Versöhnung der Feinde

„Sir! – Sir, sie sind gekommen“, sagte Talikai acht Tage nach meinem Funkgespräch mit Sinclair zu mir. Er trug seine Schuhe in den Händen und war noch ganz außer Atem. Wahrscheinlich hatte er den Weg vom Fluß herauf im Dauerlauf zurückgelegt. Ich war gerade mit der Behandlung eines Patienten beschäftigt und achtete deshalb nicht weiter auf ihn. „Sir, die zwei Weißen und zwölf Buschkanaken und vier police-boys mit Gewehren!“

Es waren Sinclair und Weymarck. Sie wollten bei uns übernachten, um dann am nächsten Tag die ehemaligen Häftlinge nach Hause, nach Zenap und Mangal zu bringen.

„Waren sechzehn Stunden unterwegs“, sagte Sinclair, nachdem die beiden Männer geduscht hatten und wir nun in der Abenddämmerung zusammensaßen. „Na, mit unserem Kahn ist das doch etwas anderes, als mit dem Einbaum hier herauf zu rudern . . . Und der Fluß – zahm wie selten in der Regenzeit!“

„Was haben die zwölf Männer denn ausgefressen?“ wollte ich von den Patrouillenoffizieren wissen.

„Frauenraub und schwere Körperverletzung – nichts Außergewöhnliches hier“, antwortete Weymarck. „Sechs Männer stammen aus Zenap, sechs aus Mangal. Die Männer aus Mangal haben eine Frau aus Zenap geraubt, als sie außerhalb des Dorfes auf dem Feld arbeitete. Die aus Zenap haben daraufhin einen Mann aus Mangal mit Pfeilen beschossen, als er im Einbaum allein auf dem Fluß fuhr. Um einen Krieg zwischen beiden Dörfern zu verhindern, sind die Schuldigen festgenommen worden. Sechs Monate haben sie im

Straßenbau gearbeitet. Eine sinnvolle Strafe, wie ich glaube!"

„Kommt ja schließlich ihrem eigenen Land zugute", sagte Sinclair. „Außerdem sollen sie die straffen Zügel der Regierung fühlen. Wir können dem Verbrechen – und sei es hier im Urwald – nicht freien Lauf lassen. Was meinen Sie dazu, Doktor Maia?"

„Gut, das mag ja alles stimmen", Maia lächelte, „aber gewisse Vorbehalte muß ich doch anmelden. Immerhin werden doch genug meiner Landsleute ins Gefängnis gebracht, die überhaupt nicht verstehen, weshalb. Man bestraft sie für Dinge, die in ihrer primitiven Gesellschaft, in ihrem Lebensbereich, nicht als Unrecht angesehen werden, beziehungsweise eine ganz andere, auf sie zugeschnittene Strafart verlangen. Strafe soll ja wohl Einsicht und Reue hervorrufen – aber wenn ich eine Strafe gar nicht anerkennen kann, weil ich sie nicht verstehe . . .?"

„Da sind wir an einem Faden ohne Ende", sagte Sinclair kopfschüttelnd. „Irgendwelchen allgemeingültigen Gesetzen aber hat sich wohl jeder zu unterwerfen. Und daß bei einem derartigen Umbruch, wie er jetzt in diesem Land stattfindet, Porzellan zerschlagen wird, läßt sich zu unserem Bedauern bei aller Rücksichtnahme und bei allem Einfühlungsvermögen nicht vermeiden."

Zwei Tage nach diesem Gespräch kamen die beiden Patrouillenoffiziere von ihrer Fahrt den Fluß hinauf zurück. Hier in Wogamush hatten sie noch einige Uneinigkeiten unter den Leuten zu bereinigen: Ein Mann verlangte vom angehenden Schwiegersohn ein zu hohes Brautgeld für seine Tochter; eine Frau war ihrem Mann davongelaufen; Süßkartoffeln waren von einem Feld gestohlen worden . . . Alles wurde mit viel Umsicht zur Zufriedenheit der Leute in Ordnung gebracht.

Neubauer, der regelmäß alle vierzehn Tage nach Wogamush kam, um sein Amt zu versehen, berichtete uns drei Wochen nach dem Besuch aus Ambunti, daß sich die zwölf Männer und alle Einwohner von Zenap und Mangal zu einem Versöhnungsfest treffen wollten. Der Missionar hatte das vom luluai des Dorfes Zenap erfahren.
„Da möchte ich dabei sein!" sagte ich.
„Nun, vielleicht läßt sich das irgendwie machen!" antwortete Neubauer.
Und als der Missionar das nächste Mal nach Wogamush kam, sagte er: „Also, wenn Sie Zeit haben – ich glaube, es ist soweit!"
Da wir in Kulka und Zenap ohnehin Behandlungsräume einrichten wollten und der Zeitpunkt wegen des Wetters günstig war, ermunterte mich Maia, Neubauer zu begleiten. Jetzt, im letzten Viertel der viermonatigen Regenzeit, hatten die bisher fast allnächtlichen Gewitter an Heftigkeit nachgelassen, ja, manchmal blieb der Regen für eine ganze Woche schon völlig aus.
Maia und ich hatten uns gegen entsprechende Bezahlung an „cargo" einen Einbaum anfertigen lassen. Er und einer unserer beiden Außenbordmotoren sollten nun ihre „Feuertaufe" bestehen.
Am frühen Nachmittag dieses Tages bestiegen Neubauer und seine beiden Meßdiener, die ihn immer begleiteten, ihren Einbaum und ich mit dem doctor-boy Tanu den neuen Einbaum des Hospitals, und wir fuhren los. Obwohl ich den Fluß fürchten gelernt hatte, zog er mich doch mit geheimnisvoller Macht an. Ich wollte mich mit ihm messen,

um die letzten Verweichlichungen der Zivilisation abzustreifen. Ich mußte wild und stark werden, wie er es manchmal sein konnte, um in diesem Land bestehen zu können – so meinte ich jedenfalls. Und während die grünen Mauern aus Schilf und Urwald an uns vorbeizogen und die Motoren brummten und die Wellen des Sepik an die dünnwandigen Einbäume donnerten und uns mit Flußwasser beregneten, fühlte ich mich plötzlich frei und stark und groß und erhaben! – War ich doch einer jener Botschafter, die dazu ausersehen sind, Wissen und Erfahrung des zwanzigsten Jahrhunderts in die Vergangenheit zu tragen, Schicksal zu spielen – wenn auch in bescheidenem Ausmaß.

Nach einstündiger Fahrt deutete Neubauer auf eine Stelle am linken Flußufer. Ich konnte jedoch nichts Außergewöhnliches entdecken. Wir drosselten die Motoren und hielten auf das Ufer zu. „Hier verläuft die Grenze der Jagdgebiete zwischen den Dörfern Wogamush und Kulka", sagte der Missionar. „Bis hierher dürfen die Jäger aus Wogamush auf Wildschweinjagd gehen. In den Uferwäldern, an denen wir gerade vorbeigefahren sind, stehen die Balzbäume der Paradiesvögel, die die Männer aus Wogamush für sich beanspruchen. Jeder Clan wiederum hat seine eigenen Balzbäume, die für die Jäger anderer Clans tabu sind. Die Nichteinhaltung dieses Tabus hat schon oft zu tätlichen Auseinandersetzungen zwischen den Clans eines Dorfes, oder bei Grenzverletzungen, zum Krieg zwischen zwei Dörfern geführt."

„Ich sehe nichts von einer Grenze!" sagte ich zu Neubauer.

Er sprang ans Ufer. „Hier, sehen Sie sich das an!" Neubauer entfernte vorsichtig die Schlinggewächse von zwei Tabu-Zeichen. Das eine war ein mannshoher Pfahl, in dessen oberes Drittel eine Maske eingeschnitzt war, der Vogelschwingen aus der Stirn wuchsen, und daneben steckte ein Speer mit dem Gerippe eines aufgespießten Krokodils im Boden. Schließlich fuhren wir weiter den Fluß hinauf.

Manchmal begegneten uns Einbäume mit Leuten, die ins Hospital wollten oder die Verwandte in Wogamush oder in Kulka, Zenap oder gar Mangal besuchen wollten.

Nach nochmals einstündiger Fahrt erreichten wir das Dorf Kulka, das zwei Kilometer unterhalb der Einmündung des Leonard-Schultze-Flusses in den Sepik liegt. Es war leicht zu erkennen, daß hier Neubauers Domizil war. In unmittelbarer Nähe des Flusses stand auf einem Hügel eine aus Bambus errichtete Kirche mit einem Dach aus Palmwedeln; daneben befand sich ein Gerüst aus schlanken Baumstämmen, an dem eine kleine Glocke hing.

Einer der Meßdiener ließ es sich nicht nehmen, die Glocke für mich zu läuten, als wir das Ufer erreicht hatten. Ihr hoher, silberheller Klang traf mich tief hier in der Wildnis; er war wie ein Rufen aus einer fernen, anderen Welt, der ich entflohen war, und an die ich doch ab und zu denken mußte . . .

Zusammen mit Neubauer ging ich in die Kirche hinein. Im Halbdunkel, das hier herrschte, erkannte ich einen Altar, über dem ein Marienbildnis hing, das von kleinen, schwarzen und weißen Engeln umgeben war. Sitzgelegenheiten gab es nur wenige, da die Leute seit frühester Kindheit daran gewöhnt waren, auf den Fersen zu hocken.

„Nun ja, Doktor Fleming, es ist ein erbärmliches Gotteshaus und seiner wohl nicht würdig, aber Gott kennt auch Bescheidenheit und Armut. Hätte ich hier einen Dom und Sie in Wogamush ein großes modernes Krankenhaus, beide würden sehr wahrscheinlich leer bleiben!“

„Ja, da muß ich Ihnen zustimmen. Mit allzu Fremdem und

Fortschrittlichem würden wir diese einfachen Menschen nur erschrecken; sie hätten Angst, zu uns zu kommen."

Die Einwohner von Kulka erwarteten uns schon. Sie standen ordentlich vor der Kirche aufgereiht, und die letzten kamen eben noch angelaufen, um ja nichts zu verpassen. Lächelnd registrierte ich einige der auffälligsten Erscheinungen unter ihnen: so zum Beispiel eine Frau, die ein etwa vierjähriges Kind an der Brust stillte und dabei eine qualmende Pfeife zwischen den vom Betelnußkauen rabenschwarzen Zähnen hielt. Als das Kind satt war, bekam es auch ein paar kräftige Züge aus der Pfeife!

Neubauer sagte zu ihnen: „Dieser Masta hier groß fella Doktor. Schmerzen gehen in eurem Bauch herum oder im Kopf, er macht sie weg!"

Einige der Leute kannten mich natürlich schon, da sie bei uns im Krankenhaus gelegen hatten. Jedenfalls war im Nu ganz Kulka von Schmerzen befallen, da alle „Medizin" haben wollten.

Bei der kurzen „Sprechstunde" unter freiem Himmel konstatierte ich einige leichtere Gebrechen, aber als gesund konnte ich tatsächlich nur die allerwenigsten bezeichnen. Am häufigsten brauchte ich Augentropfen und Linimente gegen Hautausschläge. Viele litten auch an Wurmkrankheiten, hauptsächlich der Hakenwurm war weit verbreitet. Alle anderen bekamen Salztabletten. Salz gehörte hier noch immer zu den begehrten Kostbarkeiten. Die Leute führten ihrem Körper das lebensnotwendige Salz durch Kauen von Holzkohle zu, oder sie gewannen es aus den Fibern der Bananenblätter.

Beim Austeilen der Salztabletten sah ich zufällig am Oberarm eines Mannes einen hellen Fleck von etwa sechs Zentimeter Durchmesser. Ich nahm eine Nadel und stach ins

Zentrum des Flecks, nachdem ich den Mann gebeten hatte, den Arm zu heben und die Augen zu schließen. Er zeigte auf den Stich keinerlei Reaktion. „Wahrscheinlich Lepra", sagte ich zu Tanu, „auf der Rückfahrt nehmen wir ihn mit nach Wogamush!"

Später zeigte mir Neubauer hinter dem Dorf ein großes Stück kultivierten Landes. Hier gediehen Obst- und Gemüsesorten üppiger als bei uns in Wogamush, und sie waren sachverständiger gepflegt. Man spürte sofort, daß alles von einem Fachmann geleitet wurde. Neubauer war Agronom und auf tropische Kulturpflanzen spezialisiert. Er übte praktisches Christentum aus, genauso wie es seine Missionars-Kollegen als Lehrer, Ärzte und Fachleute auf vielen Gebieten taten. Das Bild vom Missionar in knöchellanger, wehender Soutane, wie er den armen schwarzen Heidenkindern beschwörend ein Kreuz über die Krausköpfe hält, hat in unserem Zeitalter kaum noch Gültigkeit. Missionare haben hier in Neuguinea einen wesentlichen Anteil an der Erschließung und Zivilisierung des Landes. Ihre Zivilcourage und ihre Opferbereitschaft sind nahezu beispiellos.

Zwei der ersten Missionare, die nach Neuguinea kamen, waren Lavis und Charmber von der London Missionary Society. Charmber wurde im Jahre 1880 auf der Insel Goaribari, in der Nähe der Mündung des Kikori-Flusses in West-Papua, von Wilden erschlagen und aufgegessen. Er blieb bei weitem nicht der einzige Missionar, der in Neuguinea ein gewaltsames Ende fand.

Da das Versöhnungsfest der Dörfer Zenap und Mangal offenbar unmittelbar bevorstand, beschlossen Neubauer und ich, am nächsten Morgen weiter nach Zenap zu fahren.

Tanu sollte einen Tag später mit unserem Einbaum nachkommen, da wir erst nach dem Fest mit der Errichtung der Ambulatorien beginnen wollten.
Wir beluden Neubauers Einbaum mit unserem wenigen Gepäck, als das Leben im Walde eben erwachte. Im seichten Wasser am anderen Flußufer stolzierten blaue Reiher zwischen weißen und rosa Lotosblüten auf der Suche nach Nahrung umher, bogen mit ihren Körpern tiefblaue Wasserlilien zur Seite. Einige Papageien begannen kreischend den neuen Tag zu begrüßen. – Und am Abend dieses Tages sollten Neubauer und ich an einem Ereignis teilhaben, das bisher nur ganz wenige Europäer erlebt haben ...
Die gerade aufgehende Sonne mit ihrer doch schon immensen Kraft riß den Fluß ans Licht. Mit aufdröhnendem Motor rasten wir los – und drangen immer tiefer und tiefer hinein in dieses dunstige Inferno aus feuchter Hitze und leuchtendem Grün. Dort, wo wir vor wenigen Minuten abgefahren waren, regnete sich eine schwarze Wolke aus; eine Viertelstunde lang. Es war ein wahrer Wasserfall, der da vom Himmel stürzte. Und dann wölbte sich ein Regenbogen über den Fluß, von einem Ufer zum anderen – ein Tor, eine Brücke; eine Illumination in wunderbarsten Farben. Regenbogenland ... So viele prachtvolle Regenbogen wie hier am Fluß hatte ich noch nie gesehen!
Für die Strecke von Kulka nach Zenap brauchten wir zweieinhalb Stunden.
Irgendwie glichen sich die Dörfer in der Sepik-Niederung alle: die Hütten, die Vegetation, die Menschen und ihre Lebensart. Auch der Fluß hatte in der Ebene überall dasselbe Gesicht: Urwald, Sumpf, Schilf – und die unzähligen Plagegeister, die dazugehörten. Kulka, Zenap und auch das noch weiter flußaufwärts gelegene Mangal waren kleiner als

Wogamush, ihre Einwohnerzahl betrug um die zweihundert Personen. Das Dorf Waringai, das etwa die Größe von Wogamush hatte, lag schon fast hundert Kilometer vom Sepik-Hospital entfernt. Trotzdem gehörte es noch – genauso wie viele kleine namenlose Siedlungen in den Sumpfgebieten nördlich des Sepik – zum Einzugsgebiet des Hospitals.

Die Einwohner von Zenap hatten von unserem Kommen gewußt. Die Begrüßung war freundlich, aber nicht so überschwenglich, wie sie vielleicht an einem anderen Tage ausgefallen wäre. Beim Fest der Versöhnung wollten die Leute unter sich sein ...

Wir verteilten die mitgebrachten Geschenke: winzige bunte Glasperlen, aus denen sie Halsketten und ungemein kunstvolle Stirnbänder mit hübschen Mustern herstellten. Weiter hatten wir Farben zum Bemalen der Körper und Gesichter mitgebracht, und für den luluai und die Führer der Clans, die Dorfältesten, Haumesser, Beile und Angelhaken. Auch einige Kochtöpfe und Spielzeug für die Kinder hatten wir zu vergeben. Man stattet in Neuguinea keinen Besuch ab, ohne etwas mitzubringen, und geht auch nicht weg, ohne ein Geschenk erhalten zu haben. Meist ist es ein „Glücksbringer", ein kleiner Nashornvogel, ein Fisch oder die handflächengroße Maske eines guten Geistes, überraschend lebensnah aus schwerem Schiffsbauholz geschnitzt.

Bevor Regierungsbeamte und Missionare hierherkamen, überließ der Gastgeber dem Besucher die Frau oder die Tochter für die Zeit des Besuches!

Die Vorbereitungen für das Fest waren in vollem Gange. Einige Tage sollte in Zenap gefeiert werden und einige Tage in Mangal. Ein paar Schweine waren bereits im Morgengrauen geschlachtet worden. Das Schlachten der Tiere geschah meist in der Morgen- oder Abenddämmerung, da es

mit einem Opfer an die Ahnengeister verbunden war, und diese waren nur in der Dämmerung anwesend.
Die Leute schmückten sich mit Muscheln und Opossumfellen. Körper und Gesichter wurden von „Künstlern“, wie sie jedes Dorf besaß, mit grellen Ornamenten bemalt, wobei auch die von uns mitgebrachten Farben Verwendung fanden. Durch die Nasenscheidewand wurden Kasuarknochen und runde Perlmuttstücke gezogen. Die meiste Sorgfalt schenkte man jedoch dem Kopfputz der Männer, der aus unzähligen herrlichen Paradiesvogelfedern, farbigen Schnekkenhäusern und Blüten bestand. Ein einziges Schillern und Leuchten und Flimmern war das!
Wie wir erfuhren, sollte der eigentliche Versöhnungsakt weder in Zenap noch in Mangal stattfinden, sondern in einer eigens für diesen Zweck errichteten Hütte am Fluß, auf halbem Weg zwischen beiden Dörfern.
Für uns stand bis jetzt nicht einmal fest, ob wir diesem Versöhnungsakt beiwohnen konnten. Denn wenn unsere Gegenwart als störend empfunden wurde, mußten wir das respektieren und die Konsequenzen daraus ziehen. Wir sprachen mit den Dorfältesten darüber. Die Diskussion ging lange hin und her. Durch verschiedene Bestechungsgeschenke erreichten wir schließlich, daß uns zugestanden wurde, mit zu der Hütte zu fahren, um dort auch mit den Männern aus Mangal zu verhandeln.
Am späten Nachmittag wurden zwei Einbäume zu Wasser gebracht. In jedes der Fahrzeuge setzten sich vierzehn Ruderer und ein Trommler mit einer großen Trommel aus einem hohlen Baumstamm.
Ein dumpfer Trommelschlag! Ein einziger Aufschrei aus allen Kehlen! Das Wasser schäumte auf, als es von den Paddeln mit großer Kraft durchgepflügt wurde. Wie von der

Sehne geschnellt, schossen die Einbäume davon. Die harten Muskeln der Männer quollen an Armen und Schultern hervor. Die beiden Trommler schlugen den Takt. Ein Aufdröhnen – ein Ruderschlag. Alle waren im Festschmuck: Der bunte Kopfputz, die grauenhaft-schön bemalten Gesichter und Körper, das taktmäßige Schreien: Uuha! Eeha! Das Durchziehen der Ruder, als koche der Fluß. Uns bot sich ein Bild unbändiger Wildheit!

Neubauer und ich fuhren in einem Abstand von hundert Metern hinter den Einbäumen her, mehr als eine Stunde lang. Dann erreichten wir die Hütte am Flußufer. Als Baumaterial hatten Bambus und Schilf gedient.

Die Männer aus Mangal waren offensichtlich kurz vor uns eingetroffen. Sie waren ebenso farbenprächtig herausgeputzt, sahen ebenso wild aus und waren ebenfalls dreißig an der Zahl. Kein Wort wurde zwischen beiden Gruppen gewechselt. Wir wurden kaum beachtet und deshalb hielten wir es für das beste, wenn wir vorläufig etwas abseits blieben. Wir wollten das Ereignis einfach auf uns zukommen lassen . . .

Als die Sonne hinter den Baumwipfeln verschwand, wurde in der Hütte ein stark qualmendes Feuer entzündet, und die Männer gingen schließlich alle hinein. Auf der einen Seite setzten sich die aus Zenap auf die Erde mit dem Rücken zur Wand und auf der anderen Seite die aus Mangal. Die zwölf Männer, die in Ambunti in Haft gewesen waren, saßen sich genau gegenüber. Sie starrten einander an.

Sechs Monate waren sie verschleppt gewesen. Eine Zeit unendlicher Qual! Jede Minute war ihnen das Herz schwer gewesen vor Sorgen: Verführten andere Dorfbewohner ihre Frauen, während sie mit ungewohntem Werkzeug ungewohnte Arbeit verrichten mußten? Wurde Frucht von ihren

Äckern gestohlen, die Fischreusen geplündert, so daß ihre Kinder hungern mußten?
Und wofür das alles?
Hatte ein Mann nicht zu rauben, zu kämpfen und zu rächen ...? War das nicht immer so gewesen? Was hatten diese Weißen schon damit zu tun? Waren die geraubte Frau, der getötete Mann nicht Menschen ihrer Hautfarbe und ihres Blutes gewesen? Warum spielten sich diese Weißen zu Rachegöttern auf? Was verstanden diese Fremden denn schon von Sühne und Versöhnung?
Nein, durch sechs Monde in ihrem Gefängnis war eine solche Schuld nicht aus der Welt zu schaffen. Der Haß, die alten Fronten blieben.
Es sei denn, die verfeindeten Männer würden neu geboren werden, noch einmal rein und unschuldig wie ein Kind auf die Welt kommen. Nur wenn die Feindschaft für sie nicht existierte, nie existent gewesen war, konnten sie in Frieden leben. Denn Schuld zog immer Rache und Rache immer neue Schuld nach sich. Um diesem Teufelskreis zu entrinnen, hatten die verfeindeten Männer durch Vermittlung der Dorfältesten von Zenap und Mangal beschlossen, noch einmal geboren zu werden ...
Das Tagesgestirn war verschwunden. Ein einziges rotes Lodern, eine glühende Lohe, die sehr schnell in Lila überging, war noch im Westen zu sehen. Und dann waren auch schon die Sterne am Himmel – Sterne, wie es sie eben nur in der südlichen Hemisphäre gibt. Das Konzert der Urwaldnacht wurde angestimmt: Zuerst der zaghafte Saitenschlag einer einzelnen Zikade, der Glockenklang einer Vogelstimme in den Bäumen; die kichernde Jazztrompete eines Geckos – alle übrigen Musikanten stimmten ein zum Akkord, jubelten empor zum mächtigen Crescendo, verstumm-

ten für Sekunden – und begannen aufs neue. Die Wasser des Sepik strömten ruhig dahin; nur ab und zu ein Gurgeln, ein Seufzen. Aus der Hütte drang das Gemurmel vieler Männerstimmen. – Dann, drüben über dem Urwald auf der anderen Flußseite, ein weiches Leuchten bis hoch in den Himmel hinein: Der Mond, ein runder, voller Mond ging auf, übergoß schließlich alles mit seinem milden Schein.
Trommelklang drang aus der Hütte. Es waren jene schmalen, vasenförmigen mit Baumkänguruhhaut bespannten Trommeln, reich verziert, mit einem Griff an der Seite, der eine Schlange, ein Krokodil oder einen Vogel darstellte. Ganz leicht nur wurde die straffe Haut mit den Fingerkuppen angetippt. Jetzt waren auch Flöten zu hören. Ihre trillernden, klagenden und lockenden Laute sollten die Ahnengeister herbeirufen. Und dann erklang das kehlige und doch melodische Singen der Männerstimmen.
Wir näherten uns vorsichtig dem Eingang der Hütte. Die Männer wiegten die Oberkörper im Takt seitwärts und vor und zurück. Das Feuer im Hintergrund brannte nun heller. Von den Bambustraversen, die das Schilf des Daches trugen, sahen wir zwölf dicke Seile hängen.
Stundenlang sangen sie und wiegten ihre Oberkörper zum Klang der Trommeln und der Flöten. Wir beiden Weißen existierten längst nicht mehr für sie – sie waren entrückt, sie waren eins mit ihrem Land und den Geistern. Ihr Singen ging schließlich in Schreien über, in Stöhnen und Seufzen.
Zwölf Männer hielten sich jetzt in Hockstellung an den Seilen fest, sie waren die „Mütter“. Die „Kinder“, die zwölf Männer, die inhaftiert gewesen waren, lagen zusammengekrümmt abseits. Sie waren ja noch nicht geboren, irgendwo im Schoß der Finsternis waren ihre Seelen noch – und ihre Körper.

Die „Wehen" hatten eingesetzt. Stöhnen drang aus den Mündern der Männer an den Lianen. Die anderen halfen durch symbolisches Stöhnen mit, wie das ja bei einer richtigen Geburt auch die Frauen hier tun. Schweißglänzend waren die Körper, vor Furcht weit aufgerissen die Augen. Längst waren die kunstvollen Ornamente verwischt, die Farben ineinandergelaufen.
Die „Kinder" lagen noch immer verkrümmt und zuckend auf der Erde. Manchmal durchlief sie ein Zittern, ein Ringen nach Luft. – Wir hatten nicht die geringsten Zweifel daran, daß „Mütter" und „Kinder" alle seelischen Ängste und alle körperliche Qual einer Geburt durchmachten.
Und dann war das neue Leben geboren! Erschöpft glitten die „Mütter" an den Seilen zur Erde. Die „Kinder" wurden gewaschen. Durch diese Handlung waren sie dem Leben gegeben. Die „Mütter" gingen zu ihnen, hockten sich neben sie. – Innerhalb kurzer Zeit durchliefen die „Neugeborenen" Kindheit und Jugend. Alles war fremd und neu und unbekannt für sie. Staunend betrachteten und befühlten sie alles. Heiterkeit und Befreiung lag auf ihren Gesichtern. Mit ausgebreiteten Armen gingen die ehemaligen Feinde schließlich aufeinander zu und umarmten sich. Nie zuvor hatten sie sich gesehen, nie war Feindschaft zwischen ihnen gewesen! Nun waren sie Freunde und gemeinsam konnten sie das vorbereitete Fest feiern; das Fest ihrer Wiedergeburt, das zugleich freundschaftliche Verbindung und Friede zwischen ihnen ausdrücken sollte.
Noch während der Nacht bestiegen wir unseren Einbaum und ließen uns, ohne Motor, flußabwärts treiben. Fremdes Land und fremde Dinge lehren den sonst so vorlauten Europäer doch manchmal so etwas wie Takt und Respekt und Demut . . .

Neubauer und mir war klar, daß es ohne die Gefängnisstrafe in Ambunti mit großer Wahrscheinlichkeit nicht zu dieser Versöhnung der Feinde gekommen wäre. Erst das ihnen vermeintlich angetane Unrecht durch die Weißen hatte sie zu diesem Schritt bewogen, den sie selten genug bereit waren zu gehen. – Aber nun war alles gut.

Die Zaubernuß

Maia und ich wußten, daß wir uns nicht nur darauf beschränken konnten, bereits ausgebrochene Krankheiten zu behandeln und auszuheilen. Vielmehr gingen wir allmählich dazu über, die Ursachen der verschiedenen Krankheiten zu lokalisieren und zu bekämpfen; denn mit den Schutzimpfungen, die wir von Zeit zu Zeit durchführten, war es allein nicht getan.
Da war einmal die Malaria. Die Brut der Malaria-Moskitos gedieh nicht im Fluß, sondern in den stillen Pfützen und Tümpeln, die sich in der Regenzeit überall bildeten. Wo es möglich war, ließen wir Gräben anlegen, damit das Wasser abfließen konnte. Ansonsten gossen wir etwas Kerosin auf das Wasser; es bildete einen dünnen Film an der Oberfläche und vernichtete die Brut. Dies war allerdings nur in einem sehr begrenzten Gebiet möglich.
Um den Mangelkrankheiten vorzubeugen, überwachten wir den Speisezettel der Dorfbewohner, wobei sie natürlich nicht auf ihre „Leckerbissen" verzichten mußten. Weiterhin drängten wir auf Einhaltung der Hygiene-Vorschriften. Voruntersuchung und Überwachung der Schwangeren wurden eingeführt und den werdenden Müttern Unterricht in Säuglingspflege und -ernährung erteilt. Hierbei gingen uns die Hilfsschwestern sehr zur Hand. Sie, in diese Gesellschaft hineingeboren und in ihr aufgewachsen, kannten die Nöte und Probleme dieser Frauen besser als wir. Sehr einfühlsam berieten sie die Frauen. Und diese wiederum vertrauten sich natürlich ihren tüchtigen „Schwestern" eher an als uns. Was sie aus dem Munde der Hilfsschwestern hörten, klang für sie

logischer, war begreiflicher als das Wort der Fremden, die zudem Männer waren. Was verstanden die schon von Kindern . . .

Aber so sehr uns die Hilfsschwestern auch bei unserer Arbeit unterstützten, so waren sie doch noch immer mit der alten Zeit, der alte Denkweise, den alten Sitten und Bräuchen verhaftet. Irgendwo in ihrem Herzen gab es offenbar eine Schranke, die sie nicht überschreiten konnten. Sie schienen zwei Seelen zu besitzen. – Zeigte sich hier zugleich das Dilemma eines ganzen Volkes, das innerhalb von wenigen Jahren Jahrtausende durchschreiten will – und muß?

Jedenfalls lernte ich in diesen Tagen, bei einem Gang durchs Dorf, den ich mit einer der Hilfsschwestern unternahm, das Mädchen Sagu kennen. Sie war ein „Kind von niemand“, wie man in Neuguinea die Waisen nennt.

Schnell wollte sie in einer der Hütten verschwinden, als sie mich erblickte. Aber mein lautes Wort ließ sie auf der Stelle verharren. Sagu war ein mageres Geschöpf, wie die meisten Kinder hier, und etwa zehn oder elf Jahre alt. Als sie schließlich in ihrem bunten Grasröckchen zitternd vor mich hintrat, den schwarzen Krauskopf in den Nacken legte, mit großen traurigen Augen zu mir aufblickte und für Sekunden das breiteste Lächeln zeigte, das ich je gesehen hatte, bot sie einen erbarmenswürdigen Anblick. Beide Unterarme waren dick mit Schlamm eingerieben. Trotzdem sah man den ekelerregenden, schorfigen Hautausschlag hindurch.

Tadelnd fragte ich die Hilfsschwester, warum Sagu nicht zu uns ins Hospital gebracht worden sei und weshalb man sie vor Maia und mir verborgen gehalten habe.

„Keiner kann ihr helfen, Masta. Auch du und Maia-Doktor nicht!“ antwortete die Hilfsschwester beleidigt. Die anderen Leute, die inzwischen hinzugekommen waren, nickten mit

ernsten Gesichtern. – „Jemand hat ‚dirt' von ihr gestohlen", fügte die Hilfsschwester hinzu.
Als dirt (Schmutz) wurden nicht nur Körperausscheidungen bezeichnet, sondern auch Speisereste: eine angebissene Süßkartoffel oder ein ausgekautes Stück Zuckerrohr zum Beispiel. Wenn jemand einem anderen etwas Böses wünschte, verlieh er dem Wunsch Nachdruck, indem er sich etwas dirt von dem Betreffenden besorgte und einen Zauber darauf sprach: Das Schwein soll eingehen ... die Frau fortlaufen ... der Schwager von einem Krokodil gefressen ... der Bruder von einer Krankheit befallen werden! Deshalb war jeder darauf bedacht, seinen dirt zu vernichten oder zu vergraben.
„Wer hat dirt von ihr genommen?" fragte ich die Hilfsschwester. Sie sah die Verwandten Sagus an – die, wie ich erfuhr, das Kind unter sich hin und her geschoben hatten; denn ein derart „gezeichnetes" Mädchen besaß nur sehr geringe Heiratschancen. Die Verwandten sahen sich gegenseitig mit offenem Mund an. Keiner wußte, wer dirt von ihr genommen hatte, und überhaupt – so etwas „Dummes" waren sie noch nie gefragt worden, denn daß mit ihr etwas nicht stimmte, das sah doch jeder. Hätte sie sonst einen solchen Ausschlag gehabt – nur sie allein, unter allen Dorfbewohnern?
Gegen den Protest ihrer Verwandten nahm ich Sagu mit ins Hospital. Nach vier Wochen war der Ausschlag, der in seiner Art nur in Neuguinea vorkommt, ausgeheilt. Nun kamen die Verwandten angelaufen und rissen sich geradezu um sie; war sie doch ein hübsches Mädchen, das bald heiraten konnte! Und für die Hilfsschwestern grenzte Sagus Heilung an ein Wunder ...
Sagu wich kaum mehr von meiner Seite. Sie nannte mich

„big fella Masta“ und war fest entschlossen, nur mich zu heiraten. Das sagte sie jedenfalls jedem, der es hören wollte!
Und die Verwandten Sagus hörten das scheinbar recht gern; denn eine Abordnung von sechs Männern ihres Clans erschien bei mir, um den Brautpreis auszuhandeln. „Du weißt, daß es nicht gut ist, Masta, wenn ein Mann allein ist“, gaben sie mir wohlwollend zu verstehen. Und für mich als Weißen, mit Gütern aus dem Jenseits reich gesegnet, sei es doch wohl eine Kleinigkeit, einen so niedrigen Brautpreis wie sechs Schweine und dreißig australische Dollar zu bezahlen! – Übrigens war es keineswegs das erste Mal, daß Maia oder mir von den Leuten hier eine Braut angeboten wurde.
Aus einer Laune heraus, ließ ich mich diesmal auf das „Spiel“ ein, zumal Sagu ja noch ein Kind war und ich sie gern mochte – wie ein Vater seine Tochter vielleicht . . . Ich bezahlte also den Brautpreis und verlangte von den Verwandten, daß Sagu weiterhin bei ihnen wohnen konnte.
Es war hier durchaus üblich, daß man für ein Mädchen, auch schon einige Jahre vor der Pubertät manchmal, den Brautpreis bezahlte. Entschloß sich später das Mädchen jedoch, einen anderen zu heiraten, mußte ihre Familie den erhaltenen Brautpreis zurückgeben. Große, kostspielige Feste, wie sie bei Initiation, Hochzeit, Geburt und im Todesfalle gefeiert werden mußten, konnten finanziell nicht von einer einzelnen Familie allein getragen werden. Deshalb steuerte der ganze Clan Naturalien zum Fest bei, an dem dann das ganze Dorf teilnahm.
Sagu war sehr intelligent. Sie hatte in den vier Wochen ihrer Heilung recht gut Pidgin-Englisch gelernt, was mir in einer solch kurzen Zeitspanne nicht gelungen war. Aber durch die wahrscheinlich lange Zeit ihrer Absonderung von den übrigen Kindern war sie scheu geworden und in sich ge-

kehrt. Dagegen hatte sie zu mir tiefes Vertrauen gefaßt und kam mit allen ihren kleinen Problemen zu mir. Zu Sagus Lebensunterhalt steuerte ich kleine Beträge bei. Ich sah in unserer „Verbindung“ eine Art Patenschaft, die ich für sie übernommen hatte. In der Zeit meines begrenzten Aufenthaltes hier, wollte ich ihr soviel Wissen wie nur irgend möglich vermitteln. – Im Dorf jedoch galt sie allgemein als meine Braut und genoß bei allen großen Respekt.

Und ich selbst mußte mir lächelnd eingestehen, daß es mir doch sehr oft Freude bereitete, solch ein kleines und nun auch recht lustiges Seelchen um mich zu haben! Wenn ich manchmal abends Krankenberichte schrieb, eine brennende Zigarette auf dem Aschenbecher liegen hatte, hockte Sagu mäuschenstill auf dem Fußboden und sah mir zu. Ganz vorsichtig langte ihre Hand dann nach der Zigarette. Aus den Augenwinkeln beobachtete ich, wie sie daran zog und der Rauch ihr aus Mund und Nase quoll. Und blitzschnell wurde die Zigarette auf den Aschenbecher zurückgelegt.

Wenn ich sie dann mit unmißverständlichem Lächeln gespielt streng fragte: „Warum tust du das, Sagu?“ dann antwortete sie kleinlaut: „Wenn ich an deiner Zigarette ziehe, big fella Masta, dann bekomme ich vielleicht eine so schöne helle Haut wie du!“

„Ist eine helle Haut schön?“

„Nur große Geister mit viel ‚cargo‘ haben eine solche! – Alle im Dorf wissen das!“

„Dann willst du also einen Geist heiraten?“

„Einen Geist, der Fleisch und Blut geworden ist.“

„Aber ich bin ein Mensch – ein Mensch mit einer weißen Haut aus einem fremden Dorf an einem fremden Fluß.“

„Alle Geister sagen das!“

Eines Abends, ich kam gerade aus dem Hospital zurück,

beobachtete ich Sagu dabei, wie sie sich, auf dem Tisch stehend, an einem Balken über meinem Bett zu schaffen machte. Ich machte mich durch plötzliches Räuspern bemerkbar.

Erschrocken sprang Sagu vom Tisch und lächelte mich an: „Eine Spinne – eine ganz fürchterlich große Spinne!" sagte sie und holte tief Luft.

„Dann laß mich nachsehen. Eine große Spinne kann einem kleinen Mädchen gefährlich werden!"

„Nein! – Sie ist schon fort. Und außerdem habe ich dir etwas mitgebracht!" Sie lief nach draußen und brachte einen Strauß gelber Blumen herein.

„Danke. Sie sind schön, und ich freue mich schrecklich darüber. Trotzdem werde ich nachsehen, was die Spinne dort oben macht!"

„Nein!"

Ich nahm meine Stablampe, stieg auf das Bett und leuchtete den Balken ab. Zwei Geckos huschten flink auf die Schattenseite des Balkens. Direkt neben meiner linken Hand, mit der ich mich festhielt, entdeckte ich einen grünen Gegenstand von der Größe eines Hühnereies. Er war ganz fest mit Bast umwickelt. Ich nahm ihn, zeigte ihn Sagu und fragte sie: „Was ist das?"

Sie blitzte mich aus zornfunkelnden Augen an und stampfte wütend mit dem Fuß auf: „Jetzt hast du den großen Zauber zerstört, den der Schamane für mich gemacht hat!"

„Was für einen Zauber?" fragte ich, während ich mit meinem Taschenmesser die Bastfäden zerschnitt. Sagu nahm die Blumen und lief nach draußen. Kopfschüttelnd sah ich ihr nach. In einiger Entfernung drehte sie sich noch einmal um: „Du bist kein großer Geist! Du bist fürchterlich fella kanaka! Du bist Langschweinesser! Ich werde einen Zauber

aussprechen und dann wirst du schwarz werden!" Sie warf mir die Blumen entgegen und rannte ins Dorf zurück.
Ein wenig verdattert über den Wutausbruch der sonst so friedlichen Sagu, entfernte ich den Bast, öffnete ein Blatt und hatte eine grüngelbe Betelnuß auf der Hand liegen.
Maia lachte herzlich, als ich ihm später die „Zaubernuß" zeigte. „Für die kleine Sagu bist du ein bißchen zu groß, Bruder. Sie hat die Betelnuß deshalb so fest eingewickelt und über dein Bett gelegt, damit du nicht noch weiter wachsen sollst und sie dich einholen kann . . ."
Mit ihren kleinen Episoden trug Sagu ein wenig dazu bei, daß ich die Menschen ihres für mich so unendlich fremden Landes besser begreifen lernte.

Der Festtagsbraten

Zusammen mit Talikai machte ich eines Tages einen Inspektionsgang hinüber zu den Angehörigen der Kranken.

Vor den kleinen braunen Hütten, die zwischen den Riesenblättern hoher Bananenstauden fast völlig verschwanden, tollten quicklebendige krausköpfige Kinder herum – nackt natürlich –, saßen ehrwürdige, alte Kopfjäger mit riesengroßen Löchern in den ausgeweiteten Ohrläppchen rauchend und schwatzend beisammen, bereiteten Frauen singend das Essen zu; ihre Säuglinge trugen sie dabei in einem Netz auf dem Rücken.

Es war ganz selbstverständlich, daß sie alle eine ganze Menge mobiler Habseligkeiten mitgebracht hatten; darunter auch Verpflegung: Körbe mit lebenden Fröschen, Ferkeln und Vögeln; grüne und gelbe Baumpythons, die sie mit Bastschnüren zusammengebunden hatten, damit die Tiere nicht entweichen konnten; getrocknete Fische, Früchte und Süßkartoffeln – schließlich wußte man ja im voraus nicht, wie Aufnahme und Verpflegung im Hospital sein würden. Und ob man auf die Erzählungen anderer Leute etwas geben konnte . . .?

Jene, die Pidgin-Englisch beherrschten, sagten nun laut, so daß auch ich es hören mußte: „Der Masta Doktor – er kommt . . . Er ist gut und freundlich zu uns und hilft unseren Kranken, damit sie nicht sterben müssen. Seht nur, sein Gesicht – es lacht! Und sein Herz – es ist bestimmt froh, und so ist er jetzt zu uns gekommen, um uns zu besuchen und auch unsere Herzen lachen zu machen . . .“ Diese Redensarten waren keineswegs ironisch gemeint, sondern es waren Höflichkeitsfloskeln, die sie auch unter sich gebrauchten. Manchmal, wenn sie sich auf dem Weg in ihre Gärten oder auf dem Fluß begegneten, brachten sie eine Viertelstunde damit zu, sich nur Höflichkeiten und gute Wünsche zu sagen.

Aus einer Hütte kommend, war eine Frau vor Talikai und mich hingetreten und redete nun lächelnd auf mich ein.

„Was will die Frau?" fragte ich Talikai, denn ich verstand nicht ein einziges ihrer Worte.

„Diese mary (Frau) sagt, daß sie dir etwas Gutes zu essen geben will, weil du ihren Mann gesund machst, Sir."

„Essen? – Aber ich habe keinen Hunger!"

Talikai sagte das der Frau. Ihr Lächeln verschwand. Ihre schwarzen Augen wurden noch um einen Schimmer dunkler, als sie sich abwandte und langsamen Schrittes und mit traurig gesenktem Kopf auf ihre Hütte zuging.

„Also gut, ich werde ein wenig essen", sagte ich zu Talikai, denn ich hatte bemerkt, daß die vorher freundlichen Gesichter um mich herum plötzlich ernst geworden waren.

Talikai rief meinen Entschluß der Frau nach. Augenblicklich war sie wieder froh. Glücklich lächelte sie mich an.

Talikai und ich setzten uns auf die schnell von einer Nachbarin bereitgelegten Matten vor der Hütte, in der sich die Frau nun eine Weile zu schaffen machte. Nach etwa zwanzig Minuten kam sie heraus und legte ein Bananenblatt mit gekochten Süßkartoffeln und Fleisch vor uns hin. Aufmunternd nickte sie uns zu und machte dabei die Gebärde des Essens. Sie hockte sich etwas abseits nieder, wie sich das hier für eine Frau gebührte.

Inzwischen hatten sich eine Menge Leute eingefunden. Sie wollten mir beim Essen zuschauen.

„Das zuviel gut kai-kai, Masta!" rief mir jemand zu.

Talikai rauchte mit geschlossenen Augen. Von ihm ließ ich der Frau übersetzen, daß sie mir Wasser bringen solle. Vor dieser Menschenansammlung wollte ich demonstrativ Maias und mein ständiges Bitten unterstreichen: Vor dem Essen die Hände waschen!

Die Frau erfüllte meinen Wunsch. Vor aller Augen wusch ich mir die Hände in einem zu einer Schüssel geformten Blatt, das Talikai hielt. Dann hockten wir uns wieder hin.

Ein wenig skeptisch fragte ich mich, von welchem Tier das Fleisch wohl stammen konnte – und tippte auf ein Baumkänguruh . . .

Die Leute schnatterten und kicherten. Sie freuten sich offenbar, daß ein Weißer in ihrer Mitte aß. „Gut, Talikai, es schmeckt gut. Sage das der Frau. – Auch du solltest ein wenig essen!" sagte ich kauend.

Talikai schüttelte den Kopf: „Mund gehören mich – keine Zähne!" Er öffnete seinen Mund weit, damit ich mich von dieser Tatsache überzeugen konnte. „Ich fella Fisch kai-kai – ich nicht fella Hund."

Ich mußte lachen und meinte: „Aber Talikai, niemand sagt, du fella Hund!"

Talikai sog nachdenklich an seiner Zigarette. Ich aß weiter. Plötzlich lachte Talikai: „Nein, Sir, Mund gehören dich nicht kai-kai mich – ich nicht fella Hund!"

Mein Hirn arbeitete fieberhaft. Irgendwie mißverstand Talikai mich oder ich ihn. Aber . . . Ich holte tief Luft. Mir war es wie Schuppen von den Augen gefallen. Mein Mund war wie ausgetrocknet. – Dann kaute ich weiter und schluckte hinunter, was ich im Mund hatte. Ich dachte daran, daß ich die Frau nicht beleidigen durfte, die es doch so gut mit mir gemeint hatte . . .

„Du hast also gewußt, daß das Fleisch von einem Hund

war! Warum hast du mir das nicht gesagt?" knöpfte ich mir Talikai vor.
„Warum du mich nicht fragen", sagte er beleidigt.
„Talikai, wenn du Maia-Doktor etwas davon sagst, bist du nicht mehr mein Freund; dann alles fertig!" sagte ich. Er legte sich erschrocken die Hand auf den Mund. Ich nahm mir vor, die Sache so schnell wie möglich zu vergessen, bedankte mich freundlich bei der Frau, die mich überaus glücklich anlächelte und setzte mit Talikai den Inspektionsgang entlang den Hütten fort. Neben uns liefen die nackten Kinder her – zwei, drei, vier Jahre alt – und qualmten wie die Schlote ihre selbstgedrehten Zigaretten. Ihre noch kleineren Geschwister, die bei ihnen auf der rechten oder linken Hüfte saßen, schleppten diese dünnbeinigen Gestalten mit beachtlicher Geschicklichkeit mit sich herum.
Von der Regierung verbreitete Bildplakate, die drunten im Dorf, im Hospital und auch hier angeschlagen waren, sollten die Leute zur Sauberkeit und Hygiene anhalten: Wascht das Obst, bevor ihr es eßt! Kocht das Trinkwasser ab! Körperpflege schützt euch vor vielen Krankheiten! Verrichtet eure Notdurft nicht in Wassergräben, aus denen ihr das Trinkwasser schöpft! Benutzt die neuerbauten Toiletten ...
Und das war im großen und ganzen auch das, was Maia und ich bei unseren Inspektionsgängen überwachten.
Langsam ging ich mit Talikai weiter. Eine Frau war eben dabei, ihren etwa vier Monate alten Säugling mit Taro, den sie zu Brei zerkaut hatte, von Mund zu Mund zu füttern. Dieser Tarobrei war neben der Muttermilch die einzige Nahrung der Säuglinge. – Und auf dieselbe Weise fütterten die Frauen auch die Ferkel! Was half da schon unsere ganze Aufklärung. Wenn die Leute Maia oder mich kommen sahen, beeilten sie sich, die von uns gegebenen Anweisungen

und Ratschläge zu befolgen – aber nur weil sie meinten, uns damit einen persönlichen Gefallen zu tun. Kaum hatten wir ihnen den Rücken zugekehrt, waren viele der guten Vorsätze vergessen!

Während sich Talikai auf den Rückweg zum Hospital machte, ging ich über die Felder hinauf zur Lepra-Station, um die Aussätzigen zu versorgen.

Der Donnervogel

Schließlich war die Regenzeit zu Ende.

Schon in den vergangenen drei oder zwei Wochen hatten viele Bäume zu blühen begonnen. Blüten in vielen leuchtenden Farben hingen wie verführerische Schleier und Gewänder an ihnen – von den Wipfeln bis zur Erde. Und zwischen den Blüten und dem Dunkel der alten Blätter drängte sich das Zartgrün junger Blätter hervor. Die heiße Sonne schien nun wieder täglich; lockte die Schmetterlinge aus ihren Verstecken hervor und entfaltete Minute um Minute neue Knospen zu immer prachtvolleren Blüten. Das war schon längst kein stilles Vorsichhinblühen mehr: Das war ein Wettkampf, ein Turnier verzauberter Elfen unter sich – ein Locken und Werben nach dem lebensnotwendigen Besuch rauschsüchtiger Vögel und Insekten. Und die Wolken, bisher grau und blau-schwarz und schwer, bekamen wieder jene weiße Leichtigkeit, die dann auch im Gemüt der Menschen zu spüren ist.

Ich befand mich im Einbaum auf dem Fluß, etwa eine Meile oberhalb von Wogamush. Meine Begleiter waren der luluai und die beiden police-boys.

Mansfield hatte uns vor zwei Tagen Bescheid gegeben, daß er sein Amphibienflugzeug, eine zweimotorige Piaggio, bekommen habe. In absehbarer Zeit wollte er in der Nähe des Dorfes eine Wasserung versuchen.

Das ist auf einem Urwaldfluß immer eine gewagte Sache – wenn man nur an das Treibholz denkt, an die Untiefen und Sandbänke, die sich in der Strömung von einem Tag zum anderen verlagern können.

Aber hier, wo wir uns jetzt befanden, hatte der Sepik nach Süden zu eine weite Ausbuchtung, einen Nebenarm, der einem langgestreckten See glich. In den regenarmen Monaten war dieser See völlig vom Fluß getrennt, und er war nach Mansfields Meinung ein idealer Platz für die Wasserung der Piaggio.

Jetzt fuhren wir diesen See lediglich ab, um zu erkunden, ob eine Wasserung überhaupt möglich sei. Wir stellten fest, daß er ein wahres Sammelbecken für Treibholz verschiedenster Größe war. Eine Heidenarbeit müßte da erst bewältigt werden, ehe Mansfield wassern könnte. Ohne die tatkräftige Mithilfe der Einwohner von Wogamush würde das Monate dauern . . .

Später unterhielt ich mich mit Maia darüber. „Ich denke", sagte ich, „daß uns die Leute bestimmt dabei helfen werden. Die meisten haben ja noch kein Flugzeug aus der Nähe gesehen. Für sie dürfte die Ankunft eines der geheimnisumwobenen „Donnervögel" ein unvorstellbares Ereignis werden!"

Es war, wie wir vorausgesehen hatten: Die Leute waren von der Tatsache, daß hier in Wogamush ein Flugzeug landen sollte, begeistert. Für die zu leistende Arbeit versprachen wir ihnen eine Belohnung.

Gleich vom ersten Tage an arbeiteten sie wie die Berserker, was bei ihnen schon an ein Wunder grenzte . . . Mit Einbäumen, die erst einmal über einen vierzig Meter breiten Sumpfstreifen vom Fluß hinüber zum See getragen werden mußten, wurde das Treibholz ans Ufer gezogen. Axtschläge erschallten weithin; Lachen, Schreien und Schimpfen klangen über das Wasser. Selbst das gefräßigste Krokodil mußte sich bei diesem Lärm verängstigt in seinen Schlupfwinkel zurückziehen! – Schließlich wurden in der Nähe des Ufers mehrere Meter hohes Schilf und das zähe Geschlinge der Seerosen entfernt.

Nach vierzehn Tagen war die Arbeit getan. Sogar einen Landungssteg von acht Meter Länge hatten wir gebaut!

Wenige Tage später kam Mansfield mit der Piaggio angeflogen. Das Wasser lag da wie ein Spiegel. Schon seit Stunden standen die Leute herum – alle im Festschmuck! Dann war die rote Maschine über uns. Ich hatte ein paar Gewehrschüsse abgefeuert, um die Wasservögel zu vertreiben; denn ein Schwarm solcher Vögel, in die Propeller geraten, konnte den Absturz der Maschine bedeuten.

Mansfield kreiste einige Male über der Wasserungsstelle. Die Leute zogen die Köpfe ein und sahen mich entsetzt an. Was hier geschah, war wie ein Naturereignis – imposanter als ein Erdbeben . . .

Mansfield ging tiefer. Und dann setzte er das Flugzeug sicher drüben auf dem See auf; – die Maschine kam mit donnernden Motoren auf uns zu.

Die Leute hatten ihren Mut doch etwas überschätzt, denn sie flüchteten Hals über Kopf in das Schilf. Kein Krokodil konnte so gefährlich sein wie dieses gewaltig lärmende Ungetüm aus der Luft, das man trotzdem so sehnlich erwartete . . .

Mansfield steuerte die Maschine direkt an den Landungssteg heran. Das Schilf und die Blätter der Seerosen flatterten im Wind der Propeller. Dann stellte der Pilot die Motoren ab und winkte mir zu.

Jetzt, da die Motoren verstummt waren, überwanden die Leute ihre Angst und kamen, unentwegt schnatternd und auf das Flugzeug deutend, zurück. Es sah schon recht komisch aus, als einige der ganz Mutigen den Donnervogel zunächst vorsichtig mit der Spitze ihres Speeres berührten, bereit, augenblicklich zurückzuspringen, falls ihnen irgendeine Gefahr drohen sollte.

Mansfield öffnete die Tür und sprang auf den Landungssteg. Mit lachendem Gesicht reichte er mir die Hand und sagte: „Sie haben gute Arbeit geleistet. Wie geht's Ihnen?"

Die Leute wußten gar nichts zu sagen vor Aufregung. Jedenfalls hatten sie jetzt die Gewißheit, daß die Weißen mit Donnervögeln durch die Lüfte flogen – hier war der unbestreitbare Beweis!

In rührender Ehrfurcht betasteten sie den Piloten und führten zur Begrüßung seine Hand an ihre Stirn; dazu flüsterten sie Unverständliches – wahrscheinlich irgendwelche Beschwörungsformeln.

Mansfield ließ alles geduldig über sich ergehen. Er, seit dem Zweiten Weltkrieg Buschpilot in Neuguinea, kannte natürlich solche Begrüßungsszenen von früheren Erstlandungen in entlegenen Gebieten.

Ich versuchte mir in diesem Augenblick auszumalen, wie ich wohl reagiert hätte, wäre ich in der Steinzeit geboren. Daß diese Menschen manchmal ein Flugzeug am Himmel sahen – was spielte das schon für eine Rolle! Sie hatten ja nicht einmal die geringste Ahnung davon, wie das Bier, das sie ab und zu tranken, in die Büchse hinein kam ... Hier Steinzeit – da zwangzigstes Jahrhundert. Die zehntausend Jahre Entwicklung, die dazwischen lagen, fehlten diesen Menschen, waren nicht mit ein paar mageren Erklärungen aufzuholen, auszufüllen oder verständlich zu machen!

Aber nun wurden die Arbeitslöhne ausgeladen: Kochtöpfe, Salz, Konservendosen verschiedenen Inhalts, Angelhaken, Messer, Muscheln – alles unendlich kostbare Dinge: „cargo" eben ...

Damit die Leute in ihrer Unwissenheit keinen Schaden verursachten, bat Mansfield die police-boys, das Flugzeug zu bewachen. Die beiden bedankten sich überschwenglich, denn sie sahen darin eine ehrenvolle Aufgabe.
Mansfield, Sagu und ich fuhren nach Wogamush hinunter. Fünfzehn oder zwanzig Einbäume waren um uns. Keine Bewegung des Weißen, den der Donnervogel gebracht hatte, wollten sich die Leute entgehen lassen!
„An die fünfzehn Minuten“, sagte Mansfield, „habe ich hier herauf gebraucht . . .!“ Ich nickte schweigend und nachdenklich. Nun war also der direkte und schnelle Anschluß nach draußen geschafft: Ein paar Minuten bis Ambunti – ein paar Stunden nach Madang oder Lae oder Port Moresby oder . . . Mein Blick glitt über die Leute. Ob sie begriffen, daß es für sie nun endgültig kein Verharren und kein Zurück mehr gab – nur ein verwirrendes, unbarmherziges, unaufhaltsames Vorwärts?
„Fliege nächste Woche nach Mount Hagen“, unterbrach Mansfield meine Gedanken. „Von dort ist es nur ein Katzensprung nach Goroka. In dieser Hochlandstadt findet eine Landwirtschaftsschau statt, verbunden mit einem großen ‚sing-sing‘, einem vierzehn Tage dauernden Fest, bei dem sich etwa vierzigtausend Menschen der verschiedensten Stämme treffen. Na, und bei Ihrem Interesse für das Land habe ich mir gedacht, daß Sie vielleicht bis Mount Hagen mitfliegen möchten; Platz habe ich genug in der Maschine!“
„O danke, das ist ein sehr verlockendes Angebot. – Ich werde es mir überlegen und gebe Ihnen bald Bescheid.“

Mansfields Vorschlag kam mir eigentlich wie gerufen! Ich hätte sowieso in absehbarer Zeit nach Lae gemußt, um einige persönliche Angelegenheiten zu erledigen, und auch, um mich mit Dr. Simpson und dem Leiter der dortigen Mission, Father Bennett, über den „Fall Nanuo“ zu unterhalten. Nanuo hieß die junge Frau auf der Lepra-Station, deren Gesicht so stark zerstört war. Seit einigen Wochen war bei ihr die fürchterliche Krankheit, dieses Verfaulen bei lebendigem Leibe, zum Stillstand gekommen. – Aber welcher Gesunde macht sich schon eine Vorstellung von den tiefen seelischen Qualen eines solchen Menschen, der zudem in den Blütejahren seines Lebens steht! Für ihn ist das ganze Dasein sinnlos geworden. Und doch glüht in ihm ein Funke Lebenswille und Hoffnung; das verzweifelte Warten auf ein Wunder. – Damit bei der schwer gezeichneten Nanuo dieser Funke nicht vollständig erlosch, mußten wir bei ihr allmählich an eine Wiederherstellungsoperation denken. Eine derart komplizierte Sache, die sich zudem über viele Monate hinziehen mußte, konnte natürlich nur von einem Spezialisten ausgeführt werden. Bei einem Besuch in Lae wollte ich Simpson die Krankheitsgeschichte nebst Aufnahmen Nanuos vorlegen und ihn, dem ganz andere Möglichkeiten als Maia und mir gegeben waren, nach einem geeigneten Spezialisten fragen. Mit Father Bennett, der Beziehungen zu humanitären Organisationen besaß, wollte ich das Problem der nicht unerheblichen finanziellen Kosten erörtern.

Ich überlegte also nicht lange, sondern setzte mich, drei Tage nach Mansfields Erstlandung in Wogamush, ans Funkgerät und sagte zu ihm: „Ich bin dabei! – Und wenn Sie außerdem noch zwei Plätze frei haben . . ."
„Habe ich! Und wenn Sie Geld genug haben . . ."
„. . . fliegen Sie ganz Wogamush nach Mount Hagen!"
„Klug! Man merkt Ihnen eben doch den Akademiker an", ulkte Mansfield.
Sagu und Talikai waren bei mir im Raum. – „Möchtet ihr mit mir fliegen, mit dem roten Donnervogel? Hoch in die Berge hinauf, von denen ich euch erzählt habe und über die Wolken hinweg und weit über den Regen?" Der Einfall, die beiden mitzunehmen, war mir erst eben, während des Gesprächs mit dem Piloten, gekommen. Warum sollte ich ihnen, die doch den ganzen Tag kaum von meiner Seite wichen, nicht das für sie ganz große Erlebnis einer Flugreise verschaffen? Und es war ja nicht nur der Flug allein. Sie würden eine andere Welt sehen. Meine Reise sollte mich außer nach Mount Hagen, Goroka und Lae auch nach Salamaua führen, wo ich Maias Familie aufsuchen wollte.
Sagu und Talikai waren über mein Angebot so verblüfft, daß sie zunächst kein Wort herausbrachten. Aber schon sehr bald stellten sie mir Fragen über das Flugzeug und die bevorstehende Reise: „Wenn der Donnervogel uns nicht mitnehmen will, weil wir eine schwarze Haut haben?"
„Bringt er uns hinauf zu den Geistern?"
„Fliegen wir zu dem Fluß, wo dein Dorf liegt?"
„Wird uns der Donnervogel auch wieder zurückbringen?"

„Schlafen wir auf den Wolken?" – Hunderte solcher Fragen stellten sie mir bis zur Abreise.
Bei Neubauer besorgte ich den beiden einige Kleidung: Für Talikai Shorts, ein Oberhemd, eine Jacke und die größten Sandalen, die aufzutreiben waren. Und für Sagu ein Kleid, Sandalen, Unterwäsche, Kniestrümpfe und ein buntes Band für ihr weit vom Kopf abstehendes Kraushaar. Stolz und überglücklich promenierten sie in diesen Kleidern durchs Dorf.

Am angegebenen Tag war Mansfield eingetroffen.
Maia hatte uns hinauf zum See begleitet, und aus Wogamush wohl an die zweihundert Leute. „Wir kommen zurück! Wir kommen wieder!" mußte ich Sagus Verwandten und allen anderen immer wieder versichern.
Damit ihre Erregung in Grenzen blieb, hatten wir Sagu und Talikai ein leichtes Beruhigungsmittel gegeben. Aber als sie jetzt das Flugzeug bestiegen, zitterten sie doch und sahen mich aus ängstlichen Augen an. Maia und ich halfen ihnen beim Einsteigen. Wir führten sie zu den Sitzen und legten ihnen unter Lächeln und freundlichem Zureden den Sicherheitsgurt um. Dabei sahen sie uns mit so kläglichen Blicken an, wie wohl hilflose Opfer ihre Mörder . . .
„Halten Sie es wirklich für richtig, daß Sie die beiden mitnehmen?" fragte mich Mansfield zweifelnd. Ich war nun doch etwas unsicher geworden.
„Warum nicht? Sie werden sich schon beruhigen", meinte Maia.
„Also gut, dann wollen wir!" Mansfield verriegelte die Tür. Maia, die police-boys, der luluai und einige beherzte Männer drehten – im Wasser watend – die Maschine in Richtung See hinaus. Der Pilot ließ die beiden Motoren an. Zuerst lang-

sam, dann immer schneller werdend, glitten wir auf dem Wasser dahin. Als die Urwaldbäume am jenseitigen Ufer schon bedenklich nahe waren, zog Mansfield die Maschine hoch. Zweihundert Meter unter uns lag der glitzernde See, der Sepik mit seinen Urwäldern und dann Wogamush mit dem Hospital-Komplex. Alles von Menschenhand Geschaffene sah winzig und verloren aus – in diesem endlosen Meer aus strotzendem Grün.
Sagu lachte und weinte abwechselnd. Völlig verstört war sie. Talikai saß da, mit geschlossenen Augen, die Hände um den Sicherheitsgurt verkrampft. Er hatte augenscheinlich mit dem Leben abgeschlossen und wähnte sich auf dem Weg zu seinen Ahnen. Ich konnte ihn und Sagu verstehen. Allenfalls mit dem Einbaum waren sie auf dem Fluß gefahren – Talikai freilich etwas weiter als Sagu –, die Abgeschiedenheit des Urwaldes hatten sie nie verlassen. Und nun dieses Unglaubliche, dieses Ungeheuerliche! Da kam einer der Donnervögel auf die Erde und trug sie empor zum Himmel, und fort und fort – wohin? Würden sie jemals ihr Dorf wiedersehen, den Fluß, an dem sie geboren waren, und ihre Angehörigen? Waren wir beiden Weißen im Grunde genommen für sie nicht genauso fremd wie das Flugzeug? – Nun mußten sie für ihr Vertrauen und ihre Neugier büßen! Wann würde der Tod kommen? Oder war er dies schon? Glitten hier ihre Geister dahin und in Wogamush lagen ihre Körper und wurden beweint? Ja, so mußte der Tod aussehen und die Reise in die Ewigkeit . . .
„Big fella Masta, ich will 'raus“, sagte Sagu mit weinerlicher Stimme. „Wir sind jetzt hoch in der Luft. Mit dem Aussteigen mußt du noch ein wenig warten“, tröstete ich sie.
Mansfield hielt die Maschine zunächst in südöstlicher Richtung, dem Schlangenlauf des April-Flusses folgend. Vor uns,

verschwommen, gewaltig, drohend – wie eine unüberwindbare Barriere – lag das Gebirge. Schon bald erreichten wir seine ersten Ausläufer. Sanfte Hügel waren es zunächst noch, urwaldbedeckt; grasbestandenen Maulwurfshügeln gleich.

Und dannn waren die Berge da: dunkelgrün, grau, gelb, lila, blau – je nach Bewuchs. In diffuses Licht gehüllt, strebten gigantische Steilhänge dem Himmel zu, berührten ihn, verschwanden darin. Und in diese himmelhohen Steilhänge – sie erhoben sich ja praktisch aus der Ebene – waren hie und da Dörfer verkrallt, die nur aus wenigen Hütten bestanden.

Unglaublich einsam, verloren und winzig nahmen sich die braunen Grashütten aus. Hier lebten die Clans von spärlichem Ackerbau – den sie mit Grabstöcken betrieben –, von einigen Haustieren und von der Jagd mit Pfeil und Bogen. Vielleicht schon vor mehr als hundert Jahren hatten sich ihre Vorfahren – aus Furcht vor kopfjagenden und menschenfressenden Stämmen – hierher zurückgezogen. Jeglichen Kontakt zu anderen Menschen hatten sie abgebrochen; nie wieder waren sie aus ihrer Verlassenheit herausgekommen.

Unsere Maschine, die sich ihren Weg durch die Bergeinschnitte suchte, war in dieser finsteren, gewaltigen Urwelt nichts als eine rote, zitternde und summende Fliege. Langsam zogen wir über den sogenannten Nebelwald hinweg. Hier waren die Bäume, infolge der immerwährenden kühlen Feuchtigkeit, voller Moose und Flechten, die an ihnen wie lange schwarze Bärte herunterhingen. Und höher und höher quälte sich das Flugzeug hinauf. Hellgraue Kalksteinfelsen ragten manchmal aus dem ins Schwarze übergehenden Grün.

Talikai und Sagu waren ruhiger geworden. Mit weit aufgerissenen Augen starrten sie auf eine Wolkenlandschaft, wie man sie sich größer und schöner und abstrakter kaum vorstellen kann. Denn hier prallten die heißen, schweren Luftmassen, die aus der Sepik-Ebene aufstiegen, mit den kalten Luftschichten der Viertausender zusammen. Das Wasser kondensierte, bildete weiße und graue Wolken und solche, die fast schwarz waren. Schwere Luftturbulenzen entstanden, schüttelten das Flugzeug derart durch, daß auch ich Angst bekam. Blitze zuckten auf und durchleuchteten diese unwirkliche Landschaft mit gespenstischem Licht.
Und dann hatten wir eine Höhe erreicht, wo dies alles im gleißenden Sonnenschein unter uns lag. Nur einige Berggipfel überragten uns noch, von weißen Wolken wie in Watte eingepackt.
Talikai ergriff meine Hand und legte sie auf seine Brust. Ich fühlte, daß sein Herz ihm bis zum Halse hinauf schlug. „Es will aus mir heraus, es will aus meinem Mund heraus!“ rief er. Bei Sagu hatte endgültig die natürliche, kindliche Neugier gesiegt. Mit einem ersten, zaghaften Lächeln folgte sie meinen Erklärungen von dem, was wir sahen.
„Wir haben Glück. Es ist ziemlich selten, daß ‚er‘ frei ist!“ rief Mansfield durch das Motorenbrummen und zeigte nach Osten.
Ich erblickte eine ‚Wolke‘, höher als alle anderen, weißer und eigenartig glitzernd.
„Was ist das?“ fragte ich.
„Warten Sie einen Moment“, sagte Mansfield geheimnisvoll lächelnd, „ich spreche eben mit der Flugsicherung in Mt. Hagen, ob wir etwas näher heranfliegen können.“
„Alles okay“, sagte er drei Minuten später.
Bald erkannte ich, daß diese glitzernde Wolke in Wirklich-

keit aus Schnee und Eis bestand. Es war der Gipfel des viertausendsechshundertvierundneunzig Meter hohen Mount Wilhelm, des höchsten Berges auf der östlichen Hälfte Neuguineas.

Mansfield zog die Maschine herum und ging auf Kurs nach Mount Hagen.

Allmählich schälte sich der markante, kegelförmige und mehr als viertausend Meter hohe Mount Hagen, der Hagenberg, wie ihn noch viele Einheimische der älteren Generation nennen, aus finsteren Wolken und verschleiernden Nebeln. Die Wolkendecke riß erst tausend Fuß über der Landepiste auf, was Mansfield viel Schweiß kostete und seine ganze Aufmerksamkeit verlangte.

Doch schließlich hatten wir wieder festen Boden unter den Füßen.

Wir verabschiedeten uns mit einem herzlichen Händedruck von dem Piloten, der hier zwei Passagiere für Ambunti übernahm, derentwegen er eigentlich den Flug hier herauf gemacht hatte . . .

Mount Hagen, das nach einem deutschen Adeligen benannt ist, hat ein für Europäer angenehmes Klima: warme Sonnentage und kühle Nächte.

Aus diesem Grund hatten sich hier verhältnismäßig viele Weiße niedergelassen. Es gab Missionsstationen, Schulen, Geschäfte – nun eben alles, was hier zu einer „Stadt" gehörte.

Man traf durchaus nicht selten auf Einheimische, die kleinere Kaffeeplantagen ihr eigen nannten und ein Auto besaßen. Äußerlich hatten sie sich völlig dem Leben der Weißen angepaßt, ja, sie versuchten sogar, diese an korrektem Aussehen zu übertreffen. Oft waren sie perfekter gekleidet als viele der sich eher leger gebenden Weißen.

Die australische Verwaltung achtete darauf, den Menschen Papua-Neuguineas ihr Land zu erhalten und in der letzten Zeit nicht mehr, wie vor wenigen Jahren noch geschehen, an kapitalkräftige Weiße abzugeben.
Die Verkehrswege zur Küste hin, nach Lae, waren den Verhältnissen entsprechend gut ausgebaut. Größere Propellermaschinen starteten und landeten. Man spürte, daß Mount Hagen – genau wie Goroka oder Kainantu eine Oase der Weißen in der Wildnis – der Zivilisation angeschlossen war.
Die Einheimischen aus den umliegenden Dörfern waren halbzivilisiert und sehr stolz. Die Männer trugen in einem Stirnband aus gelbem Grasgeflecht oder grauen Opossumfellen meist gespreizte Schwingen von rotgefiederten Bussarden oder vielfarbigen Papageien. Ihr Lendenschurz aus selbstgedrehten braunen Schnüren war lang und reichte von der Taille bis zum Erdboden. Und wenn einen dann so ein altes braunes und faltiges Gesicht anstarrte und plötzlich in hessischem oder bayerischem Dialekt fragte: „Na, alter Menschenfresser, wie geht es dir?" dann wußte man, daß hier einmal die Deutschen zu Hause gewesen waren . . .
Manchmal sah man Leute, deren Kleidung lediglich aus einigen Pandanus-Zweigen bestand, die in einem Grasgürtel an der Hüfte befestigt waren. Ihre Gesichter waren überraschend fein geschnitten: mit schmalen Lippen, leichter Hakennase, durchdringenden dunklen Augen und schwarzen Vollbärten. Diese Menschen lebten von der Jagd, bescheidener Viehzucht und primitivstem Ackerbau mit dem Grabstock. Aber sie liebten ihre Freiheit. Sie waren echte Kinder der Grassteppe und der Berge. Sie schienen ihre europäisch gekleideten Landsleute ebenso zu verachten, wie

sie von diesen als Wilde und Kanaken beschimpft wurden. Irgend etwas unbegreiflich Starkes ging von diesen Menschen aus, das nur schwerlich in Worte zu fassen ist!
Mit Talikai und Sagu – wir waren in dieser von vielen Europäern geprägten Gegend schon ein recht seltsam anzusehendes Trio – ging ich zum Buchungsbüro einer australischen Fluggesellschaft. Auf dem kurzen Weg dorthin bestaunten meine beiden Begleiter die aus roten Ziegeln gebauten Häuser, die vielen Weißen – auch weiße Frauen, die sie ja bisher noch nicht zu Gesicht bekommen hatten –, Autos, Geschäfte mit hunderterlei Dingen und sonst noch tausend sehenswerte und überraschende und erschreckende Neuigkeiten. – Sie hatten innerhalb von nicht einmal zwei Stunden fast zehntausend Jahre an Entwicklung überbrückt; würden das ihre Seelen verkraften?
Ich buchte drei Flüge nach dem vierhundert Kilometer entfernten Lae, mit zwei Tagen Zwischenaufenthalt in Goroka.
Am späten Nachmittag landeten wir in dem grünen, weiten Talkessel von Goroka, der in diesen Tagen von farbigem Leben überzuquellen schien. An die vierzigtausend Einheimische hatten sich ja hier zu ihrem großen sing-sing eingefunden. Dazu kamen noch unzählige Touristen und Schulklassen aus Australien, Fotografen und Kameraleute aus der ganzen Welt.
Maia hatte mir die Adresse von Mr. Pala gegeben, einem ihm bekannten Lehrer, bei dem ich mit Sagu und Talikai Aufnahme zu finden hoffte. Er wohnte einige Kilometer östlich von Goroka. Ich sah mich nach einer Fahrgelegenheit dorthin um und konnte schließlich einen Landrover mit schwarzem Fahrer mieten.
Sagu und Talikai saßen zum ersten Mal in einem Auto.
Wir fuhren über eine kurvenreiche Straße durch große

Kaffeeplantagen, durch Bambus- und Pandanuswälder und an schwindelnden Abgründen mit reißenden Bächen vorbei. Häufig begegneten uns Einheimische in prächtigem Federschmuck.

Mr. Pala und seine Familie nahmen uns mit überschwenglicher Freundlichkeit auf. Bis spät in die Nacht hinein erzählten sie mir von ihrem Land, schilderten leidenschaftlich seine Möglichkeiten, aber auch seine Probleme. Und ich mußte von unserer Arbeit am Sepik berichten und von Europa.

Am nächsten Morgen, es war ein Samstag, ließen wir uns von seinem Bruder, einem Lastwagenfahrer, nach Goroka mitnehmen. Unterwegs stiegen noch gut fünfzig Leute zu, die in kleinen Gruppen auf einem Trampelpfad bloßfüßig neben der Straße wanderten.

„Das ganze Hochland scheint auf den Beinen zu sein", sagte ich.

„Ja", lachte Mr. Pala. „Vertreter von etwa einhundert Stämmen sind heute in Goroka versammelt. Monatelang haben sie Vorbereitungen für das Fest getroffen. Viele der Leute sind wochenlang unterwegs gewesen, um dabei zu sein. Die Gebiete kriegerischer Stämme mußten sie auf ihrem beschwerlichen Marsch meiden."

Wir erreichten Goroka.

Auf dem Weg zum großen Festplatz, der etwas außerhalb des Ortes lag, fielen mir Einheimische auf, hauptsächlich Frauen, die zwar dieselben Gesichtszüge wie ihre Landsleute aus diesem Gebiet aufwiesen, aber seltsamerweise eine ungewöhnlich helle Haut und beinahe hellblondes Kraushaar hatten. Wahrscheinlich wurde dieses Phänomen, das auf vielen Südseeinseln anzutreffen ist, durch eine Mangelkrankheit hervorgerufen. Jedenfalls schienen diese blonden Frauen bei der hiesigen Männerwelt hoch im Kurs zu stehen; denn hier in Goroka hatte sich so manche dunkelhäutige Schönheit das ehemals tiefschwarze Haar kräftig aufgehellt – und zwar mit Wasserstoff. Sagu und Talikai, die ziemlich verschüchtert durch dieses Gewühl von Menschen und hupenden Autos gingen, kamen aus dem Staunen nicht heraus.

Das rhythmische Stampfen von an die achtzigtausend Füßen lag wie dumpfes Gewittergrollen in der Luft. Trommelklang war zu hören; Rufe, Schreie und unmelodische Gesänge – chaotisch ineinander verwoben. Heiß brannte die Sonne von einem blaßblauen Himmel, der sich über das Tal und die lila schimmernden Berge im Hintergrund wölbte. Kein Windhauch regte sich. Es roch nach Rauch, Staub und Schweiß.
Welch ein Anblick! Alle die Männer in ihren Stammestrachten, im Kriegs- und im Festschmuck: Wild! Verwegen! Schaurig! Herrlich! Beängstigend! Kaum in Worte zu fassen war dieses Bild. Oben ein Wald von auf und nieder wippenden Speeren. Zwischen den Tausenden von Speeren eine hauchzarte Wolke aus Paradiesvogelfedern: rot, gelb, weiß, blau und schwarz – soweit das Auge reichte. Die dunklen Körper waren mit grellen Farben bemalt.
Noch tanzten die Gruppen im weiten Oval wohlgeordnet: die kriegerischen, stämmigen Wabags mit ihrem Kopfputz, der aus unzähligen weichen, schwarzen Kasuarfedern gemacht war; einen dicken Rock aus trockenem, rosa gefärbtem Gras um die Hüften; Ketten aus Hundezähnen um den Hals; ihre Körper mit weißen Tupfen bemalt, die sternförmig angeordnet waren; Speere, Steinäxte und Pfeil und Bogen in den Händen.
Oder die Dunas, mit ihren fast einen Meter breiten, halbkreisförmigen Perücken aus rotgefärbtem Menschenhaar: die

Gesichter zitronengelb bemalt, die Augen von roten Schatten umgeben, an die achtzig Zentimeter lange Schmuckfedern von Paradiesvögeln durch die Nasenscheidewand gezogen; um den Hals „kinas“, die halbmondförmigen Muscheln, und Ketten aus Glasperlen – Tanztrommeln in den Händen.

Dazwischen die Makehukus: dick mit hellem Lehm eingerieben die Körper; gewaltige Tonmasken über den Kopf gestülpt, mit dunklen Augenlöchern, plastisch hervortretender Nase und aufgerissener Mundöffnung, der eingesetzte Hunde- und Schweinezähne ein makabres, monströses Aussehen verliehen. Mr. Pala erklärte mir: „Die Ahnen der zierlichen Makehukus hatten sich bei einem Überfall auf ihr Dorf im Fluß versteckt. Als ihre Feinde sie zu entdecken drohten, sprangen sie plötzlich schlammbedeckt auf. Entsetzt flüchteten die Angreifer Hals über Kopf – sie glaubten es mit bösen Geistern zu tun zu haben. Seitdem tanzen die Makehukus in dieser schrecklichen Aufmachung ihren Siegestanz ...“

Immer wilder wurde das Schreien und Trommeln, das Tanzen und Singen; das gespielte Drohen mit den Waffen. Jede Ordnung war inzwischen verlorengegangen. Schweiß lief über die mit Schweinefett eingeriebenen Körper. Mehr und mehr dröhnte die Erde, pflanzte sich die spürbare Erschütterung unter unseren Füßen fort. Das große Aufgebot schwarzer Polizisten und police-boys wurde unruhig. Allzu neugierige Touristen wichen zurück. Die Leidenschaften waren aufgeputscht. Hunderte von Kriegerfrauen, die, wesentlich bescheidener herausgeputzt, mit ihren Kindern etwas abseits saßen, riefen ihren Männern aufmunternde Worte zu. Was Spiel und Ausdruck der Lebensfreude war, konnte schnell in blutigen Ernst umschlagen. Immerhin trafen hier

auch Stämme zusammen, die sich bis in die jüngste Vergangenheit bekämpft hatten. Noch immer glimmte die Glut der Leidenschaften unter einer nur dünnen Aschendecke.
Aber dieses Mal ging alles gut.
Mehr als eine Stunde hatten sie getanzt: die Porgaigas und Kutubus, die Hewas und die Engas, die Ibans und ... Nun wurde das Spektakel von den Ordnungskräften mit Umsicht aufgelöst. Die Landwirtschaftsschau konnte beginnen.

Und so bestaunten die „Buschkanaken", was die Fremden aus der fruchtbaren Erde ihres Landes alles hervorzuzaubern vermochten: Kaffee, Kakao, Zuckerrohr, Vanille; Ananas, Erdnüsse, Papayas, Mangos und unendlich vieles mehr. Obst-, Getreide- und Gemüsesorten, die sie nicht kannten. Was bedeutete gegen diese Vielfältigkeit schon ihre eigene Ernte an Taro, Yams, Bananen und Bataten, die oft nicht einmal die hungrigsten Mägen füllen konnte!
Noch immer hatten viele der im Bergland weit verstreut lebenden Stämme bisher nicht einmal Ziegen, Schafe, Hühner, Enten oder Gänse gesehen oder auch nur von diesen Tieren gehört. Deshalb war es nicht weiter erstaunlich, daß Kühe und Rinder von einer nahegelegenen Versuchsfarm eine Hauptattraktion darstellten. Sie waren für die Leute eine Art Weltwunder, dem man ängstlich und erstaunt und ehrfürchtig gegenübertrat, auf respektvollen Sicherheitsabstand achtend!
Auch Talikai und Sagu waren derartigen „Untieren" noch nie begegnet, und es war anzunehmen, daß einige der knipsfreudigen Touristen Kühe auch nur aus dem Fernsehen kannten.
Aber das konnte „big chief long fella" Bungfriday, ein politisch engagierter Einheimischen-Führer, nicht wissen.

Ärgerlich, weil die „Buschkanaken“ infolge ihrer Unwissenheit sich selbst, ihn und ganz Papua-Neuguinea vor den Augen so vieler Weißer blamierten, wie er zu Pala sagte, rief er nun in beruhigendem Tonfall immer wieder in Pidgin: „Das fella Name ‚Bullamoocow‘! Macht nichts! Zuviel gut Tier das!“

Er trat an eine schwarz-weiß gefleckte Kuh heran und faßte sie, um seinen Worten von der Harmlosigkeit des Tieres Nachdruck zu verleihen, an einem ihrer Hörner. Die Leute honorierten seinen Mut mit anerkennenden und erstaunten Ausrufen. Furchtlos geworden, traten einige von ihnen neugierig näher.

Irgendwie aber muß das dem braven Wiederkäuer allmählich zu bunt geworden sein, der ja von seiner weiten Weide derartige Menschenansammlungen nicht gewohnt war. Mit einem unwilligen Schütteln hob die Kuh den Kopf. Sie öffnete das Maul: zwei Reihen breiter, gelber Zähne wurden sichtbar und zugleich erklang im tiefsten Baß ein ärgerliches und sehr lautes Muh . . .

Die Leute erstarrten. Das war zu viel für sie! Wie von allen bösen Geistern ihres Landes gehetzt, gaben sie Fersengeld – die Kinder und Frauen und die angemalten Krieger mit ihren Waffen. Das tiefe, markige Muh mußte in ihren Ohren wie die Posaunen von Jericho geklungen haben! Ich konnte nicht anders, der Anblick war zu komisch gewesen: ich mußte laut lachen. Auch Pala lachte herzlich, während Talikai und Sagu sich ängstlich an mich klammerten.

Nur „big chief long fella“ Bungfriday blickte ärgerlich und finster drein. Und dieser hilflos-finstere Blick war es wohl auch, der mir in Erinnerung brachte, daß es auf der großen Welt unendlich viele Dinge gab, die auch ich noch nicht gesehen hatte; ja, von denen ich nicht einmal etwas ahnte!

Und diese Erkenntnis machte mich dann doch wieder bescheiden.
„Wollen wir weitergehen?“ fragte mich Pala.
Wir schlenderten über den großen Platz, der zum Raritätenkabinett für die Weißen und zu einem aufregenden und verblüffenden – aber wohl auch oft genug demütigenden – Irrgarten für viele Schwarze geworden war.
An einer Stelle wurden landwirtschaftliche Maschinen, selbstverständlich nur für die großen Plantagen- und Farmbetriebe der Weißen erschwinglich, von den Einheimischen umlagert, bestaunt und betastet.
Ochsen am Spieß gab es, Brathähnchen und Bier – alles zu gepfefferten Preisen. Die Touristen aus ihren reichen Ländern fanden auch hier den Überfluß. Sie aßen und tranken, und sie fotografierten die verständnislos in die spiegelnden Linsen starrenden „Wilden“, die sich ganz offenbar ein paar Brosamen, die vom Tisch des Überflusses gefegt wurden, erhofften.
„Fressen die noch immer Menschen?“ hörte ich eine Touristin kauend ihren Begleiter fragen.
Auch Pala hatte es gehört. Und ich schämte mich deshalb ein wenig für die weiße Lady.

Am nächsten Morgen starteten Sagu, Talikai und ich mit einer DC-3, die mit Passagieren und Kaffeesäcken voll beladen war, weiter nach Lae. Die Maschine flog tief, nur etwa zweihundert Meter über der Straße, die von Lae über Kainantu und Goroka nach Mount Hagen führt.
Tal um Tal öffnete sich terrassenförmig zur Küste hin, und die Maschine sank tiefer und tiefer. Rechts und links von den Tragflächen ragten in einiger Entfernung die mit Gebüsch und verdorrtem Gras bestandenen Berge auf. Nur

dort, wo ein Bach seinen Weg ins Tal suchte, standen hohe Bäume.

Dann erreichten wir die Ebene des Markham-Flusses, der hier ungezügelt und vielarmig durch den Urwald zur Küste strebt. Schließlich berührten die Räder das graue Betonband des Flugplatzes – wir waren in Lae.

Die feuchte, schwere Luft nahm mir fast den Atem. Wie schnell hatte sich der Körper an die viel angenehmere, trockene Bergluft gewöhnt! Aber mit Genugtuung roch ich die Nähe des Meeres.

Ich winkte ein Taxi heran, und wir fuhren zunächst zum Krankenhaus, wo ich Dr. Simpson die Krankheitsgeschichte und die Aufnahmen von Nanuo vorlegte. Er versprach mir, sich der Sache anzunehmen und mir dann, über die Catholic Mission, Bescheid zukommen zu lassen. – „Tja, und nun erzählen Sie ein bißchen mehr von dort draußen . . ." forderte mich Simpson lächelnd auf.

Später suchten wir Father Bennett in der Catholic Mission auf. Auch mit ihm unterhielt ich mich über Nanuo und schilderte ihm eindringlich die Notwendigkeit einer Wiederherstellungsoperation an der jungen Frau.

„Das ist längst nicht so einfach, wie Sie sich das vielleicht vorstellen, lieber Doktor Fleming; aber ich will sehen, was sich machen läßt . . ." Auch Father Bennett mußte ich unendlich viele Fragen über das Sepik-Hospital beantworten.

Am späten Nachmittag unternahm ich mit Sagu und Talikai einen Bummel durch Lae. Die kleine, lebendige Stadt machte auf beide einen gewaltigen Eindruck: soviel Reichtum, so viele Fremde! Staunend betrachteten sie den imposanten Bau des Administrationsgebäudes, die Auslagen der Geschäfte. Die Neonreklamen, die am Abend aufflammten,

mußten ihnen wie Sternschnuppen vorkommen, geradewegs vom Himmel gefallen. Ach, und was es sonst noch alles zu bestaunen gab: Alltägliches, Profanes, Kitsch – die wunderbarsten Dinge dieser Erde! Ob wohl ein einziges Menschenleben ausreichte, von all diesem zu berichten?
Mit Mühe hatte ich im Hotel Cecil zwei Zimmer in einem Seitentrakt für uns bekommen. Im Hauptgebäude, wo die feinen Touristen abstiegen, war für „Kanaken" sowieso kein Platz!
Einen Tag verbummelten wir noch in Lae; kauften ein, aßen tüchtig zu Mittag, tranken Bier und Limonade. Nebenbei erkundigte ich mich bei der Handelsgesellschaft Namasu nach einem Boot nach Salamaua.

Die glitzernde Wasserfläche des Golfes war leicht gekräuselt, und der Wind raschelte verhalten in den langen, dunkelgrünen Palmwedeln. Ich konnte mich nicht satt sehen an der majestätischen Schönheit der Kokospalmen. – Aus den kleinen Lagerschuppen des Bootshafens drang der Geruch von Kopra, Vanille und Sandelholz.
Mein Blick streifte weiter am Ufer entlang: Kokosnußhälften von entfernten Plantagen waren von der Brandung auf den Strand gespült und Bambusrohr, grau und vom Salzwasser ausgelaugt oder noch frisch und grün, mit hübschen gelben Streifen darin. Muscheln gab es – und Tausende flinker Einsiedlerkrebse dazwischen, die in emsiger Hast mit ihren grünen, braunen, gelben, schwarzen und grauen Schneckenhäusern über den Strand wanderten. Wenn man dalag im heißen Sand, konnte man sie laufen und klappern hören.
Wenige Meter entfernt tauchte gerade ein Heer von Soldatenkrabben aus den Wellen auf: zweihundert, dreihundert, vierhundert. In erstaunlich ordentlicher Formation mar-

schierten die daumennagelgroßen Tiere auf ihren dünnen Krabbenbeinen hinter ihrem doppelt so großen Anführer her; schwenkten nach rechts, wenn dieser nach rechts lief – schwenkten nach links ... Mir blieb über diese straff-militärische Ordnung nur ein Kopfschütteln.

Sagu und Talikai hatten mit Erschrecken den „fürchterlich großen Fluß", das Meer, zur Kenntnis genommen. Selbstverständlich hatten sie sich davon überzeugt, daß das Wasser auch salzig schmeckte. Talikai, der „Geschäftsmann", fragte mich sogleich, ob wir denn auch genügend von dem kostbaren, salzhaltigen Wasser mit nach Wogamush nehmen würden ...

Das Boot, die *Salankaua*, lag abfahrbereit am Landungssteg und rieb seine fleckige Backbordseite an den muschelüberwucherten, fauligen Balken. Wir sprangen hinüber an Deck zu den anderen fünfzig Passagieren.

Unser eigentliches Ziel war nicht Salamaua direkt, sondern eine Siedlung in der Nähe dieses Ortes.

Der Bootsführer war ein Papua. Nur mit Shorts bekleidet, stand er breitbeinig hinter dem Steuer und schaute uns mit einem lässigen Grinsen entgegen. Dichtes Kraushaar, wohl noch nie von einem Kamm durchforstet, stand weit ausladend um seinen Kopf. Das linke Ohr war durchlöchert und baumelte bis auf seine Schulter herunter. Sein Gesicht war mit phantastischen Ornamenten tätowiert und, wohl zum Zeichen der Würde seines Amtes, steckten über der Stirn zwei Kugelschreiber im Haar; aber vielleicht wollte er damit auch nur seine Referenz an die Neuzeit bekunden ...

Mich, als einzigen Weißen an Bord, begrüßte er persönlich. „Guten Nachmittag, Masta. – Ich fella Junge Isom. Ich aus Pari in Papua kommen. Ich fürchterlich gut Christ. Wohin du wollen, ich fahren!"

Ich erklärte ihm, daß ich Maias Familie besuchen wolle. – Er wußte sogleich Bescheid, denn er kannte Maia.
Der Bootsführer ließ den Diesel an. Ein Junge auf dem Landungssteg machte die Leinen los, und das Boot setzte sich in Bewegung.
Zu den Passagieren gehörten auch sieben Hühner und ein rabenschwarzes Schwein mit acht gelb-weiß-braun gestreiften Frischlingen. Die Tiere lagen gefesselt zwischen den Beinen ihrer Besitzer am Boden.
Die Dünung rollte flach und langgezogen. Die Wogen sahen aus wie blaugrünes Glas. Doch gegenüber der Mündung des Markham-Flusses färbte sich das Wasser braun und der Bootsführer mußte einige Ausweichmanöver durchführen, um nicht mit treibenden Baumstämmen und Ästen zu kollidieren. Manchmal waren ganze schwimmende Inseln von beachtlicher Größe auf dem Wasser zu sehen.
Nach knapp drei Stunden Fahrt näherten wir uns der weiten Bucht von Salamaua. Palmen reckten ihre früchtebeladenen schattigen Kronen an schrägen Stämmen dem Meer entgegen. Dünne blaue Rauchsäulen von Feuern stiegen in den Himmel. Wenig später konnte ich im dämmrigen Grün Hütten und Menschen und Auslegerboote am Strand genau unterscheiden. Zwischen den Palmen waren die Farbkleckse der Blütenbüsche, leuchtend in Gelb, Rot und Lila.
Der Bootsführer drosselte den Motor etwa eine viertel Meile vor dem Ufer. Gleich vorn, an der Ostseite der Bucht, war Maias Zuhause. Entlang des gesamten, hufeisenförmigen Küstenstreifens standen die Hütten der Einheimischen, alle dicht ans Ufer gedrängt. Unmittelbar hinter der Küste reckten sich steile, urwaldbestandene Berge in die Höhe. Uns gegenüber, ziemlich weit entfernt, auf der westlichen Seite der Bucht, standen einige weißgestrichene Häuser an

die grünen Hänge gelehnt; es waren die Gebäude einer Missionsstation.
Maias Familie war von unserem Kommen bereits verständigt.
Ich stellte mich vorn an den Bug des Bootes und winkte hinüber zum Ufer. Drüben wurde eines der Auslegerboote ins Wasser geschoben, und zwei Männer ruderten eifrig auf uns zu. Schnell waren sie heran. Über eine Strickleiter kletterten Talikai, Sagu und ich hinunter auf das schmale Gefährt, das aus einem ausgehöhlten Baumstamm bestand. Ein Schwimmer auf der linken Seite sollte ein Kentern verhindern. Die beiden Männer ware Maias Bruder und Schwager.
Wir wurden mit der herzlichen und selbstverständlichen Gastfreundschaft empfangen, wie sie bei den meisten Einheimischen an den heißen Küsten Melanesiens üblich ist. Mit dem Willkommensgruß gehört der Fremde zu ihnen, ist in ihre Gemeinschaft aufgenommen. – Ich ließ mich gern in diese vom Reiz des Fremdartigen umwobene Welt gleiten – eine Welt, die in ihrer berauschenden Milde und eigenartigen Melancholie im krassen Gegensatz zu der mehr und mehr entseelten Welt der Weißen steht. Man muß sich als Fremder hingeben – wenn man nicht an dem Kostbarsten, das ein fremdes Land zu geben hat, vorbeigehen will!
Sie hatten sich zur Begrüßung vor ihren Hütten in einer Reihe aufgestellt. Sie waren aufgeregt – und versuchten das durch Lachen zu verbergen.
Nacheinander reichten sie uns die Hand. Die beiden hübschen jungen Frauen trugen Blüten im Haar, rote Frangipaniblüten – nicht mir zu Ehren, wie ich zunächst glaubte, sondern weil sie morgens bei Sonnenaufgang aufstanden, im Meer badeten, sich sorgfältig das kurze Kraushaar kämmten und zum nächsten Strauch gingen, um sich eine erste Blüte

über dem Ohr zu befestigen. Sie trugen bunte Röcke aus billigem Kattun und ebensolche Blusen über der nackten Haut – die Blusen vielleicht mir zu Ehren . . .
Die beiden Männer, Pomat und Yesa, hatten Shorts und Unterhemden an, und die Kinder, vier Mädchen und drei Buben, schienen gerade aus einem Ausstattungshaus zu kommen, so perfekt und sorgfältig waren sie gekleidet.
Sie nannten mir ihre Namen; ein wenig geziert die beiden Frauen: „Mein Name Ketomo, ich bin die Frau von Pomat und die Schwester von Doktor Maia."
„Mein Name Ngalen, ich bin die Frau von Yesa, dem Bruder von Doktor Maia." Sie waren stolz auf Maia, denn die Betonung lag klar auf „Doktor". Und die Kinder hießen David und Pearl, George und Rosmarie . . .
Alle bestürmten mich mit Fragen nach Maia. Mindestens fünfzig Nachbarn kamen herbeigeeilt, deren Neugier gestillt sein wollte. Jemand stellte mir einen Stuhl hin, auf den ich mich nun setzte. Die Leute hockten auf Matten um mich herum und lauschten gespannt und mit vielen Zwischenfragen meinem Bericht.
„Und das ist ein alter Kopfjäger vom Sepik?" Sie deuteten auf den betelnußkauenden Talikai. Als dieser bemerkte, daß das allgemeine Interesse sich nun ihm zuwandte, sagte er stolz: „Ich mehr Köpfe abgemacht, als Finger und Zehen gehören mich." Und das stimmte wohl auch. Sagu, die sich etwas zurückgedrängt fühlte, sagte laut in die erstaunte Stille nach Talikais Worten: „Ich bin seine Braut. Er hat mich gekauft, und wir werden bald heiraten!" Dabei stellte sie sich zur Bestätigung neben mich und legte ihre Hand auf meine Schulter.
Unsere Unterkunft für die eine Nacht, die wir hier verbringen würden, war eine kleine Hütte aus gelbem Bambusge-

flecht. Sie stand etwas abseits von den beiden anderen, größeren Hütten, die von den beiden Familien bewohnt wurden. Die Behausungen waren auf zwölf bis achtzehn mannshohen Pfählen errichtet, und jeweils in zwei Räume und eine Veranda unterteilt. Alles war geflochten: der Fußboden, Innen- und Außenwände, ebenso die Brüstung der Veranda. Ich hatte das Gefühl, mich in einem riesigen Korb zu bewegen. Nur das Dach bestand aus einer dicken, regenundurchlässigen Schicht aus Palmwedeln.

Als ich auf die Veranda trat, konnte ich das leuchtende Meer sehen. Palmen, Blütensträucher, Auslegerboote und die braunen Menschen spiegelten sich darin. Nur eine viertel Meile weiter draußen dröhnte das ewige, urgewaltige Grollen der Brandung am Korallenriff. Innerhalb dieser Barriere hatte das Wasser nur eine geringe Tiefe und war auch gegen Haie und Barracudas, die „Wölfe" des Meeres, einigermaßen geschützt.

Trotzdem erboten sich Maias Bruder und Schwager, mich mit dreigezackten Fischspeeren im Boot zu begleiten, als ich den Wunsch äußerte, zu schwimmen. Ich ließ mich ein Stück hinausrudern und sprang dann ins Wasser. Hier hatte das Meer nicht die läuternde Frische des Nordens. Das Wasser war viel zu warm, um richtig zu erfrischen. Ich schwamm hinaus, und das Boot fuhr in einigem Abstand neben mir her.

Der Meeresgrund, drei – fünf – zehn Meter unter mir, war ein verzauberter Garten. Hatte ich nicht vor einer halben Stunde noch über die Farbenpracht des Ufers gestaunt? Vergessen war das jetzt! Wo sonst noch auf der Welt gibt es mehr prächtige Farben und abstrakte Formen als in einem tropischen Korallenriff? Ich saß wieder im Boot. Ganz langsam glitten wir dahin. So klar wie das reinste Glas war das

Wasser. Der Bug unseres Fahrzeuges schob sich auf eine formvollendete, blaue Orgel zu. Die höchsten Pfeifen ragten bis wenige Zentimeter unter den Wasserspiegel. „Vorsicht!" mahnte ich. Schon sah ich das Kunstwerk zerstört; aber wir glitten darüber hinweg, ohne es zu berühren. In Wirklichkeit stand der Bau viele Meter unter uns ...

Was war schon das Ufer im Vergleich zu dieser Wunderwelt!

Links von uns ein Wald aus jadegrünen Hirschgeweihen; da ein ganzer Garten voll blutroter Chrysanthemen mit zitronengelben Mohnblumen dazwischen. Dann blattlose Büsche mit verschiedenfarbigen Zweigen. – Und das alles ein einziges Leben – aus Millionen kleiner und Milliarden kleinster Tiere.

Weiter fuhren wir dahin.

Fische mit Flossen wie die Flügel von Kolibris kreuzten unseren Kurs. Quallen, die in allen Farben des Regenbogens schimmerten, bewegten sich wie geöffnete Regenschirme durchs Wasser.

Wir näherten uns dem Donnern der Brandung. Hier ragte das Riff bei Ebbe aus dem Wasser. Zwei Riesenmuscheln mit blau und grün umhäkelten Rändern standen unbeweglich zwischen den Korallen. Jede mochte vier bis fünf Zentner wiegen und mehr als einen Meter lang sein. Maias Bruder berührte einen der dreißig Zentimeter weit geöffneten Giganten mit dem Paddel. Langsam begann er sich zu schließen und spritzte dabei einige Liter warmes Salzwasser über uns.

Am Abend aßen wir im Kreise der beiden Familien. Der niedrige Tisch, um den wir auf geflochtenen Matten mit gekreuzten Beinen hockten, war reichlich gedeckt. Hunger?

Nein, den kannten die Menschen hier an der Küste nicht. Die mannigfaltigsten Früchte wuchsen, wohin man sah. Im dichten Gehölz grunzten braune und schwarze halbverwilderte Schweine, die nur einmal am Tag mit Süßkartoffeln gefüttert werden mußten. In großen Gehegen aus Bambusstäben flatterten Hühner, und im Meer gab es schmackhafte Fische.

Hier blieb auch der Regen nicht aus, wie manchmal droben an den Hängen des Gebirges, wo dann eine unerbittliche Sonne die Frucht auf den ohnehin schon kümmerlichen Äckern verdorren ließ und der Wind die zu Staub gewordene Erde fortblies. Hier waren die Menschen von einer üppigen Natur bevorzugt. Die beiden Männer verdienten das Geld, das sie zum Unterhalt ihrer Familien benötigten, durch den Anbau von Vanille. – Im Augenblick blühten die Schlinggewächse der grünlich-weißen Vanille-Orchidee gerade – welch ein berauschender Duft!

Sauberkeit, Harmonie in der Lebensführung, Wissen um die Grundformen in der Ernährung und Hygiene vereinten sich bei diesen Menschen zu einem Musterbeispiel melanesischer Lebensart. Man hatte die Zivilisation in sinnvoller Weise angenommen – und die Früchte zeigten sich!

Als die Sonne hinter den Bergen verschwunden war und endlich die milde Dunkelheit alles einzuhüllen begann, als die Stimmen der Nacht erwachten und das Meer vor uns lag wie schwarzer Samt, kosteten wir drei aus Wogamush noch einmal vom Zauber dieser Küste.

„Dürfen wir Sie zum Fischen einladen?“ hatten mich die Männer nach dem Essen gefragt.

Und so waren wir hinausgefahren. Boot auf Boot löste sich vom Ufer. Im lodernden Schein der Fackeln aus trockenen

Palmreisern sah ich das Rot der Hibiskusblüten im Haar der Frauen und Männer. Die Blüten gehörten ganz einfach zu ihnen ...

Leise glitten wir dahin. Verhalten war der Ruderschlag, als wollte man die Fische nicht erschrecken und dadurch verjagen. Die Stimmen der Frauen waren melodisch und einschmeichelnd. Die Lieder, die sie in ihrer Sprache, dem Motu-Dialekt, sangen, verstand ich nicht – und trotzdem sagten sie mir so viel!

Sie riefen etwas in mir wach, von dem ich geglaubt hatte, daß es längst verloren sei. Dieses Etwas konnte ich nicht greifen, nicht sehen – und doch war es überall um mich herum: Es war die einzigartige Atmosphäre dieser Südseenacht, und ich war der einzige Weiße hier ...

Jetzt ruderten die Männer schneller. Wie gleißendes, flüssiges Silber leuchtete das Wasser bei jedem Ruderzug auf.

Wir fuhren auf das Riff zu.

Maias Bruder und Schwager fanden auf Anhieb die schmale Passage, und dann spürten wir die Dünung des offenen Meeres.

Wir zündeten neue Fackeln an.

Im klaren Wasser sahen wir jetzt Millionen kleinster Sternblüten, die nur nachts erblühen und die sich in der Dünung wiegten – wie die Blumen auf einer Sommerwiese im Wind: es waren die aus ihren Kalkbauten herausragenden Fangarme der Korallenpolypen, die nun aus dem planktonreichen Wasser Nahrung aufnahmen. Dazwischen bewegten sich kleinere, saphirblaue und blutrote Seesterne. Auch ein vielarmiger, hellroter Seestern, von einem halben Meter Durchmesser, kroch über die Korallen.

Zischend verlöschten die Fackeln im Wasser. Wir gesellten uns wieder zu den anderen Booten.

Zwei Stunden blieben wir draußen. Ich lauschte den Liedern und fühlte den lauen Wind auf meiner Haut. Ich hörte das Lachen der jungen Paare; ich schmeckte das Salz auf meinen Lippen und roch die schwere Luft. Ich war hier! Ich gehörte zu diesen Menschen! Ich war einer von ihnen; glaubte zumindest, es zu sein.

Die Feuer am Ufer wiesen uns den Weg zurück.

Die Auslegerboote wurden auf den Strand hinaufgetragen. Ich blickte in die Fahrzeuge, um den Fang zu betrachten. Aber davon war nichts zu sehen. Neugierig fragte ich die Männer und Frauen: „Wo sind die Fische?"

Maias Bruder und Schwager lächelten, als die Leute auf die dunkle Fläche hinauswiesen. „Im Meer sind die Fische", sagte schließlich ein alter Mann.

„Aber ihr seid doch hinausgefahren, um zu fischen!"

„Ja, wir sind hinausgefahren. Wir wollten Ihnen zeigen, wie es früher hier war, Sir." Die Augen des weißhaarigen Alten bekamen einen feuchten Schimmer, als er fortfuhr: „Aber unsere Frauen und Mädchen haben es verlernt, die Melodie richtig zu singen, mit der in alter Zeit die Fische zu den Booten gerufen wurden . . ." Die Männer nickten zustimmend und die Frauen und Mädchen blickten auf den Boden, so, als schämten sie sich dessen.

Am nächsten Morgen, zwei Stunden nach Sonnenaufgang, holte uns die *Salankaua* ab.

Wir waren nur einen halben Tag und eine Nacht hiergewesen – und es tat mir leid, von diesen freundlichen Menschen fortzugehen!

Am Vormittag noch bestiegen wir in Lae das Flugzeug und flogen über Madang nach Wewak. Hier holte uns Mansfield mit seiner Maschine ab.

Da die Zeit schon zu weit fortgeschritten war, um noch eine Landung in Wogamush wagen zu können, flogen wir an diesem Tag nur bis Ambunti weiter.
„Na“, fragte mich Sinclair, „wie haben Ihre beiden Schützlinge den Ausflug in die Zivilisation überstanden?“
„Ausgezeichnet! Sehen Sie selbst.“ Von Verstörtheit oder Angst war Talikai und Sagu längst nichts mehr anzumerken. Ganz im Gegenteil, sie strahlten die gelassene Selbstsicherheit erfahrener Globetrotter aus. Sie hatten ihren Leuten im Dorf nun vieles voraus. Sie konnten von Dingen und Begebenheiten berichten, die so phantastisch waren, daß sie ihnen niemand glauben würde. Und doch stimmte alles. Alles!
Sinclair erzählte mir, daß sein Kollege Weymarck mit drei police-boys auf Patrouille hinüber zum Chambri-See gefahren sei. Dieser See liegt rund dreißig Kilometer östlich von Ambunti und ist mit dem Sepik durch zwei Wasserarme verbunden. An seinen Ufern lebt der Stamm der Tchambuli, dessen Lebens- und Verhaltensweisen die bekannte Anthropologin Margaret Mead in ihrem Werk *Leben in der Südsee* anschaulich und ausführlich dargestellt hat. Natürlich hat auch bei diesen Menschen in der Zwischenzeit der Fortschritt vieles an Ursprünglichkeit zerstört.
Weiter berichtete mir Sinclair von einem Vorhaben, das mich sogleich aufhorchen ließ. Verantwortliche Regierungsstellen in Port Moresby waren dabei, eine Expedition zusammenzustellen, die den bislang so gut wie unerforschten Oberlauf des May-Flusses – ein Nebenfluß des oberen Sepik – hinaufgehen sollte. Er, Sinclair würde daran teilnehmen, ein Geograph aus Townsville im australischen Bundesstaat Queensland und ein Ethnograph aus Melbourne. Auch auf einen am Fluß so erfahrenen Mann wie

Neubauer wollte man nicht verzichten. Eines der Ziele des Unternehmens sollte es sein, Gerüchten und Vermutungen nachzugehen, nach denen an den Hängen des Thurnwald-Gebirges, wo der May-Fluß entspringt, Menschen leben sollten, die bisher – wenn sie tatsächlich existierten – überhaupt noch keinen Kontakt mit Weißen gehabt haben konnten. Piloten war beim Überfliegen dieses Gebietes lediglich zwei- oder dreimal Rauch aufgefallen, der dort zwischen den Baumkronen aufgestiegen war. Dieser Rauch konnte allerdings ebensogut von Feuern durch Blitzschlag, wie von Feuern durch Menschenhand herrühren, wie mir Sinclair erklärte.

„Und hier", der Patrouillenoffizier überreichte mir lächelnd einen Brief, „das ist für Sie." Ich öffnete das Schreiben. Es war eine amtliche Anfrage aus Port Moresby, ob ich in der Lage wäre, das Unternehmen als Expeditionsarzt zu begleiten.

Am liebsten hätte ich sofort zugestimmt, doch da gab es vorher noch viel zu bedenken ...

„Wenn Sie Kopf und Kragen riskieren möchten ..." sagte Mansfield leicht ironisch.

„Die riskiert der Doktor ja auch, wenn er sich in deine Mühle setzt", antwortete Sinclair mit einem Blinzeln zu mir.

Ich war es gewohnt, Entschlüsse schnell zu fassen und sie trotzdem gut durchdacht zu haben. Und so schrieb ich noch an diesem Abend einen Brief mit meiner Zusage in die Hauptstadt.

Über Funk sprach ich danach mit Maia.

„In Wogamush alles okay!" sagte er.

Morgens flog uns Mansfield zurück. Sagu und Talikai waren die Helden des Tages. Mit farbenprächtigen Muscheln aus dem Meer und allerlei Attributen der Zivilisation schwer beladen, kehrten sie freudestrahlend heim. Und sofort begannen sie zu erzählen. Das konnten sie auch! Schließlich waren sie in einer anderen Welt gewesen – weit, sehr weit in der Zukunft ...

Von Krokodilen

Als ich Neubauer einmal gefragt hatte, ob er nicht daran denke, seine langjährigen Erfahrungen, seine Erlebnisse, seine Abenteuer in Neuguinea aufzuschreiben und zu veröffentlichen, hatte er verblüfft den Kopf geschüttelt: „Abenteuer? Erlebnisse? Was sollte ich denn schon berichten können! Mein Alltag ist gar nicht aufregend!"

„Aber die Natur hier, die Menschen und ihre Lebensart – dies alles ist doch fremd, abenteuerlich, außergewöhnlich!" hatte ich ausgerufen.

„Sie mögen recht haben. Wahrscheinlich bin ich schon zu lange hier, um das Fremde noch als fremd empfinden zu können . . ."

Dieser Dialog fiel mir ein, als ich jetzt mit Maia am Krankenbett einer Frau stand. Ihr Mann und ihre vier Kinder hockten bei ihr. Der Mann sah uns an. Tränen rannen über seine Wangen. Die Hände zu einer beschwörenden Geste erhoben, rief er: „Masta, du helfen mit Donner, machen Teufel tot!"

„Ich helfen", antwortete ich. Mit Teufel meinte der Mann in seinem unbeholfenen Pidgin ein Krokodil, und mit Donner ein Gewehr.

Drei Stunden vor Maias gestrigen Worten am Funkgerät: „In Wogamush alles okay", hatte ein Krokodil der Mutter unten am Fluß ein faustgroßes Stück Fleisch aus der linken Wade gerissen. Maia hatte den zerfetzten Unterschenkel amputieren müssen.

Zusammen mit einigen anderen Frauen war sie hinunter zum Fluß gegangen, um an einer seichten Stelle Lotosstengel für das Abendessen zu schneiden. Und obwohl sie sich gewohnheitsmäßig aufmerksam umgesehen hatten, war das Tier, das zwischen den großen aufgewölbten Blättern versteckt gewesen war, ihren Blicken entgangen. Von einem im Wasser auflauernden Krokodil sind nur die starren Augenwülste und die empfindlichen Nüstern zu sehen. Völlig lautlos nähern sich diese urtümlichen Tiere ihrem Opfer und packen dann blitzschnell zu. Ihre spitzen und weit auseinanderstehenden Hauer sind nicht dazu geeignet, etwas zu zerschneiden. Diese Tiere schlagen ihre Zähne mit großer Wucht in das Fleisch und reißen davon große Stücke heraus, indem sie sich schnell um ihre Längsachse drehen.

Zwar kam es nicht gerade jeden Tag vor, daß jemand von einem Krokodil angegriffen wurde; aber immerhin fielen ihnen in den Dörfern an den Flüssen jedes Jahr einige Menschen zum Opfer. Das war hier keineswegs etwas Außergewöhnliches. Das war eben doch irgendwie unumgänglich, selbstverständlich – Alltag . . .

Der luluai, die police-boys, der Schamane – eigentlich alle Einwohner aus Wogamush hatten die Tötung des Krokodils beschlossen. Und ich als Weißer, den man für einen Alleskönner hielt, sollte mit meinem Gewehr das Urteil vollstrecken. Für die Leute aus Wogamush war es die natürlichste Sache der Welt, daß die schwere Verwundung der Frau gerächt werden mußte.

Zu diesem Zweck war ein kränkelndes Ferkel geschlachtet und in die Sonne gelegt worden, damit es schnell in Verwesung überginge. Den angefaulen Kadaver wollte man als Köder benutzen, da Krokodile solch stark riechendes Fleisch für ihre Mahlzeiten bevorzugen. Der Schamane hatte die Ahnengeister bereits nach dem besten Zeitpunkt für die Jagd befragt – morgen wollte man das Tier töten.

Am Abend, als wir Ruhe hatten, sprach ich mit Maia über meine Absicht, die geplante Expedition zu begleiten. Allerdings würde ich dadurch die vorgesehene Zeit meines Aufenthaltes auf Neuguinea überschreiten müssen – aber was wollte das schon besagen!
Maia fragte mich einigermaßen besorgt: „Hast du eine Vorstellung davon, wie groß die körperlichen Anstrengungen sind, die du auf dich nehmen mußt, Bruder? Weißt du überhaupt, wieviel Gefahren damit verbunden sind? Hat dir unsere Reise den Fluß herauf noch nicht genügt?"
„Das Schwere vergißt der Mensch schnell", antwortete ich. „Selbst die härtesten Stunden bekommen in der Erinnerung einen rosigen Schimmer. Natürlich ahne ich, daß dieser Vorstoß in unerforschtes Gebiet sehr schwer sein wird. Aber das ist ja gerade das Reizvolle an der Sache", rief ich, „wilden Menschen zu begegnen, die im Moment noch nicht ahnen, daß es Weiße gibt! Muß das Betreten eines weißen Flecks auf der Landkarte nicht eines der letzten großen Abenteuer sein, die unser Globus zu vergeben hat?"
Trotz meiner leidenschaftlich hervorgebrachten Argumente war ich mir nicht ganz sicher, ob Maia meinen Enthusiasmus so richtig verstehen konnte.

Am nächsten Tag rief mich Sagu: „Du sollst kommen und das Krokodil fangen helfen, big fella Masta!"
Da es meine Zeit gerade erlaubte, nahm ich mein Gewehr und ging mit ihr ins Dorf.
Ich hatte noch nie ein Krokodil geschossen, und deshalb konnte ich nicht die geringste Prognose darüber stellen, wie die Jagd ausgehen würde. Ich wußte nur, daß ich mit sicherem Schuß das hühnereigroße Gehirn zwischen den Augen des Tieres treffen mußte, um es augenblicklich zu töten.

Im Dorf erwarteten mich bereits vier Männer, die mit Haumessern, Speeren und Pfeil und Bogen bewaffnet waren. Der Gatte der verletzten Frau war unter ihnen. Alle übrigen Männer des Dorfes erteilten uns Ratschläge. „Paßt auf, das Krokodil ist schlau und sehr schnell und hinterlistig!"
Und die Frauen, die im Hintergrund standen, riefen uns zu: „Tötet das Krokodil! Tötet es und alle seine Kinder und Brüder und Schwestern!"
Ganz ruhig zog der Strom im Sonnenschein dahin. Einige weiße Reiher strichen dicht über das Wasser zum jenseitigen Ufer. Frösche quakten, und Moskitos umsummten uns. Der faulige Geruch modernder Vegetation lag schwer in der Luft.
Wir fünf waren hinter dem dichten Blätter- und Lianenvorhang des Ufers, etwa vierhundert Meter unterhalb des Dorfes, verborgen. Alle anderen hatten zurückbleiben müssen. Fünfzehn Schritte vor uns lag der Köder, noch unter den weit hinausragenden Ästen der Bäume. Genau über dem Köder, der mit einem Pfahl im schilfigen Sumpf festgespießt war, hing ein Netz an zwei Ästen. Es war aus zähem Rotang geflochten. Zwei Leinen führten zu unserem Versteck. Das Netz war nur an zwei Enden leicht befestigt. Wenn die Männer mit einem kräftigen Ruck auf Kommando an den Leinen rissen, mußte das Netz ausgebreitet über den Köder fallen . . .
Natürlich war mir klar, daß es schon ein riesiger Zufall wäre, wenn wir ausgerechnet das Tier erwischen würden, das die Frau angefallen hatte. Aber die Männer glaubten felsenfest daran, daß genau dieses aus dem Wasser käme . . .
Wir sprachen kein Wort. Kein Geräusch durfte unsere Anwesenheit verraten.

Nicht der geringste Windhauch drang in unser Versteck. Blutegel reckten sich von den Blättern unserer nackten, schweißnassen Haut entgegen. – Wenn man ruhig dahockt, dicht an die Erde gekauert, fallen einem Dinge auf, die man sonst übersieht und zertrampelt! Winzige schwarze Frösche, klein wie der Daumennagel eines Mannes, hüpften im Gras. Goldfarbene, grüne und gestreifte Käfer krabbelten an den Grashalmen auf und nieder. Unten, auf dem schwammigen Boden, entdeckte ich ekelerregende, fingerdicke braune Tausendfüßler, lang wie drei aneinandergereihte Streichholzschachteln. Hunderte waren es! Ich war so unvorsichtig, eines dieser Tiere mit der Oberseite meiner rechten Hand zu berühren. Eine dunkle Flüssigkeit blieb an meiner Haut haften, die bald darauf heftige Schmerzen hervorrief. Es war, als hätte ich mich mit ätzender Säure verbrannt. –

Die Schatten wurden allmählich länger. Unser Köder lockte nur Fliegen an. – Oder war da nicht eine Bewegung zwischen den Blättern der Seerosen gewesen?

Doch nicht!

Wie aus Stein gemeißelt hockten die Männer da. Haumesser, Speere und Pfeile steckten vor ihnen im Boden. Zwei von ihnen hielten die Leinen in den Händen. Sie kannten keine Ungeduld. Sie hatten Zeit. Sie waren Jäger, vertraut mit den Launen der Wildnis. Wenn es heute nicht klappte – vielleicht morgen oder übermorgen. Vielleicht!

Plötzlich eine Veränderung auf ihren Gesichtern. Der vorsichtige Griff nach Pfeilen und Bogen. Ich wandte den Kopf hin zum Köder und zum Fluß: Nichts! Noch immer war das Wasser ruhig; kaum eine Bewegung an den Blättern der Wasserpflanzen zu erkennen.

Da! Jetzt sah auch ich es, die Lotosblätter neigten sich in

unsere Richtung. Ein Krokodil! – Nüstern und Augen, der gepanzerte Rücken – mit hochgehobener Schnauze bewegt es sich schwerfällig hinauf auf den Schlamm. Mindestens zwei Meter, schätze ich, ist es lang.

In einiger Entfernung vom Köder verharrt es reglos. Haben wir uns durch ein Geräusch verraten? Hat das Tier uns gewittert?

Weiter kriecht es auf den Köder zu. Die Freßgier ist größer als das Mißtrauen. Fast unmerklich werden die Leinen straffer gezogen. – Und da kommt ein zweites Krokodil aus dem Wasser, noch massiger als das erste und mindestens einen Meter länger. Ich wage kaum zu atmen.

Das erste Tier ist beim Köder angekommen, schlägt seine Zähne in das Fleisch. Eine Drehung des Körpers. Für einen Moment wird der helle Bauch sichtbar, und dann schlingt es den Happen würgend hinunter. Jetzt ist auch das zweite Krokodil heran. Jetzt ist der richtige Augenblick gekommen!

Ich sehe, wie sich beide Leinen straffen. Das schwere Netz saust hörbar herunter. Die beiden Echsen sind gefangen. Rasend beißen sie um sich, schlagen mit dem starken Schwanz, daß der morastige Boden nur so spritzt. Aber es gibt kein Entkommen mehr. Die krallenbewehrten Füße und die zähnestarrenden Schnauzen sitzen in den Maschen fest. Das Netz hält.

Jetzt ist die Stunde der Rache gekommen! Die Männer schreien. Sie waren schlauer als die listigen Krokodile – sie haben gesiegt. Mit ihren Speeren rennen sie auf das Netz zu. Ich komme mir überflüssig vor. An einen sicheren Schuß ist jetzt nicht zu denken. Die Krokodile geben wütende Knurrlaute von sich. Dazwischen schnaufen sie laut von der Anstrengung, sich zu befreien.

Die Männer sind jetzt bei ihrer Beute. Ich gehe langsam zu ihnen. Die Speere sind erhoben und der tödliche Stoß muß für jedes Tier kommen; aber – die Männer stechen ihnen die Augen aus.
„Ich schießen das fürchterlich Tier tot!" brülle ich vor Empörung und klatsche mit der Hand auf mein Gewehr. Sie starren mich verständnislos an. Da begreife ich, daß man mich nur für den äußersten Notfall mitgenommen hat . . .
Es ist jetzt für die Männer keine allzu große Schwierigkeit, den Krokodilen mit Stricken schnell die Schnauzen zuzubinden. Aber noch immer toben und wehren sich die Tiere, noch immer kämpfen sie um ihr Leben. Blut fließt aus ihren Augenhöhlen.
Nach zehn Minuten sind die Echsen an dicken Bambusstangen festgebunden. Als man sie hochhebt, biegen sich die Stangen unter der schweren Last. Die Krokodile scheinen ihr Schicksal genau zu kennen. Das erbarmenswürdige Jaulen und Winseln, das sie ausstoßen, erinnert manchmal nur allzusehr an menschliche Schmerzenslaute.
Am Weg hinauf zum Dorf warten schon viele Leute. Zum luluai sage ich, er möge den Männern zu verstehen geben, daß ich die Tiere erschießen will. „Sonst zuviel groß Donnerwetter kommen über euch!" drohe ich.
Aber man stellt mir nur verwundert die Frage, ob ich Freund der Krokodile oder Freund der Menschen sei . . .
„Was jetzt machen?" frage ich den luluai.
„Das alle zwei linkes Bein ab und dann werden tot!"
Ich ging zum Hospital zurück. Ich glaubte zu spüren, daß mich von diesen Menschen Welten trennten. Oder nicht?
Was sollte ich diesen Leuten hier letztlich vorwerfen? Sie lebten in einer gnadenlosen Natur. Töten – oder getötet werden! Sinnlose Quälerei?

Sie selbst hatten den unnatürlichen Tod ihrer Stammesgenossen oft genug gesehen und Schmerzen erlitten. Kannte etwa das Krokodil Mitleid oder die Schlange, die auch ein Hirn hatten und Augen, genau wie die Menschen; die ebenso sehen, riechen, fühlen, schmecken konnten? – Nein! Deshalb kannten diese Menschen – die oft dazu neigten, die Tiere zu vermenschlichen – auch kein Erbarmen gegenüber der Kreatur. Sie mußten leben; sich verteidigen, warnen, überleben . . .

Von Flughunden

Ich hatte schon öfter von den gewaltigen Heerscharen der Wanderheuschrecken gehört, die auf ihren Zügen in Afrika und Asien ganze Landstriche kahlfressen – Ernten vernichten. Ebenso hatte ich von den Wanderungen der Lemminge in den nördlichen Ländern gehört, die kurioserweise in manchen Jahren zu Millionen auftreten, um dann in einer Art Selbstmordtrieb zu sterben. Im südlichen Marokko fuhr ich einmal mit einem Bekannten mit dem Wagen auf einer Straße durch die Wüste. Plötzlich wurde das graue Betonband schwarz. Unser Auto schleuderte, rutschte auf einer breiigen Masse dahin. Als es endlich zum Stillstand kam, hörten wir draußen ein Rauschen und Krabbeln. Der so überraschend schwarz gewordene Straßenbelag bewegte sich. Er bestand aus einer wahren Lawine häßlicher, dicker, vier Zentimeter langer Käfer.

Eine ähnliche Ansammlung von Tieren, ja, einen wahren Überfall sollte ich acht Tage nach meiner wenig glorreichen Krokodiljagd erleben . . .

Mit Maia war ich auf dem Rückweg von der Lepra-Station zum Hospital. Gerade eben war die Sonne versunken. Wir wollten noch vor dem Einbruch der Finsternis im Hospital sein, da wir keine Lampen bei uns trugen. Einige Flughunde schwebten mit kaum hörbarem Flügelschlag über uns hinweg. Sie hatten es auf unsere Früchte abgesehen. Bananen, Baummelonen, Mango-Pflaumen und Blütenknospen sind nie vor ihnen sicher!

In den Tropen leben verschiedene Arten von Flughunden. Diese, die uns regelmäßig besuchten, um nicht zu sagen

„heimsuchten", hatten eine Flügelspannweite von hundertzwanzig Zentimetern. Die Haut zwischen den Knochenspangen ihrer breiten Fledermaus-Flügel war schwarz. Das Fell ihres gedrungenen Körpers wies eine hell- bis dunkelgraue Färbung auf. Die hundeähnliche Schnauze war voll langer, nadelspitzer Zähne; die Augen dunkel und hervorquellend.

Tagsüber hängen sich die Flughunde, den Kopf nach unten, an die Äste ihrer Schlafbäume. Oft genug hatte ich sie an den meist blattlosen Bäumen hängen sehen, kuriosen Früchten gleich ... Ein penetranter Moschusgeruch drang mir dann immer in die Nase. Und wenn man die Tiere nicht riecht, dann hört man sie. Pausenlos ist ihre Kolonie von lautem Kreischen und wütendem Gezänk erfüllt. Andererseits sind sie unglaublich neugierig und verspielt. Es sind lustige Kobolde, listige Teufelchen, die immer zu einem Streich aufgelegt scheinen.

Meine erste nähere Begegnung mit einem Flughund werde ich wohl nie vergessen. Es war wenige Wochen nach meiner Ankunft in Wogamush, als ich eines Abends zu einem dringenden Fall ins Hospital gerufen wurde. Ich lief eilig das kurze Stück von unserem Wohnaus hinüber zu den Krankengebäuden, und während des Laufens zog ich mir meinen Kittel an. Ich wußte damals noch nicht, daß Flughunde jede hastige Bewegung in der Dämmerung als Aufforderung zum Spiel ansehen oder daß dadurch ihre Neugier geweckt wird. Jedenfalls umflatterte mich ein solcher Bursche, versuchte unter meinen wehenden Kittel zu schlüpfen, und ich hätte vor Schreck beinahe laut aufgeschrien. Je schneller ich rannte, um so mehr schien das den Flughund zu freuen. Er hatte ein willkommenes Opfer gefunden, das sich wider besseres Wissen von einem Vampir angefallen glaubte. Bis zu den Stufen des ersten Krankengebäudes verfolgte er mich. Im hellerleuchteten Rechteck der Tür schwebte er nur wenige Zentimeter vor meinem Gesicht: die dunklen Drachenflügel, die wie zum Zubeißen weit aufgerissene, zähnestarrende Schnauze, die vor Schabernack leuchtenden Augen – der geflügelte Satan persönlich ... Maia bog sich später vor Lachen, als ich ihm vom „Lauf um mein Leben" berichtete.

Wir waren noch etwa zweihundert Meter von den Krankengebäuden entfernt, als die Flughunde kamen: tausend, zehntausend, hunderttausend – eine flatternde, unheilverkündende Wolke. Die ersten hatten bereits die Felder und Gärten erreicht, ließen sich in dicken Trauben auf den Obstbäumen nieder. Und noch immer hatte die Wolke kein Ende. Noch immer sauste diese Lawine hungriger Tiere zischend über uns hinweg. Alles war von ihnen bedeckt: die Bäume, die Sträucher, das Gras – alles! Das Gekeife, Geschrei und das gut vernehmbare Schmatzen der fressenden Tiere mußte über viele hundert Meter zu hören gewesen sein.

Durch unser lautes Schreien und Händeklatschen ließen sie sich nicht vertreiben. Erst als Tanu und Wabe, die Hilfsschwestern, Talikai, einige Patienten und deren Angehörige uns mit wahrem Höllenlärm unterstützten, flogen die Tiere erschreckt auf. Neben dem Flügelrauschen war jetzt noch ein anderes Rauschen in der Luft. Es war ein regelrechter Platzregen aus Kot und Urin, den die Flughunde auf uns niedergehen ließen. Und es ist bestimmt keine Übertreibung, wenn ich behaupte, daß wir für die nächste Zeit von diesen Kerlen die Nase ganz gehörig voll hatten ...

Nicht nur die Obstgärten des Hospitals waren völlig kahlgefressen und die Ernte vernichtet, sondern auch die Gärten der Einwohner von Wogamush und Missionar Neubauers Muster-Plantage in Kulka. Eine derart gewaltige Ansammlung von Flughunden kam nur alle vier oder fünf Jahre vor. Warum sie sich dann zu einem solchen Schwarm zusammenfanden, konnte mir niemand sagen.

In diesen Tagen war der angekündigte Lehrer aus Wewak eingetroffen. Mansfield hatte ihn mit dem Flugzeug gebracht. Er war Melanesier, etwa achtundzwanzig Jahre alt und hieß Mahuta. Stets korrekt gekleidet, energisch und selbstbewußt, gehörte er zu jenen jungen Leuten, welche die Weißen lieber heute als morgen aus dem Land hinausjagen würden.

Nach seinen Anweisungen war innerhalb weniger Tage am Rand des Dorfes ein Schulhaus errichtet worden, das aus einem von sechzehn Pfosten getragenen Dach aus Palmwedeln und einer hüfthohen geflochtenen Brüstung bestand. Immerhin erfüllte es seinen Zweck; es war ein Anfang.

Ich hörte einmal einige Minuten beim Unterricht zu. Erwachsene und Kinder saßen mit gekreuzten Beinen auf Palmmatten am Boden. In den Händen hatten sie Griffel, und auf ihren Knien lagen Schiefertafeln. Alle waren sehr aufmerksam, starrten auf einen Tisch, auf dem einige Kokosnüsse lagen. „Eine Kokosnuß und noch eine Kokosnuß sind zwei Kokosnüsse", erklärte Mr. Mahuta. Das wurde im Chor wiederholt.

Mr. Mahutas Wahlspruch war: „Nur wer in die Schule kommt und lernt, wird den Weißen gleich werden, wird durch Wissen und seiner Hände Arbeit besitzen, was auch sie haben. Noch habt ihr nichts! Noch wißt ihr nichts! Wenn ihr nicht zu mir kommt und lernt, werdet ihr immer arme und wilde Kanaken bleiben!"

Die Leute folgten ihm willig, lernten Pidgin und Rechnen und glaubten vorläufig trotzdem an ihre Geister. Viele der Älteren lauschten andächtig seinen Worten, sahen in ihm einen Messias; vielleicht schon nach der nächsten Regenzeit würden sie sein wie die Weißen ...

Wildes Land

„Also, lieber Doktor, packen Sie Zahnbürste, Kompaß und Injektionsspritze in Ihren Rucksack – in wenigen Tagen startet die Expedition!" sagte Sinclair am Funkgerät zu mir.
„Wann genau ist es soweit?"
„Sind in acht oder neun Tagen bei Ihnen, schätze ich. Bis dahin also!"

Ich bereitete mich in dieser Zeit auf die Expedition vor, traf Absprachen mit Maia und Neubauer darüber, welche Dinge ich bei diesem Unternehmen mit mir führen mußte; denn beide besaßen Erfahrung auf diesem Gebiet. Da die Expedition so klein wie möglich gehalten werden sollte, um das Risiko von Unglücksfällen oder Krankheit auf ein Minimum zu beschränken, konnte es nur das Notwendigste sein.
Am Mittag des achten Tages kamen sie mit zwei großen Motorbooten angefahren: Sinclair, vier police-boys, die mit Gewehren bewaffnet waren, der Geograph Wieseman aus Townsville und der Ethnograph Hayes aus Melbourne.
Wieseman war ein Riese, etwas über zwei Meter groß, hatte dunkles Haar, schwarzen Vollbart und trug eine Nickelbrille auf der Nase. Er strahlte Kraft, Selbstsicherheit und Unbefangenheit aus, Eigenschaften, die auf seine Mitmenschen beruhigend wirken mußten. Die Leute aus Wogamush bestaunten ihn gehörig, als er durchs Dorf ging, vor nichts Respekt zeigte, mit den Kindern spielte und alles betrachten wollte. Einen solchen Mann hatten sie noch nie gesehen!
Hayes dagegen war mittelgroß, feingliedrig, zwischen vier-

zig und dreiundvierzig Jahre alt. Immer hing ihm eine Strähne seines glatten, hellblonden Haares in die Stirn, und die Leute konnten sich an seinen blauen Augen nicht satt sehen. Er sagte mir, daß er bisher hauptsächlich mit der Erforschung der „Aborigines", der Ureinwohner Australiens, beschäftigt gewesen sei.

„Nicht nur an der Erforschung und der Erschließung Neuguineas waren Deutsche maßgeblich beteiligt", erklärte er mir. „Friedrich Wilhelm Ludwig Leichhardt, ein Preuße, unternahm im neunzehnten Jahrhundert mehrere Expeditionen in Australien. Dadurch kam er in diesem Erdteil zu großem Ansehen. Im Februar 1848 unternahm er – nachdem der erste gescheitert war – einen zweiten Versuch, Australien von Osten nach Westen zu durchqueren. Diese Expedition blieb verschollen. Nie wieder wurde etwas von ihr gesehen oder gehört. Aber wenn Sie heute durch Australien fahren, werden Sie immer wieder auf den Namen Leichhardt stoßen."

Am Nachmittag verabschiedeten wir uns.

„Paß auf dich auf, Bruder", sagte Maia besorgt.

„Du kommst zurück, big fella Masta?" fragte mich Sagu immer wieder, und ich bejahte das und mußte dabei an den endgültigen Abschied denken, der ja auch nicht mehr allzu fern war . . .

Wir fuhren an diesem Tag bis Kulka, wo wir die Nacht verbringen wollten, um dann am nächsten Tag bis zu dem Ort Waringai vorzustoßen, der in der Nähe der Einmündung des May-Flusses am Sepik liegt. Es war geplant, hier die schweren Motorboote zurückzulassen und auf Einbäume mit Außenbordmotor umzusteigen, da etwa dreißig Kilometer oberhalb seiner Einmündung in den Sepik die ersten Stromschnellen des May begannen. Ein Passieren der

Stromschnellen mit den sperrigen Motorbooten war nicht möglich. Waringai besaß einen Polizeiposten, und deshalb konnten wir die Fahrzeuge dort sorglos zurücklassen.
Neubauer hatte unter den Männern „seines" Dorfes vier Träger ausgesucht, der Rest der Traglasten wurde auf die police-boys und uns Europäer verteilt. Alles war in den Tagen und Wochen vor unserem Aufbruch gut durchorganisiert worden – soweit sich eben eine Expedition in ein weithin unbekanntes Gebiet im voraus planen läßt!
Noch bevor die Sonne aufgegangen war, hatten alle Teilnehmer beim schwachen Schein dreier Kerzen ein Morgengebet gesprochen und um den Segen für die Expedition gebetet. Der tiefe Ernst, die absolute Andacht in den Gesichtern der Männer vermittelte mir eine Ahnung um die Schwierigkeiten und Gefahren unseres Unternehmens.
Als Neubauer die Kerzen löschte, war mir bewußt, daß ich nicht nur dem Missionar zuliebe mitgebetet hatte.
„Und jetzt zuviel groß Masta er immer Augen auf uns, alle zusammen wir nicht totgemacht und kai-kai bei fürchterlich schrecklich fella kanaka, Masta Missionar?" fragte einer der Träger ängstlich Neubauer, und die anderen drei starrten ihn mit offenen Mündern erwartungsvoll an.
„Er und wir aufpassen", antwortete der Missionar an alle gerichtet. Die vier Träger hatten verstanden. Sie gestikulierten mit Armen, Beinen und Gesichtern. Sie schlugen sich gegenseitig zur Aufmunterung mit der flachen Hand auf die Brust: Sie, die police-boys, die Weißen und der ganz große Masta des Missionars zusammen waren unbesiegbar. Und wer konnte ihnen, den kräftigsten Männern ihres Dorfes, schon wirklich etwas anhaben – ihnen, die seit Generationen nur Krieg und Tod gekannt hatten, ihnen, den Helden – die doch so voller Furcht waren . . .

Als mit den ersten Sonnenstrahlen die schweren Motoren der Boote angelassen wurden, stob kreischend und flügelschlagend eine Menge Wasservögel auf. – Ein kurzes Winken hinüber zum Ufer, wo sich inzwischen immer mehr Neugierige einfanden, und dann waren wir allein mit dem Fluß und dem Urwald. Der Fahrtwind zerrte an unseren Hemden und Haaren, wühlte in Wiesemans Bart. Die Wasser rasten unter uns dahin, wurden vom Grün zu Weiß und zu Silber zerschäumt. Wir alle waren frisch, wir waren guter Dinge; wir waren die Entdecker und Erforscher einer neuen, uralten Welt!

Zwei police-boys steuerten die Fahrzeuge. Das Bedienen der Steuer und der Motoren bereitete ihnen große Freude. Wir Weißen überließen ihnen diese Tätigkeit gern. Aus Erfahrung wußten wir, daß sie uns darin überlegen waren. Diese Männer sahen weitaus mehr als wir, sie schienen auch schneller zu reagieren.

Der Fluß schob sich gewunden, wie eine gigantische Schlange, durch die Ebene; vorbei an dem Uferwald, dessen Bäume durch die Tonnenlast der schmarotzenden Pflanzen auf den Schlamm und ins Wasser hinuntergedrückt wurden. Dann wieder die weiten Schilfflächen, von unzähligen Rinnsalen durchpflügt, und über allem ein Brodem aus feuchter Hitze. Einen günstigeren Nährboden konnten die Malaria-Moskitos nicht finden!

Wir passierten die Dörfer Zenap und Mangal. Erst auf der Rückfahrt wollten Wieseman und Hayes hier einige Erkundungen anstellen, damit wir jetzt so schnell wie möglich vorankamen, um noch vor dem Abend den Ort Waringai zu erreichen. Und in meinem Tagebuch konnte ich dann auch notieren: 15.30 Uhr, Ankunft Waringai.

Wie überall am Fluß, so waren auch hier die Hütten auf

Pfählen errichtet. Ein Wald aus Sagopalmen, Bambus und wilden Bananenstauden verbarg sie fast völlig.
Natürlich waren innerhalb weniger Minuten sämtliche Einwohner um uns versammelt und bestaunten uns. Neubauer und Sinclair kannten sie schon und einige unter ihnen auch mich. Aber jetzt waren wir fünf Weiße auf einmal ...
Die sechs police-boys des Ortes und die Dorfältesten begrüßten uns freundlich. Begeistert und nicht ohne Selbstlob berichteten sie von ihrer Zuverlässigkeit – drei große, aber sehr leicht gebaute Einbäume lägen für unsere Weiterreise bereit!
Als unsere Boote entladen wurden, drängten sich die Leute näher, und aus ihrem erstaunten, fast ehrfürchtig anzuhörenden Flüstern war wieder und wieder das Wort „cargo" zu hören. Ja, auch für sie hatten wir Geschenke mitgebracht: Töpfe, Salz, Farben, Messer; Angelhaken, Glasperlen und Nähnadeln. – Noch waren ihre Wünsche bescheiden, noch genügte den Frauen ein Grasrock um die Hüften und Arm- und Beinreifen aus Bambus als Schmuck. Noch war bei den Männern ein lap-lap, das Hüfttuch aus farbigem Kattun, eine kostbare Rarität. Den hiesigen police-boys genügten Shorts und ein schwarzer Holzknüppel in einem weißen Ledergehänge, um als Respektspersonen angesehen zu werden.
Noch war das so!
Das Zusammentreffen mit den Reichtümern der Weißen machte diese Menschen habgierig und unzufrieden. Wenn sie eine Nadel bekamen, schielten sie nach einem Messer; wenn sie ein Messer erhielten, nach einem Topf. Sie konnten nicht verstehen, warum ihnen die Weißen nicht mehr „cargo" brachten, wo sie doch offensichtlich unerschöpfliche Mengen davon besaßen ... Aber Unzufriedenheit ist

zweifellos die Eigenschaft, die schon dem Urmenschen mit in die Wiege gelegt wurde.
Am Abend saßen wir in der Hütte der police-boys beim Schein einer Kerosinlampe zusammen. Die Einrichtung der Hütte bestand aus sechs niedrigen Betten, einigen Hockern und einem Tisch. Die Möbel waren primitiv und offensichtlich weißem Vorbild nachgezimmert. An der Wand hinter einer Bambusleiste steckten einige blinde und arg zerbeulte Löffel und Gabeln. Über einer Feuerstelle aus Lehm hing ein Wasserkessel, der allerdings nur Attrappe war, denn sein Boden fehlte.
Lächelnd, beifallheischend sahen uns die police-boys an.
„Gut", lobten wir die Einrichtung, „sehr gut!"
Hinter uns lag ein sehr anstrengender Spätnachmittag. Wir hatten die drei Einbäume mit unserer Ausrüstung beladen und die mitgebrachten Außenbordmotoren befestigt. Die Fahrzeuge schwammen nun startklar in einem schmalen Kanal und sollten von zwei police-boys des Ortes die Nacht über im Auge behalten werden; allein schon wegen der Gefahr, die ein Regenguß mit sich bringen konnte!
Neubauer hatte Religionsunterricht abgehalten, und ich war mehr als eine Stunde mit der Behandlung Kranker beschäftigt gewesen. Sinclair hatte zusammen mit dem luluai und einigen Dorfältesten auf dem Dorfplatz Gericht gehalten. Der Urteilsspruch des weißen Masta wurde widerspruchslos akzeptiert, was natürlich nicht besagen will, daß es während der Verhandlungen nicht lautstarke Diskussionen zwischen den Parteien gegeben hätte!
Jetzt war alles friedlich. Draußen brannten Feuer. Die Männer saßen um sie herum, schwatzten, rauchten, lachten und einige spielten auf ihrer Maultrommel. Die Frauen kauerten im Schatten der Hütten.

„Masta, es ist Zeit zu schlafen", sagte einer der police-boys aus Waringai plötzlich zu uns. Wir sahen uns erstaunt an, denn es war keineswegs die Art dieser Leute, den Weißen Ratschläge zu erteilen!
„Warum schon schlafen?" fragte deshalb Wieseman.
„Nacht schnell fertig, Masta", antwortete der police-boy geheimnisvoll lächelnd.
„Er hat recht, es ist spät", bestätigte Hayes.
Die police-boys bestanden darauf, daß wir in ihren für uns viel zu kurzen Betten schliefen. Und so legten wir uns denn auf diese Pritschen und ließen die Beine, von den Knien abwärts, über die Fußenden auf den Boden hängen . . .

Als wir mit dem ersten Morgenlicht erwachten, war schon das ganze Dorf munter. Wir erfrischten unsere schweißnassen Körper mit kühlem Wasser, wobei uns groß und klein natürlich amüsiert zusahen.
Nach einer Stunde waren wir zum Aufbruch bereit. Wir bedankten uns für die freundliche Aufnahme und verabschiedeten uns.
In unseren drei Einbäumen fanden wir eine Anzahl grüner Päckchen, Bananenblätter, die mit Bast umwickelt waren.
„Du alle zusammen zuviel starke Mann, fürchterlich weit gehen, zuviel kai-kai!" sagte einer der police-boys aus Waringai, und die anderen nickten bestätigend.
„Kai-kai", wiederholten die Einwohner des Dorfes und zeigten dabei auf ihren Bauch. Von uns unbemerkt, hatten sie ein Schwein geschlachtet und während der Nacht in einer Kochgrube gegart, als zusätzlichen Reiseproviant für die Expedition. Daher also gestern die Eile, uns zum Schlafen zu bewegen! Wir waren einigermaßen verblüfft, denn ein Schwein stellt für diese Menschen einen beachtlichen Wert

dar. Und unser „cargo“, unsere Geschenke, waren ja weiter nichts als die vorher von Neubauer ausgehandelte Bezahlung für die drei Einbäume gewesen . . .

Bald hatte uns der Fluß, der Sumpf, der Urwald wieder aufgesogen.
Die Außenbordmotoren waren schwächer als die eingebauten Motoren in den zurückgelassenen Booten – wir kamen nun wesentlich langsamer voran. Wir waren insgesamt dreizehn Personen. Und dazu die in Aluminiumbehälter wasserdicht verpackten Lasten. Die Einbäume lagen tief im Wasser!
Nach etwas mehr als einer Stunde Fahrt verließen wir den Sepik und bogen in den May-Fluß ein. Sein grünbraunes Wasser, das vorläufig noch in hundert Windungen durch die Ebene floß, zeigte eine verhältnismäßig starke Strömung, ließ auf einen Regenguß in den nicht mehr allzufernen Bergen schließen. Bis zu den ersten Stromschnellen waren es noch rund fünfunddreißig Kilometer. Wir hofften, sie am Vormittag des nächsten Tages zu erreichen. Ebenso hofften wir, daß es sich wirklich nur um einen kürzeren Regenguß handelte, denn die Stromschnellen waren nur bei Niedrigwasser zu passieren. Anhaltender Regen hätte unsere Expedition zur Umkehr gezwungen – auch in bekanntem und erforschtem Gebiet. Aber wir waren zu allem entschlossen. Wir waren darauf eingeschworen, unser Bestes und Letztes zu geben, denn eine Expedition, die vor dem Erreichen ihres Zieles umkehren muß, hat immer einen bitteren Beigeschmack!
Stunde um Stunde glitten unsere Fahrzeuge dahin. Wasser, Schilf, Urwald, Wasser – Eintönigkeit; Trägheit inmitten einer grandiosen Szenerie. Der Körper wird automatisch

müde in dieser höllischen Moderhitze, die Aktivität der Sinne ist auf ein Minimum reduziert.
Vor uns lagen noch zwei kleine Ansiedlungen, eine unterhalb und eine oberhalb der ersten Stromschnelle. Jede zählte allerdings nur zwölf bis fünfzehn Hütten. Die Leute dort galten als befriedet, auch wenn auf Grund ihrer Abgelegenheit nur sehr selten ein Weißer dorthin gelangte. Und vierzig Kilometer hinter der Ansiedlung über den Stromschnellen begann das „Ende der Welt", war der May mit allen seinen Nebenflüssen unerforscht.
Wenn sie auch keiner aussprach, so beschäftigte sich doch wohl jeder von uns mit den Fragen: Werden wir ein unbekanntes Dorf – vielleicht sogar einen unbekannten Stamm entdecken? Werden wir gesund zurückkehren?
Kurz vor Einbruch der Dämmerung schlugen wir am Ufer unser Nachtlager auf. Die vier Träger aus Kulka standen an einem nahen Bach, der klares Wasser führte und schossen mit Pfeil und Bogen Fische. An Stöcken gebraten, schmeckten sie auch uns Europäern ausgezeichnet.
Wenig später krochen wir unter die Moskitonetze. Wir rauchten und redeten und schauten und lauschten. Über uns war der sternübersäte Himmel, um uns die geisterhaften Schatten der Pflanzen und das vieltausendstimmige Leben der Natur.
Am Morgen rissen mich markerschütternde Schreie von meinem Lager. Ich sah nach oben, von wo die Schreie kamen. Ein Vogel versuchte sich mit verzweifeltem Flügelschlagen in der Luft zu halten, schwebte zehn, fünfzehn Meter hoch über die Baumwipfel hinaus – mit einem langen Bambuspfeil in der Brust. Dann verließen ihn seine Kräfte. Immer schneller fiel er auf die Erde zu und schlug schließlich hörbar in einiger Entfernung am Flußufer auf.

„Eine Viktoria-Krontaube", sagte Neubauer in beinahe bedauerndem Tonfall, während wir auf das zitternde Tier zugingen. Die Männer lachten freudig über ihr Jagdglück, als sie der Taube den gespleißten Pfeil aus der Brust rissen.
Die Krontaube mochte etwa drei bis vier Pfund wiegen. Wie die meisten Vögel Neuguineas war sie von bestechender Schönheit. Von ihrem königsblauen Gefieder hoben sich die großen, rubinroten Augen besonders ab. Die „Krone" auf ihrem Kopf bildete ein dichter Fächer aus abwechselnd kürzeren und längeren, hauchzarten, blauen Federn mit weißen Rändern an den Enden. – Wenig später war das Tier gebraten, und die Federn steckten im Haar unserer Träger.
Und weiter fuhren wir den Fluß hinauf. Die großen Schilfflächen wurden seltener, machten schließlich ganz majestätischem Urwald Platz. Der Himmel war klar, und ebenso wurde das Wasser des Flusses immer durchsichtiger. Der Regen hatte also aufgehört. Gott sei Dank!
Am Mittag lagen plötzlich hinter einer Flußbiegung die ersten Stromschnellen vor uns. Weiß gischtete das Wasser mit ungeheurer Wucht zwischen großen dunklen Steinblöcken hindurch, übertönte alles mit seinem Rauschen. Ich schüttelte den Kopf. Mir schien es auf den ersten Blick unmöglich, diese anstürmenden Fluten zu überwinden.
Vom Fluß aus nicht einzusehen, lag in einer Waldschneise die kleine Ansiedlung. Irgendwie hatten ihre Bewohner unser Kommen längst bemerkt. Als wir uns dem Ufer näherten, kamen Kinder, Männer und Frauen angelaufen. Sie begrüßten uns freudig und ungeniert, wobei einige der Frauen nicht einmal ihre selbstgebastelte und stark qualmende Tabakspfeife aus dem Mund nahmen. Ihre Unbefangenheit zeigte mir, daß diese Leute bisher nur „gute" Weiße kennengelernt hatten.

In einer Art Triumphzug führten sie uns lachend und schnatternd zu ihren Behausungen.
Welch ein Gegensatz zu den großen Dörfern am Sepik!
Hier waren keine reich verzierten Versammlungshäuser zu finden, kein tamberan-Tempel, keine Kunstgegenstände. Hier gab es nur Primitives: Grabstöcke für die Bearbeitung der Gärten, Bambusmesser, Flaschenkürbisse als Flüssigkeitsbehälter und Kokosnußschalen als Löffel und Schöpfkellen. Ihre Einbäume waren nüchtern, nicht verziert; die Hütten niedrig und langgestreckt, aus Bambus und Schilf zu ebener Erde errichtet; sie sahen aus wie Grashaufen und waren Unterkunft für Mensch und Tier zugleich. Keiner von uns konnte aufrecht darin stehen, denn diese Menschen waren wesentlich kleiner als wir.
Wahrscheinlich durch Tauschhandel waren einige Töpfe, Schüsseln, Messer, Glasperlen und eine Stahlaxt hierhergelangt, und – eine Nähmaschine aus dem neunzehnten Jahrhundert. Keuchend brachten ihre Besitzer das rostige Monstrum herbeigeschleppt, um es uns voller Stolz zu zeigen. Auf einem Messingschild war noch „San Francisco" zu entziffern. „Wenn die erzählen könnte . . ." sagte Hayes sinnierend.
Männer und Frauen waren mit einem kurzen Lendenschurz aus Gras bekleidet. In den Ohrläppchen und der Nasenscheidewand trugen sie kurze Bambusstöckchen als Schmuck. Einige hatten sich auch zehn bis zwölf Zentimeter lange, schwarze Dornen in die Nasen gesteckt, so, daß diese wie Seeigel aussahen. In ihren Grasgürteln hatten die Männer Bambusmesser stecken, und in ihren Händen hielten sie lange Pfeile. Natürlich gab es auch schon „modernen Schmuck": Büchsendeckel, Knöpfe, Kugelschreiber, Untertassen und die rostigen Zahnräder eines Weckers. Haupt-

sächlich wurden diese Gegenstände im Haar und auf der Brust getragen.

Die nackten Kinder balgten sich untereinander. Für alle hier war unser Besuch eine willkommene Abwechslung in der Eintönigkeit ihres Urwalddaseins. Und mit dem gleichen Interesse, mit dem wir die Leute in Augenschein nahmen, interessierten sie sich für jeden einzelnen von uns Weißen; und natürlich auch für die Bekleidung und die Gewehre ihrer „Brüder", halbe Weiße mußten das ja sein!

Kontakte friedlicher Art zu ihrem Nachbarort unterhielten diese Leute nicht, obwohl er – Luftlinie gemessen – nur zwei Kilometer entfernt lag, ein paar hundert Meter abseits vom Fluß. Einige ältere Männer erzählten uns, daß nun schon seit vielen Regenzeiten zwischen den Ansiedlungen Krieg sei und daß ursprünglich nur eine einzige größere Ansiedlung existiert habe, die von zwei Sippen bewohnt gewesen war. Nach einem großen Streit, bei dem viele Männer getötet worden seien, hätten die Ahnengeister den beiden Großfamilien geraten, sich zu trennen. Und das war nun schon länger her, als die Ältesten des Dorfes alt waren.

Hayes hielt diese Menschen für eine degenerierte Splittergruppe vom Stamme der Abelam. „Ethnologisch gesehen nicht sehr interessant", war sein Kommentar.

Ich betrachtete mir den zernarbten Körper eines Mannes näher, und da kamen alle Männer herbei, um mir ihre Kampfnarben zu zeigen. Einige der Verletzungen waren höchstens ein paar Wochen alt. Sie rühmten sich damit, viele ihrer Gegner im Kampf getötet zu haben und erwarteten von uns, daß wir ihre Tapferkeit lobten.

Sinclair versuchte von ihnen zu erfahren, ob sie von einem Dorf weit oben am Fluß wüßten; aber davon war ihnen nichts bekannt. Nur ein Greis wußte von gigantischen, menschenverschlingenden Ungeheuern zu berichten, die angeblich dort oben in den Bergtälern ihr Unwesen trieben . . .

Für uns wurde es Zeit aufzubrechen. Wegen unseres kurzen Besuches, der nur etwas mehr als zwei Stunden gedauert hatte, waren die Leute sehr enttäuscht. Sie zeigten uns das durch Kopfsenken und äußerste Wortkargheit. Trotzdem gaben uns diese einfachen Menschen von dem Wenigen, das sie hatten: Früchte und etwas Fisch.

Einige Männer erklärten sich bereit, uns gegen Bezahlung beim Transport der Einbäume über die Stromschnellen behilflich zu sein. Sie seitlich zu umgehen, war wegen des bis an die Ufer ragenden, dichten Urwaldes unmöglich. Auch die Männer von hier kannten keinen anderen Weg als den Fluß.

Wir bestiegen wieder die Einbäume und fuhren an die tosenden Stromschnellen heran. Hier zogen wir uns bis auf die Unterwäsche aus und sprangen in den Fluß. Das Wasser reichte uns Europäern an den seichtesten Stellen bis über die Hüften, und den meisten unserer eingeborenen Begleiter bis an die Brust. Doch wir waren eine Schar gesunder Männer mit starkem Willen und starken Armen, für die Hindernisse da sind, um überwunden zu werden. Wir schrien uns durch das Donnern und Grollen aufmunternde Worte zu und lachten, wenn einer der Träger mit seiner Last fortgerissen wurde und wir eilends hinterherschwimmen mußten, um beide in Sicherheit zu bringen.

Als drei Stunden später Gepäck und Einbäume über die Stromschnellen geschleppt waren, lachten wir nicht mehr. Müde, völlig abgekämpft und mit zerschundenen Gliedern saßen wir keuchend auf einer Sandbank nahe am Ufer und waren selbst zum Reden zu müde.

Am nächsten Tag erreichten wir den Fuß des May-Gebirges. Wir standen an der Schwelle zu einer anderen, vielgestaltigen und äußerst farbenprächtigen Welt – die malariaverseuchte Ebene lag endgültig hinter uns. Wasserfall auf Wasserfall würde nun folgen und mit den Einbäumen war jetzt nicht mehr vorwärts zu kommen. Sie wurden aufs Ufer hinaufgezogen, vertäut und mit Zeltplanen und Zweigen abgedeckt.

Nach dem Mittagessen teilten wir die Traglasten unter uns auf.

Der May führte nun nicht mehr ganz so viel Wasser, da wir bereits einen seiner Nebenflüsse hinter uns gelassen hatten. Im Gänsemarsch gingen wir los: ganz vorn Wieseman, der weitaus kräftigste von uns, dann Sinclair und die policeboys, dann Neubauer und die vier Träger aus Kulka, gefolgt von Hayes und mir.

Je weiter wir uns vorankämpften, um so steiler wurden die Ufer, um so reißender das Wasser. Hunderte von Urwaldbäumen waren von rechts und links in den Fluß gestürzt. Von Schlingpflanzen überwuchert, bildeten sie elastische, grüne Wälle. Wir überkletterten sie mühselig oder hangelten uns im Wasser, an Lianen und Luftwurzeln geklammert, darunter hindurch.

Beim Überklettern eines solchen Walles stieß Wieseman mit dem Kopf an ein Nest der gefürchteten Baumameisen. Das weiche Gebilde aus Blättern, das von den Spinnfäden ihrer Larven zusammengehalten wird, platzte dabei auseinander und ergoß seinen Inhalt über Wiesemans Kopf und Körper. Haupthaar, Bart und Gesicht waren augenblicklich von wimmelndem Grün erfüllt. Die Schmerzen müssen furchtbar gewesen sein. Der Geograph stieß einen fast unmenschlichen Schrei aus und ließ sich blindlings, aus gut zehn Meter Höhe, in den Fluß fallen. Zum Glück erlitt er dabei nur einige Prellungen. Sein Gesicht blieb durch die Bisse tagelang entstellt und brannte nach seinen Worten höllisch.

Wir alle waren von Parasiten übersät, von Blutegeln, die sich vollsogen und dann von selbst abfielen, und von etwa zentimeterlangen Würmern, die sich durch unsere Haut bohrten, um dort ihre Eier abzulegen. Wie abgebrochene Streichhölzer ragten sie kerzengerade von unseren Armen ab. Bei jeder Rast mußte ich sie durch winzige Schnitte mit dem Skalpell entfernen. Wenn man an ihnen zog, rissen sie leicht ab, und es konnte zu schweren Entzündungen kommen.

Stunde um Stunde, Tag um Tag kämpften wir uns im Flußbett voran. Es war ein „Marsch", der in unbeschreiblicher Weise an unserer Energie zehrte. Wir waren innerlich ausgehöhlt und äußerlich zermartert. Aber mit uns ging die Hoffnung, die Erwartung. Vor uns lagen die Berge im Sonnenglast – vor uns lagen all die lockenden Geheimnisse des wilden Landes, das noch kein Weißer betreten hatte.

Die Natur um uns herum zeigte sich äußerst farbenprächtig und überaus verschwenderisch. Blätter, so groß wie aufgespannte Regenschirme, waren keine Seltenheit. Auf ihnen krochen knallig bunte, behaarte Raupen von fünfzehn Zentimeter Länge. Die Farne wurden mehr als drei Meter hoch. Wenn man die riesenhaften Brennesseln berührte, glaubte man an glühendes Eisen gefaßt zu haben. – Und dann die Orchideen auf den Bäumen am Ufer: rispen- und doldenförmig, in einzelnen Blüten von ergreifender Schönheit, in Triaden, Ähren und ganzen Bündeln; gelb, lila, weiß und grün; gestreift, getupft, gesprenkelt – Form und Farbe schienen keine Grenzen zu kennen!

Wie erbärmliche Zwerge standen wir an den Wurzeln der mächtigen Urwaldriesen, die aus schwindelnder Höhe Hunderte dünner Luftwurzeln zum Fluß herunterschickten. Das war ein einziges Flechtwerk, ein Netz aus Tausenden von Tauen, Stricken, Schnüren, Fäden. In diesem Gewirr, durch das wir uns mit dem Haumesser einen Pfad bahnen mußten, halbierte Sinclair unbeabsichtigt einen Taipan, eine vier Meter lange braune Schlange, die giftigste Neuguineas. Entsetzt wichen wir vor den sich im Schlamm windenden Teilen zurück.

Wir mußten mehrere Regengüsse über uns ergehen lassen. Jedesmal stürzten uns dann die Wassermassen des in Windeseile gestiegenen Flusses entgegen. Zum Glück zeigte sich immer das Blau des Himmels schnell wieder.

Bei einem solchen Guß fragte mich Wieseman einmal: „Haben Sie schon etwas von ‚wandernden' Bäumen gehört?"

„Ich halte nichts mehr für unmöglich", antwortete ich.

„Wir stehen gerade unter dem Stamm eines solchen Baumes!" Mir klang das ziemlich unheimlich. Freilich, wir befanden uns in einem dunklen, zeltartigen „Raum", der von vielen dicken Luftwurzeln eines Baumes gebildet wurde. Die Luftwurzeln vereinigten sich in fünf oder sechs Meter Höhe zu einem mächtigen Stamm. Die „Wände" bestanden aus belaubten Kletterpflanzen. Hier fand man ausgezeichneten Schutz vor einem Platzregen. Aber wandern?

„Wenn Sie ihn wandern sehen möchten, müssen Sie schon ein wenig Geduld haben", lächelte Wieseman. „Haben die ersten Wurzeln nämlich an der ursprünglichen Stelle alle Nahrung aus dem Boden gesaugt und der Baum ist gewachsen und braucht eine größere Stützfläche, sprießen seitlich, nach den geeignetsten Stellen hin neue, stärkere Wurzeln.

Und so ‚wandert' der Baum über Jahre und Jahrzehnte um einige Meter."
Immer höher stiegen wir im rauschenden Wasser hinauf. Die bewachsenen Steine waren so glatt, als trügen sie eine fingerdicke Schicht aus Schmierseife.
Gerade als wir eine zwanzig Meter hohe Kaskade mühselig überwunden hatten, gellte der entsetzte Aufschrei eines Trägers an unser Ohr. Er war ausgeglitten, von der Strömung bereits ein Stück fortgerissen worden und klammerte sich nun an einer Luftwurzel fest. Eben sahen wir noch, wie einer der Behälter, auf den ein rotes Kreuz gemalt war, über den Kamm des Wasserfalls in die Tiefe stürzte. Zum Glück konnten wir den zitternden Mann retten; aber der Behälter, voll mit Arzneien, war verloren. Wie empfindlich uns dieser Verlust treffen sollte, bekamen wir schon nach wenigen Tagen zu spüren!
Immer seltener erblickten wir den Himmel. Die Ufer rückten näher aneinander, der Urwald über uns wuchs zu einem dichten Dach zusammen. Wir waren wie in einem Hohlweg, fast in einer Höhle! Das beklemmende Gefühl, gefangen zu sein, beschlich uns. Wir wurden nervös, brüllten uns bei jedem Stolperer gegenseitig an und wollten nur heraus und fort von diesem fürchterlichen Fluß, der geradewegs in die Unterwelt zu führen schien.
Dann, nach Tagen, hatten wir plötzlich grelles Licht vor uns. Wir stürzten aus dem Wald heraus – blutig, zerkratzt, zerschunden, zerbissen, zerstochen – und warfen uns mit ausgebreiteten Armen ins Gras.
Sonne!
Heiß und brennend fühlten wir sie auf der Haut. Und dann war da ein leises, balsamisches Wehen, eine Brise, die den aromatischen Duft trockener Kräuter mit sich trug. Im

Himmelsblau segelten weiße Wolken, kreisten Bussarde ohne Flügelschlag in den Aufwinden.
Der May machte hier einen weiten Bogen nach Westen. Dem Lauf des Flusses zu folgen, hätte für uns einen Umweg von mindestens zwei Tagen bedeutet. Aus diesem Grund faßten wir den Entschluß, geradeaus, in südlicher Richtung über einen Sattel des mehr als dreitausend Meter hohen Mount Stole weiterzugehen, um dann später wieder auf den Fluß zu treffen.
Nach zwanzigstündiger Rast setzten wir unseren Marsch fort. Vor uns türmte sich das Gebirge auf – ein wahres Labyrinth aus Falten, Schründen, Hängen, Kuppen, Graten und Wänden. Und überall Täler, nach allen Himmelsrichtungen – und nicht ein einziges glich dem anderen. Ja, manche dieser Täler wiesen eine unterschiedliche Flora auf, obwohl sie nur wenige Kilometer voneinander entfernt waren; oft nur durch einen hohen, schmalen Bergrücken voneinander getrennt. „Diese unglaublichen Unterschiede sind typisch für Neuguinea und einmalig auf der Erde", erklärte mir Wieseman. Und Hayes, der Wiesemans Worte gehört hatte, fügte hinzu: „Nicht nur mit den Tieren und Pflanzen ist das so, sondern auch mit den Menschen. Es existieren sechshundertfünfzig bis siebenhundert Stämme auf dieser Insel, und fast alle unterscheiden sich nach Art und Aussehen voneinander. Über der Herkunft dieser Menschen – man nimmt an, daß sie in früher Zeit aus Afrika eingewandert sind – liegt ein dunkler Schleier. Anthropologen und Ethnologen können lediglich die Gegebenheiten registrieren, analysieren, Vergleiche anstellen – mir geht es nicht anders!"
Weiter wanderten wir schweißgebadet die grasigen Hügel hinauf und erreichten ein Tal voller Baumfarne.
„Fühlt man sich bei diesem Anblick nicht in frühere Erdzeit-

alter zurückversetzt?“ fragte Neubauer gerade und deutete mit der Hand um sich, als wir unvermittelt einer etwa siebzig Zentimeter langen Kragenechse gegenüberstanden. Zutiefst erschrocken, verharrten wir auf der Stelle. Das schuppige Tier fauchte uns laut aus weit geöffnetem Maul an, dabei kam es in kleinen ruckartigen Sprüngen furchtlos auf uns zu. Seine Halskrause, die bei ausgeglichenem Gemütszustand eng am Körper anliegt, war jetzt wie ein Schirm entfaltet; ließ die Echse gewaltig und wie den Nachfahren eines Sauriers erscheinen. Nicht gerade heldenhaft wichen wir zurück. Darauf hatte der Drache nur gewartet! Ein letztes heiseres Fauchen, und unglaublich flink verschwand die Kragenechse zwischen den Stämmen der Baumfarne.

In zweitausend Meter Höhe gelangten wir an einen Gürtel finsteren Waldes. Wir verbrachten die Nacht bei empfindlicher Kühle. Unsere dunkelhäutigen Begleiter froren trotz Feuers und einiger Decken jämmerlich.

Gegen Morgen bildeten sich Nebel, die erst am späten Vormittag von der Sonne aufgesogen wurden. Bis über die Knöchel versanken wir im Waldboden, der von der ständig tropfenden Feuchtigkeit aufgeweicht war. Jeder Schritt wurde zur Qual. In diesem Bereich gediehen wieder Farne und Orchideen in großer Zahl. Bäume und Büsche waren überladen mit Moosen und Flechten: mit Quasten-, Band- und Schleierfarnen – zarten, anmutigen filigranartigen Gebilden.

Endlich, drei Tage nachdem wir den May verlassen hatten, standen wir auf besagtem Sattel des Mount Stole. Tief unter uns lag ein weites, baumbestandenes Tal, aus dem wir hie und da den Fluß aufblitzen sahen. Und jenseits dieses Tales erhoben sich die himmelstürmenden Hänge des Thurnwald-

Gebirges, hinter dessen Gipfeln die Quellen des Sepik lagen, und wo auch der May entsprang. Dort, im fernen Blau, war unser Ziel. Dort irgendwo mußte das Dorf liegen, das wir suchten – wenn es existierte . . .

Wir gingen ein Stück weiter und standen an einem Abbruch, an einer Wand, die senkrecht drei- bis vierhundert Meter in die Tiefe abfiel. Sie bildete ein unüberwindliches Hindernis für uns. Solche jähen Felsabstürze sind in Neuguinea beileibe keine Seltenheit. In West-Neuguinea, am Mount Leonard Darwin, liegt der höchste Steilhang der Erde überhaupt: dreitausendeinhundertfünfzig Meter geht es dort fast senkrecht in einen schaurigen Abgrund.

Unsere dunkelhäutigen Begleiter blickten mit sichtlichem Entsetzen in die Tiefe. Bisher waren sie ohne nennenswerten Widerspruch mit uns gegangen, hatten all die kaum in Worte zu fassenden Strapazen auf sich genommen, aber nun wollten sie umkehren!

Sie faßten sich erst wieder, nachdem wir ihnen mehrmals versichert hatten, daß es keineswegs unsere Absicht sei, die Wand hinunterzusteigen, sondern sie zu umgehen, und daß wir jetzt bald am Ziel seien.

Und tatsächlich waren wir fast am Ziel!

Wieseman, der mit einem starken Fernglas suchend über das Tal blickte, setzte das Glas plötzlich ab und reichte es aufgeregt Sinclair. „Dort!" rief er und zeigte mit ausgestrecktem Arm nach Süden.

„Bei Gott, ja, ich sehe es!" war Sinclairs Kommentar. Hayes bat ungeduldig den Patrouillenoffizier, ihm das Glas zu reichen. Und dann war Neubauer an der Reihe. Dann ich. Was meine Kameraden in diesen Augenblicken in ihrer freudigen Erregung durcheinanderriefen, hörte ich gar nicht. Ein wunderbarer, ein einzigartiger Anblick bot sich meinem

Auge dar: Tintenblaue Berghänge, die Gipfel in federleicht scheinenden, schneeweißen Wolken; grüne Hügel vor dieser majestätischen Szenerie – und auf einem dieser Hügel zehn, fünfzehn, zwanzig und mehr kreisrunde braune Hütten, wie Pilze im Moos. Und Bewegung zwischen den Hütten: Menschen! „Unser" Dorf existierte! Lachend, überglücklich, schüttelten wir uns die Hände.
Aber die police-boys und die Träger aus Kulka teilten unsere Freude nicht. Sie sahen mit unserem Eindringen in fremdes Stammesgebiet in erster Linie Gefahr. Sie hockten sich nieder und diskutierten lautstark untereinander, wobei sie energisch mit den Armen in der Luft herumfuchtelten.
„Fella kanaka das böser Mann, er uns totmacht alle, und aufessen uns alle", sagten sie schließlich in ängstlichem Tonfall zu uns Weißen.
„Wir haben viele Geschenke für die Kanaken und kommen in friedlicher Absicht!" entgegnete ihnen Sinclair mit Nachdruck in der Stimme. Offenbar verspürte er wenig Lust, sich auf endlose Palaver einzulassen.
Uns war natürlich klar, daß der schwierigste Teil der Expedition noch vor uns lag: die Kontaktaufnahme mit den Menschen des Dorfes. Von der australischen Verwaltung hatte Sinclair genaue Anweisungen erhalten, wie er vorgehen sollte. Man hatte im Laufe der Jahre auf diesem Gebiet Erfahrungen gesammelt und genaue Instruktionen erarbeitet. Töten war uns auch für den Fall der Notwehr untersagt, das Risiko für unser Leben trugen wir allein!
Aber ich glaube, von uns Weißen, die wir begierig waren zu entdecken und zu erkunden, verspürte zu diesem Zeitpunkt niemand Furcht. Wohl keiner von uns dachte in diesem Augenblick an die Expeditionen, die im Grün der Tropeninsel auf rätselhafte Weise für immer verschollen blieben;

oder an die Patrouillenoffiziere, Missionare und Forscher, die hier nachweislich von wilden Menschen getötet worden waren. Nein, davon waren unsere Gedanken weit entfernt. Zu tief waren wir unserem Heute, unserem technisierten und aufgeschlossenen Zeitalter verbunden. Und gestern nacht noch hatten wir den Flug der Weltraumstation *Skylab* über uns verfolgen können.

Für unsere dunkelhäutigen Begleiter jedoch war die Ära ein Mysterium. Sie waren in eine andere Welt mit einer anderen Zeitrechnung hineingeboren. Dieser anderen Welt, dieser anderen Zeitrechnung waren sie zugehörig. Sie hatten eine andere Einstellung zu ihrem Land und dessen Menschen als wir – vielleicht auf so manchem Gebiet eine realistischere . . .

Bevor wir jetzt, am frühen Nachmittag, aufbrachen, baten sie Neubauer, ein Gebet zu sprechen. Der Missionar erfüllte ihnen diesen Wunsch, und auch wir Weißen nahmen daran teil. „Zwei Tage werden wir bis dorthin mindestens brauchen“, meinte Hayes, Sinclair und Wieseman stimmten ihm zu.

Die Lasten wurden aufgenommen und schweigsam gingen wir, ein gutes Stück vom Rand des Abgrundes entfernt, nach Westen. Unser Weg führte bergab. Wir durchschritten ein Meer dunkelrot blühenden Rhododendrons. Achtundvierzig Arten dieser Alpenrosen gibt es auf Neuguinea, darunter auch kletternde.

Nach zweistündigem Marsch strömte uns der feuchtheiße Odem des Urwaldes entgegen; wir hatten das Tal erreicht. Das ewig währende Dämmerlicht umgab uns wieder.

Einer der Träger riß plötzlich die Hand hoch. Auf der Stelle blieben wir stehen. Der Mann setzte behutsam seine Last ab. Vorsichtig löste er Pfeil und Bogen, die er auf dem Blechbehälter befestigt hatte. Seine Augen fixierten eine Riesenbaumratte, die reglos zwischen den Zweigen eines Busches hockte und uns neugierig aus dunklen Augen entgegenstarrte. Das Tier war mindestens so groß wie ein ausgewachsenes Kaninchen.

Der Pfeil traf mit tödlicher Sicherheit. Nur wenige Sekunden quietschte die Ratte, als sie auf den Boden fiel und im Todeskampf mit ihren krallenbewehrten Füßen das Laub aufwühlte. – Beim Abendessen war sie eine willkommene Bereicherung für die Speisekarte unserer Träger.

Am Vormittag des nächsten Tages erreichten wir wieder den May. Auf einer Sandbank, mitten im Fluß, schlugen wir ein Lager auf.

Neubauer hatte in der Nacht einen Malariananfall gehabt, der ihm auch jetzt noch sehr zu schaffen machte. Sein Körper, von all den in den letzten Jahren vorangegangenen Malariaanfällen erbärmlich abgemagert, bäumte sich im Fieber auf. Mit einem irren Lächeln auf den Lippen, phantasierte der Missionar von seiner Heimat, von Weihnachten und Schnee. Und dann mußte ich ihm einen Holzstab zwischen die aufeinanderschlagenden Zähne schieben, damit er sich nicht die Zunge durchbiß.

Erst zwei Tage später konnten wir das Lager abbrechen und unseren Weg fortsetzen. Im Fluß, der jetzt aus Osten kam, gingen wir weiter aufwärts. Der Urwald wurde lichter, und blieb allmählich ganz zurück. Von Bergen im Osten, Norden und Süden eingerahmt, tat sich eine weitläufige hügelige Grassteppe vor uns auf. Wir waren froh, aus dem Urwald und aus dem Fluß herauszusein. Endlich konnten wir wieder trockenen Fußes vorankommen! Trotzdem mußten wir hier im übermannshohen Kunai-Gras schrecklich aufpassen, damit wir uns an seinen scharfen Dolchblättern, die sich

wie Sandpapier anfühlten, nicht die unbedeckte Haut aufschnitten.
Nach einem halben Tagesmarsch in östlicher Richtung durch die heiße raschelnde Steppe wandten wir uns wieder nach Süden, dem Thurnwald-Gebirge zu.
Es ging bergauf, am Ufer eines reißenden Baches entlang. In dieser Gegend hatten wir vor Tagen durch Wiesemans Glas das Dorf entdeckt. Wir mußten bald am Ziel sein!
Der Himmel über uns bezog sich immer mehr mit schweren Wolken. Bald waren die Gipfel der Berge nicht mehr zu sehen. Ein eigenartig-bedrückendes Zwielicht kam auf; beinahe übernatürlich und wohl nur in diesen Breitengraden möglich. Tiefstes Schwarz im Osten, über uns dunkel und ein loderndes helles Gold und tiefes Rot im Westen, wo die Strahlen der Nachmittagssonne die Wolken zu durchdringen suchten. Aber irgendwie schien alles Licht nicht vom Himmel zu kommen – es war die Erde selbst, die nach oben strahlte, leuchtete.
„Vorwärts!" ermunterte Sinclair ungeduldig die Träger, die unvermittelt stehengeblieben waren und in ihrer Sprache aufgeregt miteinander flüsterten.
„Rauch, Masta", sagte einer von ihnen und sog die Luft hörbar durch die Nase ein.
„Ja, kalter Rauch", bestätigte Hayes. Wir mußten uns bereits in nächster Nähe des Dorfes befinden.
Mit erhöhter Aufmerksamkeit stiegen wir am Ufer des Baches weiter aufwärts.
Noch eine Biegung, noch ein kleines Wäldchen – und wir standen vor einem makabren Tabu-Zeichen. Ein Pfahl war in die Erde gerammt, und auf ihm steckte ein bemooster Totenschädel, glotzte uns aus dunklen Augenhöhlen entgegen. „Tambo! Tambo!" flüsterten unsere dunkelhäutigen

Begleiter entsetzt und wichen furchtsam in das verbergende Gehölz zurück.
Wir Weißen beratschlagten kurz. „Der Schädel kann ein Abwehrzeichen gegen böse Geister sein, aber auch eine Warnung an alle Fremden, die unerlaubt das Gebiet dieses Dorfes betreten wollen“, erklärte Hayes.
„Wir müssen leise sein und Augen und Ohren offenhalten“, Sinclairs Stimme klang mahnend. „Vielleicht werden wir bereits beobachtet! Wir wissen nicht, wie diese Menschen auf unser Erscheinen reagieren werden, ob sie uns für friedfertige, überirdische Wesen halten – wie das oft in ähnlichen Fällen geschehen ist – oder ob sie in uns Feinde sehen. Wenn letzteres geschieht, haben die police-boys Anweisung, zur Abschreckung mehrere Schüsse in die Luft abzugeben. Wenn das nicht hilft, wird auf Schweine und Hunde geschossen, damit die Wirkung unserer Waffen deutlich wird. – Weiter!“

Begegnung mit Steinzeitmenschen

Wir Weißen gingen an der Spitze, denn wir rechneten fest damit, daß unsere helle Haut, unser fremdes Aussehen, ihre Wirkung auf die Leute nicht verfehlen würden.

Unsere Gesichter waren angespannt, die Augen aufmerksam, die Schritte verhalten. Ich verspürte Erregung, Neugier und Angst zugleich, wobei letztere wohl überwog.

„Zweifellos muß es hier gebrannt haben", bemerkte Wieseman, der ganz vorn ging. Und dann sahen wir auch schon das Dorf – oder besser das, was es einmal gewesen war! Die meisten Hütten waren abgebrannt, einige schwelten noch. Vier große und neun kleinere Behausungen waren unversehrt.

Die großen Hütten mochten einen Durchmesser von fünf und die kleineren, die etwas abseits standen, einen Durchmesser von drei Meter haben. Sie bestanden aus kreisförmig angeordneten dünneren Baumstämmen. Zwei Reifen aus Bambus außen und zwei innen, die durch Rotang miteinander verflochten waren, gaben den nötigen Halt. Das kegelförmige Grasdach verlieh den Hütten ein pilzartiges Aussehen. In der Hüttenmitte befand sich jeweils eine Feuerstelle, ebenfalls kreisförmig, von Steinen eingefaßt. Kein Mensch, kein einziges Haustier war zu sehen.

„Buschkanaka macht er Krieg!" erfaßten als erste die Träger aus Kulka die Situation.

„Dann muß noch ein zweites Dorf in der Nähe existieren!" rief Hayes.

„Aber wo sind die Frauen, die Alten, die Kinder und die Haustiere?" fragte ich.

„Die sind geflohen, haben sich irgendwo in der Steppe oder im Wald versteckt“, meinte Sinclair. „Wir suchen jetzt die Männer!“

Wir befanden uns noch etwa zwei Kilometer von den steilen Hängen des Thurnwald-Gebirges entfernt. Das Gelände zwischen Dorf und Gebirge war von langgestreckten Hügeln geprägt, die durch schmale Täler voneinander getrennt waren.

„Männer, wir ersteigen den hohen Hügel dort drüben auf der rechten Bachseite, damit wir einen besseren Überblick haben“, entschied Sinclair. „Die Situation ist klar: das Dorf wurde überfallen. Wahrscheinlich sind die Männer aufgebrochen, um sich an ihren Feinden zu rächen.“

„Das ist möglich. Aber vielleicht sind auch sie geflohen und bauen an anderer Stelle ein neues Dorf auf“, gab Neubauer zu bedenken.

Als wir in südlicher Richtung das Dorf verließen, sahen wir, daß auch die kleinen erbärmlichen Felder verwüstet und die Einfriedungen niedergerissen waren.

Im Gänsemarsch gingen wir hinunter zum Bach, wateten hindurch und stiegen auf den vor uns liegenden Hügel, hinter dem der Bach einen Knick nach Osten machte.

Schon von weitem hörten wir das Gebrüll der kämpfenden Männer. Von oben sahen wir auf ein entferntes Dorf in einem weiten Hochtal und auf ein Gewimmel dunkelbrauner Körper – nur etwa dreihundert Meter von uns entfernt. Zwei Parteien standen sich gegenüber und bekämpften sich gegenseitig mit langen Bambuspfeilen und Speeren. Nur ein durch Farnkräuter fließender Bach trennte sie. Tote oder Verwundete lagen herum, manche von ihnen mit Pfeilen regelrecht gespickt.

„Wir müssen sofort eingreifen“, ermahnte Neubauer.

Sinclair sah auf seine Uhr und dann zum finsteren Himmel. Blitze zuckten seit geraumer Zeit auf, von dröhnendem Donner begleitet. Es war inzwischen Abend geworden, und völlige Dunkelheit mußte in wenigen Minuten hereinbrechen.
„Nein“, entschied Sinclair, „wir greifen jetzt nicht ein. Der Kampf wird ohnehin jeden Moment aufhören. Mit Einbruch der Nacht kehren die Leute in ihre Dörfer zurück; sie haben nämlich vor den bösen Geistern, die sich nachts außerhalb der Behausungen herumtreiben, mehr Angst als vor ihren Feinden. Würden wir uns jetzt bemerkbar machen, könnte das die Kontaktaufnahme wesentlich erschweren und uns in unnötige Gefahr bringen.“
Die Krieger ahnten nichts von unserer Anwesenheit. Verborgen kauerten wir im hohen Gras. Nie in meinem Leben werde ich diesen Anblick vergessen: Die dunklen Berge, bis über die Hälfte herunter in Wolken gehüllt; das hereinbrechende Gewitter, die kämpfenden, rennenden, schreienden nackten Gestalten – ein urzeitliches Bild. So mußte es in den frühen Tagen der Menschheit gewesen sein. Hier waren Adam und Eva noch nicht lange aus dem Paradies vertrieben; hier hatte ihr Exodus eben erst begonnen . . .
Sinclair behielt recht. Die beiden Gruppen trennten sich. Durch Wiesemans lichtstarkes Glas sahen wir, wie sie den Toten Hände und Füße banden und sie dann an einer Stange hochhoben – wie damals die Jäger die Krokodile in Wogamush. Es hatte auf beiden Seiten Tote gegeben, insgesamt zählten wir sieben. Die Verwundeten wurden gestützt. So ging die eine Gruppe in ihr Dorf zurück, und die andere, deren Dorf verwüstet war, kam den Hügel herauf, direkt auf uns zu.
Um nicht gesehen zu werden – die Kontaktaufnahme sollte

erst am kommenden Morgen erfolgen –, liefen wir eilig auf ein dem zerstörten Dorf abgewandtes Tal zu. Ständig mußten wir damit rechnen, auf die Angehörigen der Krieger zu stoßen, die sich hier versteckt haben konnten. Aber wir hatten Glück.
Mit Hilfe unserer Zelte errichteten wir im Buschwerk eine notdürftige Unterkunft. Während dieser Arbeit fielen die ersten großen Tropfen. Und dann brach es wie ein Wasserfall über uns herein. An Schlaf war in dieser Nacht nicht zu denken.

Erst gegen neun Uhr zerteilte die Sonne die aufgekommenen Nebel. Wir hatten die nasse Kleidung gegen trockene ausgetauscht und heißen Tee getrunken. Neben uns, nur zehn oder fünfzehn Meter entfernt, tauchten einige winzige gelbe Nektarvögel ihre krummen dünnen Schnäbel in rote Blütenkelche. Nässe und Kälte waren vergessen – die Welt sah wieder ganz anders aus!
Eilig brachen wir unser Lager ab, denn es war durchaus möglich, daß die Männer sich bald wieder auf den Weg machten, um den Kampf fortzusetzen. Eine kriegerische Auseinandersetzung zwischen zwei Dörfern dauerte erfahrungsgemäß zwei bis drei Tage. Dann mußten die Hütten wieder aufgebaut und die Felder bestellt werden. Der Haß aber blieb, staute sich – bis er dann nach Wochen, Monaten oder auch nach einem Jahr erneut zum Ausbruch kam.
Sinclair ging mit den vier police-boys voraus. Er trug jetzt seine übliche Dienstkleidung: breitrandigen Hut, Khaki-Hemd, knielange Shorts, hohe Schnürstiefel und grüne Kniestrümpfe. Hinter den police-boys, die ihr Gewehr geschultert hatten, gingen Wieseman und Neubauer mit den Trägern. Hayes und ich bildeten den Schluß. So marschier-

ten wir über den Kamm des Hügels. Vor uns lag wieder das Dorf; aber heute voller Leben. Männer, Frauen, Kinder; dürre Hunde und schwarze Schweine waren zu erkennen. Das bedeutete, daß der Krieg vorläufig zu Ende war.

„Halt!“ rief Sinclair. Die Leute hatten uns gesehen. Einige Dorfbewohner zeigten mit der Hand zu uns herüber. Alles rannte und lief plötzlich durcheinander.

Langsam gingen wir weiter, den Hang hinunter, durch den Bach und weiter auf das Dorf zu. Acht, zehn Männer kamen uns zögernd entgegen, Pfeil und Bogen in den Händen, die erstaunten Augen auf uns gerichtet. Sie waren klein, höchstens eineinhalb Meter groß, dafür aber breit und muskulös gebaut. Ihre einzige Bekleidung war ein Penisköcher von etwa dreißig Zentimeter Länge. Er war aus dem Hals eines Flaschenkürbisses gefertigt und ragte wie ein spitzes Horn steil nach oben, von einem Bindfaden um die Hüfte in dieser Stellung gehalten. Große Hauer von Ebern, die durch die Nasenscheidewand gesteckt waren, sollten wohl Kraft, Mut und Männlichkeit ausdrücken.

Sekundenlang starrten wir uns gegenseitig an. Dann warfen sich die Männer auf die Erde.

Ach, welch kleingläubige Zweifler waren sie doch gewesen! Hatten ihnen nicht die weisen Alten ihres Dorfes immer wieder gesagt, daß eines Tages die Ahnen von ihrem Wohnplatz im Jenseits zurückkehren werden, um sie alle von Hunger, Krankheit, Angst und Schmerzen zu befreien? – War das nicht der eigentliche Sinn ihres Glaubens; die Erlösung von der Unzulänglichkeit alles Irdischen durch die Ahnengeister?

Und nun waren sie gekommen, mit weißer Haut, so, wie es die Alten verkündet hatten . . .

Das Gebaren der Leute zeigte uns nur zu deutlich, daß

Sinclair mit seiner Vermutung recht behalten hatte, wir könnten als überirdische Wesen angesehen werden.
Trotzdem war die Gefahr für uns noch nicht vorbei.
Wir gingen auf die Männer zu. Sie erhoben sich von der Erde. Alle zitterten stark vor Erregung. Beschwörend streckten sie uns die Hände entgegen – waren wir nun wirklich die, auf die sie schon ewig gewartet hatten?
Sie umringten uns, betasteten uns zögernd und voller Scheu. Nichts aus unserer Welt war bisher hierhergekommen – nicht eine einzige Stecknadel! Wir selbst, unsere Erscheinung, alles an uns: unsere Kleidung, unsere Uhren, die Brille von Hayes – alles war für diese Menschen eine Ungeheuerlichkeit, ging weit über ihr Begriffsvermögen hinaus; mußte zwangsläufig darüber hinausgehen! Für sie kamen wir von einem anderen Stern . . .
Längst drängten sich alle Leute des Dorfes, es mochten hundertfünfzig bis hundertsechzig sein, um uns.
Sichtlich schwand ihre Furcht mehr und mehr und damit auch die Gefahr für uns. Die ersten Worte waren gefallen, fragend an uns gerichtet. Es war eine melodische und sehr schnell gesprochene Sprache, die wir zu hören bekamen. Aber wir verstanden natürlich kein Wort, auch unsere dunkelhäutigen Begleiter nicht. Doch was machte das den Leuten schon aus; wir waren ja zu ihnen gekommen – endlich!
Mit lachenden Gesichtern ließen wir uns betasten und umarmen; denn wir wußten, daß diese primitiven Menschen die körperliche Berührung brauchten, um überhaupt zu Fremden Kontakt zu bekommen.
In einem wahren Triumphzug brachten sie uns johlend und noch immer sehr aufgeregt zu den ihnen verbliebenen Hütten.

Die Kinder, noch nicht in die Mythen ihrer Väter eingeweiht und deshalb uns gegenüber unbefangen neugierig, liefen völlig nackt umher. Die Frauen und älteren Mädchen trugen lediglich einen handbreiten Schurz aus Gras und eine dunkle Netztasche an einem Stirnband, die ihnen weit über den nackten Rücken hinunterhing und die scheinbar ein Teil ihrer Garderobe war.
Wir stellten unsere Lasten auf dem festgetrampelten Lehm des Dorfplatzes ab, und die Menschen drängten uns sogleich weiter, auf eine Gruppe hoher Bäume am Westrand des Dorfes zu.
Anklagend wiesen sie auf drei tote Krieger und dann in Richtung auf das feindliche Dorf. Sie versuchten gestenreich zu erklären, was wir am Abend vorher beobachtet hatten. Vielleicht glaubten sie auch, daß wir die Kraft besäßen, die Krieger ins Leben zurückzurufen.
Die Toten hingen mit zusammengebundenen Gliedmaßen an Querstangen, die in Astgabeln ruhten und deren Enden in den Boden gerammt waren. Unter jedem der leblosen Körper steckten dreißig bis vierzig Pfeile in der Erde, mit der Spitze nach oben. „Die Pfeile sollen verhindern, daß der Geist der Toten in die Erde verschwindet und dadurch ruhelos umherirrt, Ernten vernichtet oder sonstiges Unheil stiftet", erklärte uns Hayes. „Wahrscheinlich werden sie die Körper verbrennen."
Ich betrachtete mir die Leichen aus der Nähe. Alle wiesen mehrere Einschußstellen von Pfeilen auf. Bei einem klaffte die Brust von einem Arm bis zum anderen weit auseinander – das Herz fehlte. Seine Feinde hatten es herausgeschnitten. Ich machte Hayes darauf aufmerksam, und er sagte mir, daß sie es verzehren würden, weil sie glaubten, dadurch die Furchtlosigkeit und Tapferkeit zu erlangen, die der Tote

im Kampf bewiesen hatte. „Vielleicht haben auch die Männer dieses Dorfes ein oder mehrere Herzen erbeutet“, fügte der Ethnograph hinzu. Während er sprach, deutete er auf einige Frauen, die ihre Körper zum Zeichen der Trauer mit hellem Ocker eingerieben hatten. Laut klagend, mit tränennassen Gesichtern, hockten sie auf den Fersen in Nähe der Toten. Einige verstörte Kinder verschiedenen Alters waren bei ihnen.

Nun erhoben sich die Frauen und kamen langsam auf uns zu. Scheu berührten sie uns nacheinander und blickten uns in die Augen. Ohne Zweifel suchten sie in uns den getöteten Sohn, den Gatten wiederzuerkennen . . .

Bei mehreren Männern hatte ich Blätterverbände an Armen und Beinen gesehen; aber es mußte bei der gestrigen Auseinandersetzung auch Schwerverletzte gegeben haben.

Tatsächlich führten uns die Leute weiter – und da lagen sie, etwas außerhalb des Dorfes unter einem Schutzdach aus Bambus und Gras. Es waren insgesamt fünf Männer. Völlig apathisch lagen sie nebeneinander, leise stöhnend, die Lippen aufgesprungen von der Fieberhitze. Bei ihnen hockte ein weißhaariger, bärtiger Greis mit tief zurückliegenden Augen: der Schamane des Dorfes. Vor sich, auf einem primitiven Dreibein aus Holz, hatte er einen Totenschädel. Über einem Feuer stand eine kleine Schüssel aus gebranntem Lehm, in der eine grünbraune Flüssigkeit brodelte – ein Zaubertrank! Unentwegt murmelte er Beschwörungsformeln, sang zwischendurch, wies zum Himmel, dann auf den Totenschädel und schließlich auf die Verwundeten. Einige Männer riefen ihn laut an, und erst jetzt bemerkte er uns. Er sah uns – aber begriff nicht. Er hatte die Verbindung mit den Ahnengeistern herstellen wollen, wie so oft – und diesmal, diesmal waren sie gekommen, leibhaftig . . .!

Wieseman, in seiner unbekümmerten Art, schob den bebenden Schamanen lächelnd beiseite, klopfte ihm auf die Schulter und drückte ihm den Totenschädel in die Hände. „So, Doktor, jetzt können Sie", sagte er augenzwinkernd zu mir.

Ich ließ mir meine Tasche holen und begann mit der Untersuchung.

Zwei der Männer wären an ihren schweren Verletzungen ohne ärztliche Hilfe gestorben. – Mir gelang es, mit kochendem Wasser und den Hilfsmitteln, die zur Notausrüstung des Arztes gehören, gründlich Erste Hilfe zu leisten und nach menschlichem Ermessen das Leben der Verwundeten zu retten. Genaueres konnten aber erst die nächsten Tage zeigen.

Der Schamane und einige der Leute sahen mir verdattert und ängstlich bei der Arbeit zu.

Sinclair hatte inzwischen mit den Kameraden unsere gelben Zelte aufgerichtet. Sie standen einhundert Meter vom Bach entfernt am Ostrand des Dorfes zwischen einigen Pandanuspalmen. Vor den Zelten auf Neubauers Klapptisch, der sonst als Altar diente, waren die mitgebrachten Geschenke aufgebaut: bunte Glasperlen, Spiegel, Baumwollstoffe in schreienden Farben und Plastikbeutel mit Salz.

Wir konnten ein Schmunzeln nicht unterdrücken, denn es war zu seltsam, wie die Leute vor Staunen den Mund gar nicht mehr zubrachten und Laute der Begeisterung ausstießen. Wie gern hätten wir verstanden, was sie sagten . . .

Als die Geschenke dann verteilt wurden, bekamen wir einen interessanten Einblick in die soziale Rangordnung dieser Menschen. Dem Tisch am nächsten standen einige ältere Männer. Sie betrachteten es als ihr Vorrecht, das Beste und Schönste zu bekommen oder das, was sie dafür hielten!

Ihnen folgten die jüngeren Männer; dann kamen die Halbwüchsigen an die Reihe. Ganz am Schluß standen die Frauen, Mädchen und Kinder und traten ungeduldig von einem Fuß auf den anderen und versuchten über die Schultern der Männer zu blicken.
Bei der Verteilung gingen wir so vor, wie wir es von ähnlichen Aktionen her gewohnt waren. Unsere Autorität wurde ohne Widerspruch anerkannt. Wir hatten für jeden etwas.
Am Ende freuten sich alle in kindlicher Begeisterung. Derartige Wunderdinge hatten sie selbstverständlich noch nie gesehen – sie konnten nur aus dem Jenseits stammen . . . Als sie sich zum ersten Male im Spiegel sahen, wollten sich einige von ihnen schier totlachen.
Nach dem Mittagessen sahen wir uns ein wenig im Dorf um. Vierundzwanzig große und einunddreißig kleine Hütten waren verbrannt. Mit dem Aufräumen und dem Wiederaufbau hatte man noch nicht begonnen – wahrscheinlich waren unsere Anwesenheit und die damit verbundenen Aufregungen der Grund dafür.
In den großen Hütten, die auch hier offensichtlich von keiner Frau betreten werden durften, wohnten die Männer. Bereitwillig zeigten sie uns ihre Waffen: kurze Speere, Pfeile und Bogen und riesige Steinäxte. Allerlei Schmuck hing an den Wänden: Opossumfelle, leuchtende Federn verschiedener Paradiesvogelarten und Ketten aus farbigen Fruchtkernen und Samenkapseln. In jeder Hütte stand eine Tafel aus zäher, aber geschmeidiger brauner Baumrinde von der Größe einer mittleren rechteckigen Tischplatte. Auf ihr befanden sich in den Farben Hellgrau, Rot und Gelb Abbildungen, die Schlangen, Schmetterlinge, Vögel, Eidechsen usw. inmitten rankender Blätter darstellten. Diese Tafeln

mochten dieselbe Bedeutung haben wie die beschnitzten Enden der Firstbalken an den Männerhäusern drunten am Sepik; nämlich die Versinnbildlichung jenes Tieres, das sich ein Clan als Schutzgeist erwählt hatte. Kein Mitglied dieser Familie durfte ein solches Tier töten, da sonst die bösen Geister Oberhand über die Familie gewonnen hätten, und das bedeutete Unheil in großem Ausmaß.

Voller Stolz zeigten uns die Männer auch ihre Frauen und Kinder. Ein älterer Mann versammelte gleich fünf Evastöchter um sich, die uns scheu anlächelten. Kinder gab es jedoch auffallend wenige.

Die Frauen wohnten mit Kindern und Haustieren zusammen in den kleineren Hütten. Lediglich ein hüfthoher Zaun trennte die Menschen von den aufdringlichen Hunden und Schweinen, die überall herumzuschnüffeln versuchten. Zweifellos wurden diese roten und gelben Hunde gemästet und auch gegessen.

Die Haushaltsgeräte waren dieselben wie die in der kleinen Siedlung, die wir vor Tagen am Unterlauf des May besucht hatten: Schüsseln aus gebranntem Lehm, Flaschenkürbisse, Bambusmesser und Stöckchen, die als Besteck benutzt wurden. Feuer machten die Leute, indem sie ein hartes Rundholz wie einen Quirl auf einer weichen Holzart drehten. Holzmehl entstand, wurde durch die Reibung heiß, begann zu rauchen und schließlich zu glühen. Schnell wurden einige trockene Gräser zugeschoben und zwei- oder dreimal kräftig geblasen, und ein erstes Flämmchen züngelte auf . . .

Wieseman ließ sich von der Frau, die uns das Feuermachen demonstriert hatte, die Reibhölzer geben. Unter großer Anstrengung schaffte er es schließlich ebenfalls, auf diese Art Feuer zu machen.

Das Wasser für den täglichen Gebrauch wurde von halbwüchsigen Knaben und Mädchen in dicken Bambusröhren unten am Bach geholt, in den die Dorfbewohner auch ihre Notdurft verrichteten. Und das feindliche Dorf lag weiter aufwärts – am selben Bach . . .

Im Lauf des Nachmittags trugen die Frauen auf dem Kopf große Mengen Reisig herbei, und die Männer fällten dürre Bäume mit kleineren Steinäxten, die sie fast ständig mit sich herumtrugen. Um einen Baum von fünfzehn Zentimeter Durchmesser zu fällen, brauchte ein Mann mehr als eine Stunde. Wieseman holte eines unserer Beile und legte damit einen stattlichen Baum in wenigen Minuten um. Wieder hatten die Leute allen Grund zum Staunen. Sofort versuchten sie das „Wunderwerkzeug" im Tauschhandel zu erwerben. Sie boten zunächst ein Ferkel, dann ein ausgewachsenes Schwein, und schließlich wurde ein verstörtes Mädchen auf uns zugeschubst. Wieseman und Hayes hatten es jedoch auf eine der bemalten Geistertafeln abgesehen. Aber davon wollte sich keiner der Männer trennen. So wurde das Beil schließlich gegen eine der wunderbaren großen Steinäxte getauscht.
Das Reisig und die Baumstämme wurden außerhalb des Dorfes zu einem großen Scheiterhaufen aufgeschichtet.
Wir gingen hinüber zu den Toten. Klagend hockten die Frauen noch immer dort. Auch die nackten Kinder taten es ihnen mit verweinten Gesichtern gleich. Uns bot sich ein erbarmungswürdiges Bild!
Vier jüngere und zwei ältere Männer standen bei den Trauernden und redeten offensichtlich in beruhigendem und tröstendem Tonfall auf sie ein. Es war anzunehmen, daß es sich um nahe Verwandte der Toten handelte.
Der Schamane umschritt die kleine Gruppe einschließlich

der Toten. In der rechten Hand hatte er mehrere Pfeile und in der linken den Totenschädel. Seine Augen richteten sich immer wieder zum Himmel, während seine hohe Greisenstimme einen abgehackten, eintönigen Singsang herunterleierte. Er versuchte Kontakt mit den Geistern der Toten aufzunehmen, die sich noch ganz in der Nähe aufhalten mußten, ja, die vielleicht noch in den leblosen Körpern selbst steckten. Damit die Geister aber auf jeden Fall entweichen konnten, waren die Münder der Toten weit aufgesperrt.

„Sehen Sie, Doktor, selbst der Primitive, der Steinzeitmensch fragt sich nach seinem Woher und Wohin. Schon er sucht nach dem Paradies und nach Unsterblichkeit“, sagte Hayes zu mir. „Und das finde ich doch immerhin bemerkenswert! – Es ist durchaus möglich, daß man die Witwen töten und mit ihren Gatten verbrennen wird“, fuhr er besorgt fort. „Das war bei einigen Stämmen Neuguineas üblich, bevor die Weißen kamen. Und vor uns war ja hier noch kein Weißer gewesen!“

„Das würden wir auf jeden Fall verhindern!“ meinte Sinclair. „Aber wahrscheinlicher ist, daß die Witwen von den Brüdern der Toten geheiratet werden. Diese hätten dann nicht den üblichen Brautpreis an die Clans der Witwen zu entrichten, da er ja von derselben Familie – vom Bruder – schon einmal bezahlt wurde. Lediglich für die Kinder müßte dem Clan der Mutter ein Schwein oder etwas Gleichwertiges übergeben werden.“

Das alles war jedoch im Augenblick noch Annahme; wir mußten abwarten. Deshalb bat Sinclair Wieseman und drei police-boys, auf die kleine Gruppe aufzupassen.

Wir anderen sahen uns weiter um.

In der Mitte des Dorfes waren einige Männer damit beschäftigt, drei Gruben auszuheben. Dazu benutzten sie hölzerne Spaten und ihre Hände. Kurz darauf entzündeten sie in den Gruben Feuer und erhitzten Steine.

Zur gleichen Zeit trieben einige mit Pfeil und Bogen bewaffnete Männer drei Schweine aus dem Dorf. Ihr Ziel war ein kleines rundes Häuschen, das wir bisher nicht gesehen hatten. Es mochte einen Durchmesser von zwei Meter haben und stand auf Pfählen. Hunderte von Kieferknochen geschlachteter Schweine hingen an den Außenwänden, säuberlich an Rotangschnüren aufgereiht. Auf der Spitze des kegelförmigen Grasdaches steckten einige weiße Federn.

Es handelte sich um ein Geisterhaus.

Die Knochen sollten die Geister ständig daran erinnern, wieviel Schweine ihnen zu Ehren geopfert und natürlich von den Dorfbewohnern verspeist worden waren.

Die Tiere wurden an einem Hinterbein an das Häuschen angebunden. Ihr Schicksal ahnend, versuchten sie sich loszureißen und quietschten dabei so laut, daß auch die Geister nicht überhören konnten, daß ihnen ein Opfer gebracht werden sollte.

Es war sechzehn Uhr. Der Himmel zeigte sich bewölkt – wie an den meisten Tagen des Jahres hier oben im Gebirge. Die Dämmerung würde früh hereinbrechen und lange andauern. Wegen dieses Zwielichtes rechneten die Männer wahrscheinlich schon jetzt mit der Anwesenheit der Ahnengeister, die für sie so gegenwärtig waren, wie Wesen aus Fleisch und Blut.

Mit mehreren Pfeilen wurden die Schweine getötet, deren Blut an den Pfählen des Geisterhäuschens herablief. Dieses Töten und Blutvergießen war eine zeremonielle Handlung; sie wurde von beschwörenden Gesten und eindringlichem Geflüster begleitet. Die Männer bezogen auch uns in die

Zeremonie mit ein. Sie tauchten kleine Zweige in das Blut und spritzten es in unsere Richtung.
Wir wandten uns ab und gingen zurück zu Wieseman, der uns gerade holen lassen wollte.
Die Toten wurden eben auf den Scheiterhaufen gelegt. Sorgfältig achteten die Männer darauf, daß keiner der Körper die Erde berührte.
Nun versammelten sich allmählich auch alle Einwohner des Dorfes. Die Männer trugen ihre Waffen bei sich: Pfeil und Bogen, Speere und die besonders reich verzierten großen Steinäxte, die wir in den Hütten gesehen hatten. Sie wurden scheinbar nur bei zeremoniellen Handlungen mitgeführt.
Alle Frauen gesellten sich zu den fünf Trauernden und stimmten in das Wehklagen mit ein. Auch die Schwerverletzten hatte man herbeigetragen.
Nach langen Anrufungen schien der Schamane den Kontakt mit den Ahnengeistern hergestellt zu haben. Er stieß grelle Schreie aus und sank schließlich röchelnd in sich zusammen, fiel auf die Erde und blieb verkrümmt liegen. Ich bemerkte, daß er Schaum vor dem Mund hatte, seine Augen waren starr. Dies alles konnte unmöglich Theater sein, der Schamane mußte gesehen haben, was zu sehen er gewünscht hatte ...
Die totale Erschöpfung des Geisterbeschwörers war wohl das Zeichen für einen alten Mann – vielleicht der Vater eines der Toten? – den Scheiterhaufen mit glühender Holzkohle, die er aus einer Hütte geholt hatte, anzuzünden.
Als die ersten gelbroten Flammen an den Stämmen hochleckten, begannen die Männer im dumpfen Chor ihren Totengesang anzustimmen. Gleichzeitig schritten sie im Kreis um den Scheiterhaufen herum. Dabei trugen sie die

schweren Steinäxte auf ihrer rechten Schulter. In der linken Hand hielten sie die anderen Waffen.
Immer schneller bewegten sie sich im Kreis. Immer dumpfer und düsterer wurde der Gesang. Man glaubte aus ihrer Brust die Erde grollen zu hören. – Dann kletterten die Stimmen plötzlich schrill empor. Die Hände mit den Waffen hoben sich hoch über die Köpfe, senkten sich, hoben sich wieder – es war, als wollten sie die Seelen, die „Geister" der Toten emporreichen, hin zu den Ahnen.
Von den Frauen war jetzt nichts mehr zu hören. Sie hockten im Hintergrund, die Augen starr auf die Flammen gerichtet. Dies war eine Stunde, die allein den Männern und den Unsichtbaren gehörte!
Rötlich zuckte der Feuerschein auf den mit Schweinefett eingeriebenen wilden Gestalten. Die großen Eberhauer in ihrer Nasenscheidewand leuchteten weiß. Wohl zehn Meter hoch schlugen die Flammen des hell brenennenden Scheiterhaufens, schickten ab und zu prasselnd einen Funkenregen zum inzwischen nachtschwarzen Himmel.
Wir gingen hinüber zu unseren Zelten. Sie standen so, daß wir die ganze Szene überblicken konnten.
Sinclair ermahnte uns, wachsam zu bleiben. „Wer von uns weiß schon, was in diesen Herzen und in diesen Hirnen dort drüben vorgeht!"
„Wir sollten während der Nacht Wachen aufstellen", schlug Hayes vor. – Alle stimmten wir dem zu. Auch unsere dunkelhäutigen Begleiter hatten ihre Furcht längst noch nicht überwunden. Mit Abscheu und Staunen hatten sie vorhin das Entzünden des Scheiterhaufens aus einer gewissen Entfernung beobachtet. Und vorwurfsvoll, weil wir nicht eingriffen, hatten sie uns zugerufen: „Diese fella kanaka braten long pigs, Langschweine, und wollen sie essen!" Sie

kannten unten am Sepik die Feuerbestattung nicht. Überhaupt begegneten sie ihren Landsleuten ängstlich und mißtrauisch – Welten schienen sie zu trennen!
Der Scheiterhaufen fiel immer mehr in sich zusammen. Doch solange die Flammen noch emporzüngelten, tanzten die Männer. Schließlich war nichts mehr übrig als Glut und Asche. Die toten Krieger, die Helden ihres Dorfes, hatten ihren Platz im Jenseits gefunden.
Wankend, der totalen Erschöpfung nahe, verließen die Männer die Verbrennungsstelle. Sie hockten sich um die drei Kochgruben, in denen inzwischen die Schweine gegart waren. Die Frauen und Kinder ließen sich in der Nähe ihrer Hütten nieder. Einige halbwüchsige Burschen hoben die in der Hitze weiß gewordenen Schweine aus den Gruben. Das Zerteilen der Tiere fiel sechs älteren Männern zu.
Wir sollten an dem Mahl teilnehmen. Auf großen Blättern brachte man uns die „besten" Stücke: die halbgaren Herzen, die blutigen Lebern. Aber wir lehnten ab und bedeuteten durch Gesten, daß sie diese „Leckerbissen" selbst essen sollten. Die Männer begriffen das schließlich.
Bis auf den Mastdarm und die Knochen verzehrten die Leute alles. Die Frauen und Kinder bekamen lediglich einige minderwertige Innereien, über die sie heißhungrig herfielen. Sie hatten sich von Feldfrüchten und Kleingetier, von Vögeln, Fröschen, Eidechsen, Käferlarven und Schlangen zu ernähren. Allein den Männern, die stark sein mußten, um das Dorf zu verteidigen, gebührte ein Anrecht auf das kostbare Schweinefleisch.
Zusammen mit Sinclair ging ich noch einmal hinüber zu den Schwerverletzten. Sie lagen nun vor einer der großen Männerhütten.
Ich untersuchte sie kurz.

Zwei von ihnen hatten schon wieder einen recht guten Appetit gezeigt; allen ging es den Umständen entsprechend. Der Schamane, wieder einigermaßen bei sich, hockte vor ihnen.
Wir begaben uns wieder zu den Zelten. Nach und nach verzogen sich auch die Leute in ihre Hütten. Scheinbar hatten die Krieger keine Herzen von Gegnern erbeutet; wenigstens bekamen wir keines zu Gesicht.
Neubauer und ich hatten in dieser Nacht keine Wachen zu leisten. Sie fielen auf Sinclair, Hayes und Wieseman.

Ein Morgen wie Gold!
Sonne, blauer Himmel und Tautropfen auf den Spinnwebenrädern und Gräsern. Bienen, Schmetterlinge und Nektarvögel waren schon unterwegs, tauchten flügelschlagend in die großen gelben Papaya-Blütenkelche. Die Berge waren zum Greifen nah. Einladend! Herausfordernd!
Dieser Morgen belebte unser Blut. Wir standen da mit nacktem Oberkörper und wuschen uns.
Vor einer knappen Stunde, bei Sonnenaufgang, hatten einige Männer die Asche des Scheiterhaufens auf Blätter gescharrt und sie, ein gutes Stück vom Dorf entfernt, über die Erde verstreut. Jetzt waren sie dabei, für die Witwen eine Hütte am Rand des Dorfes zu errichten, in der diese wahrscheinlich ihre Trauerzeit verbringen sollten.
Wie ich von Hayes wußte, konnte die Trauer einige Wochen dauern. In dieser Zeit mußten die Witwen jeden Mann meiden, hatten sich auf kärglichste Speisen zu beschränken und helle Ockerbemalung zu tragen, um die Geister der Toten nicht zur Rache herauszufordern.
Die Frauen waren dabei, in ihren Hütten das Frühstück zuzubereiten, das aus Pandanus-Früchten, Süßkartoffeln und

Gemüsen bestand. Während sie am Feuer hockten, stillten sie Kinder und Ferkel an der Brust.

Auch wir frühstückten und teilten uns dabei den Tagesablauf ein: Wieseman wollte in der näheren Umgebung geographische Vermessungen anstellen. Sinclair erbot sich, ihn mit zwei der police-boys zu begleiten. Wir anderen dagegen beschlossen im Dorf zu bleiben.

Ich als Arzt interessierte mich natürlich für den Gesundheitszustand der Dorfbewohner. Vornehmlich bei den Frauen und Kindern war er katastrophal, wie ich am gestrigen Tag auf den ersten Blick festgestellt hatte. Die Folgeerscheinungen einseitiger Ernährung waren deutlich zu sehen.

Wieseman und Sinclair machten sich gleich nach dem Frühstück mit den beiden police-boys auf den Weg. Magnetkompaß, Neigungsmesser, eben alles, was der Geograph draußen braucht, führten sie mit sich. Sie wollten zunächst den Hügel ersteigen, von dem aus wir den Kampf der Krieger beobachtet hatten. Einige bewaffnete Männer aus dem Dorf folgten ihnen. Sie waren aufgeregt, gestikulierten und sahen sich andauernd nach uns um, so als wollten sie sich vergewissern, ob wenigstens wir zurückblieben.

Die Männer und Frauen, die hier um uns standen, sahen uns fragend an, redeten auf uns ein und konnten scheinbar nicht begreifen, daß wir sie nicht verstanden und keine Antwort gaben.

Wollten die Weißen, die „Geister“, sie etwa verlassen?

Wollten sie ins Nachbardorf gehen und mit ihren Feinden Freundschaft schließen?

Mußte das nicht großes Unglück bringen, wenn die „Geister“, die doch zu ihnen gekommen waren, zu ihren Feinden gingen?

Hatten sie die unheimlichen „Geister" vielleicht verärgert?
Nachdenklich auf die uns umringenden Einwohner blikkend, sagte Neubauer: „Wir müssen diesen Leuten verständlich machen, daß wir Menschen sind wie sie."
Aber Neubauer wußte, wie schwer das sein würde und daß es nicht von heute auf morgen geschehen konnte. Wegen unseres Aussehens und der von uns mitgeführten Gegenstände waren wir ja etwas Unbegreifliches, etwas unfaßbar Fremdes – wir konnten ganz einfach nur dem Jenseits entstammen!
Und doch mußten diesen Menschen schließlich Zweifel an ihrem Glauben gekommen sein; vielleicht gerade deshalb, weil wir versuchten, nähere Kontakte zu schließen – Fleisch und Blut zu werden. – Wenn wir doch nur geahnt hätten, wie verhängnisvoll sich das noch auswirken sollte . . .

In unserem größten Zelt stand der Klapptisch, auf den ich nun Instrumente und Medikamente legte. Mehrere Aluminiumbehälter mußten als provisorische Liege dienen.
Mit einer großen Plastiktüte voll Salztabletten trat ich vors Zelt. Und sofort kamen auch alle Leute eilends herbeigelaufen – soweit sie nicht sowieso schon hier gewesen waren – um mein Tun zu beobachten.
Zwei police-boys und die vier Träger leisteten mir wertvolle Hilfe. Sie standen vor dem Eingang und ließen auf meine Anweisung nur die Frauen mit ihren Kindern herein. Die neugierigen Männer murrten zwar enttäuscht, doch kleine Geschenke versöhnten sie rasch.
Zunächst ließen die Frauen und Kinder die Untersuchung ängstlich über sich ergehen, dann aber schienen sie schnell zu begreifen, daß ihnen geholfen werden sollte. Von sich

aus wiesen sie durch Zeichen, Gesten und Laute auf ihre Gebrechen hin.
Alle zeigten Anzeichen der schwersten Form des „Weißen Hungers", der einseitigen Ernährung: Streichholzglieder, eingefallener Brustkorb und aufgeschwemmter Bauch. Vor allem mangelte es an tierischem Protein. – Auf Neuguinea fehlt größeres Wild so gut wie völlig, wenn man einmal von den sehr seltenen Kasuaren und Baumkänguruhs absieht. Eine geordnete Haustier-Haltung ist abseits der zivilisierten Gebiete nur in unbedeutenden Ansätzen vorhanden.
Ich diagnostizierte innerhalb von vier Stunden Rachitis, Beriberi, Tuberkulose und Blutarmut. Dazu kamen die üblichen Haut- und Wurmkrankheiten samt Augen- und Ohrenleiden und schließlich die periodisch auftretende Malaria. Auch zwei Fälle von Lepra waren dabei.
Am schlimmsten waren die Säuglinge und Kleinkinder dran. Sie hatten schon im Mutterleib indirekt Hunger gelitten; sie litten weiter Hunger vom ersten Tag ihres Erdendaseins an, wenn die welken Brüste der zwanzigjährigen Mütter nur wenige Tropfen Milch hergaben, die sie dann auch noch mit den Ferkeln teilen mußten. Acht von zehn Kindern überlebten das nicht!
Und dabei sind Kinder bei diesen Menschen erwünscht – sind sie doch letzten Endes auch ihre Altersversicherung, wenn bei den Männern mit fünfunddreißig oder vierzig Jahren die Zeit kommt, wo die Arme den Bogen nicht mehr zu spannen vermögen; wo bei den Frauen im selben Alter Beine und Rücken zu schwach werden, um die Feldfrüchte nach Hause zu tragen . . .

Zum Mittagessen waren wir alle wieder beieinander.
Sinclair und Wieseman berichteten, daß das Nachbardorf

ein wenig größer zu sein schien als das von uns entdeckte. Versteckt, vom Flugzeug aus kaum zu erkennen, lag es in einem schmalen Tal in die Vegetation eingebettet.
Und auch dieses Dorf mußte aus der Luft schwer auszumachen sein, selbst wenn es auf einem Hügel lag. Vereinzelt standen hohe Bäume mit weit ausladenden Ästen, Büsche, Bananenstauden und Bambus inmitten kleinerer Grasflächen, die in der Trockenzeit – wenn die Flugzeuge zum Kartographieren der Landschaft aufstiegen – braun waren. Aus der Vogelperspektive gesehen, verschmolzen die Hütten fast völlig mit der Umgebung. Nur so war es zu erklären, daß diese Dörfer bisher unbekannt geblieben waren.
Am frühen Nachmittag äußerte Neubauer den Wunsch, für uns alle einen Gottesdienst zu halten.
„Aber die Leute verstehen doch gar nicht ..." sagte ich lächelnd. „Müssen wir Gott immer verstehen? Genügt es nicht, wenn er uns versteht und wir seinen Segen erbitten?" fragte mich Neubauer.
Wieseman half ihm beim Aufbauen des Klapptisches.
Als der improvisierte Altar fertig war, ging Neubauer ins Zelt, um sich für den Gottesdienst umzukleiden. Wieseman entzündete inzwischen die Kerzen.
Der Missionar kam aus dem Zelt und trat vor den Altar hin. Fast alle Männer, Frauen und Kinder des Dorfes waren inzwischen versammelt, starrten das Kreuz und die Kerzen an und zeigten mit den Fingern auf das weiße Gewand des Missionars. – Auch aus unserer Gruppe fehlte keiner.
Neubauer faltete die Hände und sprach ein leises Gebet.
Zum ersten Male, seit Bestehen der Welt, sollte hier das Wort Gottes verkündet werden!

Neubauer wandte sich uns zu, noch immer im Gebet versunken. In diesem Moment lief ein kleiner nackter Junge, ein Kind, das nichts von Gott wissen konnte – hin zum Altar und legte eine frische gelbe Papaya-Blüte vor das glitzernde Kreuz. – Wahrscheinlich erhoffte sich der Kleine ein Geschenk . . .

Neubauer beugte sich nieder, nahm den Jungen auf seinen Arm und strich ihm mit dem Handrücken über die Wange.

Das Kind konnte nicht ahnen, wie sehr es mit seinem Tun Neubauer gerührt hatte. Mir jedoch war das nicht entgangen.

Noch immer das magere Kind auf dem Arm, noch immer erfüllt von dessen rührend anmutender Geste, schwang in der Stimme des Missionars eine tiefe Bewegtheit mit, als er predigte: „Darum gehet hin und machet zu Jüngern alle Völker: taufet sie auf den Namen des Vaters und des Sohnes und des heiligen Geistes und lehret sie halten alles, was ich euch befohlen habe. Und siehe, ich bin bei euch alle Tage . . ."

Gerade als Neubauer den Kleinen behutsam auf seine bloßen Füße stellte, traf ihn der Pfeil.

Es war einer jener langen gelben Bambuspfeile. Er hatte von hinten Neubauers linken Oberschenkel durchschlagen.

In äußerstem Erstaunen sah er uns aus weit aufgerissenen Augen an. Er machte einen Schritt vorwärts und fiel dann auf die Seite. Sein Gesicht verzerrte sich vor Schmerz. – Wir waren sofort bei ihm.

Ich sah noch, wie aus einer Hütte einer der Dorfbewohner trat. Den Bogen hatte er noch in der Hand. Sein Gesicht zeigte ebenfalls größtes Verwundern.

Er kam zu uns gelaufen, schüttelte mit offenem Mund den Kopf und rollte entsetzt die Augen. Die Leute rannten hin und her, drängten sich nach vorn, um alles genau zu sehen.

Als wir Neubauer hochhoben, färbte sich seine Kleidung bereits an einer Stelle rot.
Wir trugen ihn ins Zelt und legten ihn auf die Aluminiumbehälter, die noch vom Morgen dastanden. So bald wie möglich begann ich damit, den Pfeil herauszuoperieren. Ich konnte Neubauer dabei nur örtlich betäuben.
„Warum“, fragte ich später Sinclair, „warum hat der Mann das bloß getan? Ich verstehe das nicht!“
„Es gibt nur eine Erklärung dafür, Doktor: Der Mann, in seiner Naivität, wollte sich überzeugen, ob wir wirklich Geister – oder eine Art fremder Menschen sind ... Vielleicht steckt auch der Schamane mit dahinter. Aber das werden wir wohl nie erfahren!“
Neubauers Verletzung war nicht als überaus schwer zu bezeichnen; aber seine Gesundheit war durch die Strapazen des Hermarsches und durch den Malariaanfall sehr mitgenommen. Durch den Verlust des einen Behälters, unten am May, standen nicht mehr viele Medikamente zur Verfügung, und ich befürchtete Komplikationen.
Ich teilte meine Bedenken Sinclair mit. Ein tiefes Luftholen war seine erste Reaktion. Aber das half alles nichts. Uns blieb nur eine Alternative: sofortige Rückkehr nach Wogamush ...

Von den Trägern aus Kulka, die in diesen Dingen eine große Fertigkeit besaßen, ließen wir für Neubauer eine Trage bauen. Ihm war es keineswegs recht, daß seine Verletzung Anlaß für den Abbruch der Expedition sein sollte. Denn unsere Absicht war es gewesen, mindestens eine Woche in diesem Gebiet zu bleiben. Wieseman war mit seinen Vermessungen längst noch nicht fertig; Hayes hätte nach Möglichkeit dem Nachbardorf gern einen Besuch abgestattet und

noch mehr Zeit gebraucht, um Konkretes über die Menschen dieses Tales zu erfahren.
Das ging jetzt nicht mehr.
Trotzdem – wir trösteten uns damit, daß die Expedition ihr eigentliches Ziel erreicht hatte. Und Hayes und Wieseman schmiedeten schon wieder neue Pläne: „Wir kommen wieder. Das nächste Mal vielleicht von Telefomin aus über das Thurnwald-Gebirge – wenn das möglich ist . . ."
Wir blieben noch eine Nacht im Dorf.
Die Leute zeigten Neubauer und uns, daß ihnen leid tat, was geschehen war. Wieder und wieder versuchten sie, sich uns in ihrer Sprache verständlich zu machen. Einige waren so aufgeregt, daß sie weinten.
„Ob es nicht gut wäre, den Leuten die Wirkung unserer Waffen zu demonstrieren", sagte Sinclair zu uns. „Sie müßten ganz deutlich sehen, daß wir nicht wehrlos sind – allein schon, um die nächste Expedition zu schützen! Aber", er schüttelte den Kopf, „ich bringe es einfach nicht übers Herz, diese Menschen durch das Erschießen eines Schweines oder eines Hundes noch ärmer zu machen, als sie ohnehin schon sind . . ."

Am Morgen, kurz bevor wir aufbrachen, sah ich noch einmal nach den verletzten Kriegern. Allen ging es besser.
Dann nahmen Sinclair, Wieseman, Hayes und ich die Trage hoch, auf der Neubauer, der etwas fieberte, festgebunden war. – Wir wußten alle, daß ein anstrengender Marsch vor uns lag!
Noch einmal sah ich mich um; sah die Frauen mit gesenkten Köpfen in ihrem winzigen Lendenschurz aus Gras stehen. Ich sah die muskulösen Männer mit den Eberhauern in der Nase, die Penis-Köcher grotesk emporragend; und die nack-

ten Kinder, abgemagert, ein breites Lächeln im Gesicht und hie und da eine Blüte im schwarzen oder roten Kraushaar.
Diese Menschen wußten noch immer nicht so recht, was sie von uns zu halten hatten. Beunruhigende Dinge waren auf sie eingestürmt. Aber auch so etwas wie Güte und vielleicht ein Hauch von Freundschaft mußte von uns zu ihnen übergesprungen sein. Nun waren sie traurig, daß wir gingen; ihre Gesichter drückten das nur zu deutlich aus.
Fast alle Männer und Kinder begleiteten uns ein gutes Stück des Weges, bis an die Grenze ihres Gebietes. Sie zeigten auf die Bergkette im Norden – ja, dort wollten wir hinauf, und auf der anderen Seite wieder hinunter –, versuchten wir uns durch Zeichensprache verständlich zu machen. Aber sie begriffen es nicht, daß wir wieder hinunterwollten. – Denn für sie waren die Grate und Gipfel der Sitz der Geister, unüberschreitbar für Menschen – das Ende der Welt. Nie, nie hatten sie ihr Tal verlassen!
Und wir Weißen, die wir als „Götter, als Geister" zu ihnen gekommen waren – als Abgesandte einer anderen Welt –, gingen nun fort und waren Menschen geworden: Menschen unter Menschen. Das genügte uns eigentlich schon. Viel mehr hatten wir auch gar nicht gewollt!

Meine Befürchtungen waren nicht grundlos gewesen: Neubauers Wunde entzündete sich. Er bekam hohes Fieber, und die Medikamente waren fast aufgebraucht. Wir mußten um sein Leben bangen, zumal Neubauers Herz von der Malaria angegriffen war.
Nach fünfzehn Tagen, von denen jeder einzelne, ja, jede Stunde, jede Minute für uns alle, aber noch mehr für Neubauer, ein Martyrium gewesen war, gelangten wir völlig

heruntergekommen und abgemagert nach Waringai. Und einen Tag später waren wir in Wogamush – gerade noch rechtzeitig, wie ich hoffte . . .

Alles Gute, Papua-Neuguinea!

Wir trugen Neubauer hinauf zum Hospital.
Er phantasierte, wie er auch in den vergangenen zehn Tagen phantasiert hatte. Sein Oberschenkel war nun sehr stark entzündet, und die Wunde eiterte durch die Gaze hindurch, die ich darübergedeckt hatte. In der letzten Woche hatte ich dem Missionar nicht einmal mehr etwas gegen die starken Schmerzen geben können!
Sagu kam uns auf halbem Weg entgegengehüpft. Lachend rief sie von weitem: „Mein Bauch ist voll Freude, big fella Masta!“ Und als sie Neubauer sah, machte sie große Augen und hielt sich erschrocken die Hand vor den Mund.
Als wir durchs Dorf gingen, eilten die Menschen herbei und zeigten uns ihre Anteilnahme. „Fürchterlich fella kanaka, er das gemacht!“ sagten sie und zeigten dabei auf Neubauers Bein.
Wenig später waren wir im Hospital, im „Haus der Guten Geister“.
Wie sehr hatten wir alle diesen Augenblick herbeigesehnt – als wir die Trage mit dem vor Schmerzen stöhenenden Kranken durch den lianenverstrickten Urwald geschleppt hatten, durch die reißenden Wasser des May, über die dornigen Wälle der in den Fluß gestürzten Bäume hinweg.
„Haus der Guten Geister“ . . .
Welch ein Licht in der Dunkelheit; welch eine Hoffnung für die Hoffnungslosen in der schrecklichen Unendlichkeit und teilnahmslos quälenden Grausamkeit ihres Urwalddaseins. Man mußte diese Angst selbst einmal erfahren und durchgemacht haben und diese von zitternden Zweifeln

erfüllte Hoffnung selbst gehabt haben, um mit aller Deutlichkeit zu begreifen, was das Hospital diesen Menschen hier allmählich geworden war!

Maia trat uns aus einem der Krankengebäude entgegen, das dunkle gütige Gesicht von ahnungsvoller Sorge erfüllt. Talikai folgte ihm und die beiden doctor-boys Tanu und Wabe. Einige Patienten blickten neugierig durch die Fensteröffnungen.

Wir begrüßten uns kurz; ein flüchtiges Lächeln und zwei Worte genügten – Neubauer mußte umgehend versorgt werden.

Endlich hatten wir wieder die nötigen Medikamente. – Und Neubauer hatte den eisernen Willen zu leben, sich nicht aufzugeben. Er besaß das unerschütterliche Gottvertrauen, das Todkranke wieder gesunden läßt!

Nach zwei Tagen nahm er die erste Nahrung seit einer Woche zu sich. „Ich muß so schnell wie möglich nach Hause, nach Kulka. Sie warten dort doch alle auf mich", sagte er mit schwacher Stimme.

„Das hat mindestens noch vier Wochen Zeit", erwiderte ihm Maia lächelnd, „unsere police-boys aus Wogamush sehen inzwischen nach dem Rechten. Außerdem werden sich Mister Hayes und Mister Wieseman einige Tage dort aufhalten."

Die beiden Australier bestätigten das.

„Wir haben auf der Fahrt hierher die Träger in ihrem Dorf abgesetzt – in Kulka scheint alles in bester Ordnung", beruhigte Wieseman den Missionar.

Sinclair hatte für sich und zwei der police-boys die Rückreise nach Ambunti für den kommenden Morgen vorgesehen. Hayes und Wieseman wollten mit den anderen beiden police-boys noch acht Tage hier oben am Fluß bleiben, um ein wenig „herumzuschnüffeln“, wie sie sich ausdrückten.

Hayes beabsichtigte außerdem, einige der vielen Sagen, die sich die Leute hier am Fluß erzählten, aufzuschreiben. – „Es wäre eine Lebensaufgabe, dieses Gut bei allen Stämmen Neuguineas zu sammeln und für die Nachwelt zu erhalten, bevor es verfälscht oder schließlich gar vergessen ist!“ hatte der Ethnologe einmal gesagt. „Haben Sie sich schon überlegt, wie primitiv das Pidgin, das Neumelanesisch, im Grunde eigentlich ist? – Diese „Steinzeitmenschen“ sprechen aber Dialekte, die in den Ohren der Weißen wie zarte Poesie klingen.“

Und tatsächlich hörte man diesen Klang mitunter sogar aus dem Pidgin heraus ...

Es war vereinbart, daß mich Hayes und Wieseman auf ihrer Fahrt zurück in die Welt der Weißen mit den Fluß hinunter nehmen sollten. Dann würde meine Zeit auf Neuguinea auch zu Ende sein.

Aber noch wollte ich nicht daran denken; noch blieb mir eine Woche. – Und doch war jeder dieser letzten Tage in Wogamush für mich schon ein Abschiednehmen ...

Von der *Catholic Mission* in Lae war während meiner Abwesenheit die Nachricht eingetroffen, daß im „Fall Nanuo“ alles in Ordnung gehe. Die Wiederherstellungs-Operation – aus mehreren Teiloperationen bestehend – sollte im Hospital in Port Moresby durchgeführt werden. – Wir freuten uns sehr für die junge, leidgeprüfte Frau.

Bei meiner Arbeit, die sich nun hauptsächlich auf das Schreiben von Situationsberichten an verschiedene australische Regierungsstellen konzentrierte, eilten meine Gedanken manchmal voraus in das reiche, enge, überhastete Europa, in dem man so dicht beieinander lebt – und trotzdem so allein sein kann! – Und ich dachte daran, daß ich wohl lange brauchen werde, bis ich meine Maske wieder aufgesetzt habe, hinter der sich dort jeder vor jedem verbirgt. Hier in Neuguinea ist es mir passiert, daß mir diese Maske vom Gesicht gerissen wurde: nicht brutal, mit einem Lächeln, einem freundlichen nachsichtigen Lächeln. Unter den einfachen Menschen dieses Landes, die noch die Fähigkeit besitzen, sich natürlich zu geben, habe ich gelernt, wieder ein natürlicherer und freierer Mensch zu sein. – Wird etwas davon in meiner Seele hängenbleiben, wenn ich meine Maske wieder aufgesetzt habe?

An einem dieser letzten Tage in Wogamush saß ich mit Maia in unserer Hütte zusammen. Talikai und Sagu hockten mit gekreuzten Beinen auf einer Matte neben uns am Boden. Die Fensteröffnung zeichnete sich schwarz von dem hellen Licht unserer Lampe ab, die etwas von ihrem Schein draußen über die Bananen und Papayastauden warf und summende Moskitos und große farbige Nachtfalter anlockte.
Schweigend aßen wir von den Mango-Früchten, die Sagu in einem von ihr selbst geflochtenen Körbchen gebracht hatte und die sie für uns schälte.
Selbstverständlich wußten es alle im Dorf längst, daß ich fortgehen würde. Sagus Verwandte hatten mich vor zwei Tagen deswegen angesprochen. „Du willst sehr weit von uns weg mit dem Boot aus Ambunti, und dann mit dem Flugzeug und immer weiter und weiter, an einen Fluß bei Sonnenuntergang, hat Maia-Doktor gesagt. Sagu wird fürchterlich große Angst haben in den Dörfern der Weißen, wo nur Weiße sind. Vielleicht ist ihr Herz zu schwach, so weit mit dir zu gehen – sie ist noch nicht einmal in den Kreis der Frauen aufgenommen . . .“

Und ich hatte lächelnd geantwortet: „Sagu wird dort bleiben, wo sie geboren ist; hier, wo die Menschen ihres Stammes und ihrer Hautfarbe zu Hause sind."
„Aber du hast den Brautpreis bezahlt, Masta!"
„Ich verlange ihn nicht zurück."
Zunächst erstaunt und dann grinsend hatten sie sich angesehen: Wie dumm diese Weißen doch manchmal sein konnten ...
Und heute, jetzt, während ihre Finger die bläulich-gelbe Schale von einer Mango-Frucht zogen und das saftige, stark aromatische gelbe Fruchtfleisch zum Vorschein kam, fragte mich Sagu: „Du willst mich nicht mitnehmen, big fella Masta?" Ihre Stimme klang gekränkt und ungeduldig; ihre Augen waren fragend und ängstlich zugleich.
„Wenn ich dich mitnehme, noch viel weiter fort, als wir mit dem Flugzeug schon waren, wirst du deine Freunde, dein Dorf und den Fluß nie wiedersehen!"
„Wirklich nie?"
„Nein, wahrscheinlich nie!" Sagu wurde nachdenklich.
„Aber – kommst du einmal wieder?"
„Dein Fluß ist von meinem Fluß sehr, sehr weit weg. Aber vielleicht, vielleicht komme ich einmal wieder", antwortete ich. Sagu senkte den Blick. Ich faßte mit meinem Zeigefinger unter ihr Kinn, hob ihr Gesicht an und lächelte ihr zu. – Ja, ich mochte es gern, dieses kleine, dünnbeinige lustige Kind, das manchmal auch recht eigensinnig sein konnte. Wir hatten uns aneinander gewöhnt. – Vielleicht würde Sagu sogar noch in einem Jahr manchmal an den „big fella Masta" denken ...
Mein Blick fiel auf Talikai. Er paffte, wie meist, schweigend und hustend eine dicke Zeitungspapier-Zigarette. Er hatte in seinem Leben bestimmt viele Fremde kommen – und auch

wieder gehen sehen! – Hatten sie ihn reicher und zufriedener und glücklicher machen können? Oder hatten sie für ihn nur Verwirrung gebracht?
Er war alt. Er hatte sein Leben gelebt; sein altes Leben in einer anderen, uralten Zeit.
„Wie schnell deine Zeit auf Neuguinea vergangen ist, Bruder ...", sagte Maia nachdenklich.
„Ja, schnell wie sieben Tage – oder, wenn man es anders betrachtet, so beinhaltet diese Zeit vielleicht auch sieben Jahre ..."
„Das ist wahr; denn du bist in diesen Monaten weit herumgekommen! Du hast mein Land gesehen, Bruder: die Küste, die Sümpfe und Urwälder – die Gebirge. Und seine Menschen hast du kennengelernt. Ich weiß, deine Zuneigung gehörte ihnen, denn du bist einer von uns gewesen ... Es tut mir weh, daß sich unsere Wege trennen!"
„Ich gehe, aber meine Gedanken bleiben hier, das mußt du mir glauben, Bruder. Ich bin sehr froh und glücklich darüber, daß ich hier sein durfte und ein Stück dieses Landes gesehen habe; denn was ich gesehen habe, war ja lediglich ein Teil – ein paar schimmernde Steinchen aus dem so großen und farbenprächtigen Mosaik, das deine Heimat, Papua-Neuguinea ist."

Und dann kam der Tag der Abreise.
Zusammen mit Maia ging ich am frühen Morgen noch einmal durch das Hospital. Allen reichte ich die Hand zum Abschied – viele wollten es gar nicht glauben, daß ich das Hospital und den Fluß – ihre Welt – für immer verlassen würde. Ich mußte mir eingestehen, daß ich schweren Herzens ging; und die Leute, in ihrer Anhänglichkeit, machten mir den Abschied weiß Gott nicht leichter!

Als ich dann vor Neubauers Bett trat, nahm er meine Hand und hielt sie lange zwischen seinen schwachen Fingern. Wir beide waren sehr verschiedene Charaktere; aber das gemeinsam Erlebte und Durchgestandene hatte uns zu Freunden werden lassen. – Sein Gesundheitszustand war jetzt wesentlich besser als noch vor einer Woche.
Dann ging ich zu den Leprakranken, um Nanuo abzuholen. Sie vertraute fest in mich, und in meiner, für sie so beruhigenden Begleitung, würde ihr die weite Reise nach Port Moresby leichterfallen. Vor ihrem entstellten Gesicht hatte Nanuo ein farbiges Tuch, ähnlich denen, wie sie Moslem-Frauen in orientalischen Städten manchmal noch tragen. – Nanuos hoffnungsvolle Augen machten mich froh!
Als wir durchs Dorf gingen, wollten alle Einwohner mit hinunter zum Sepik kommen, wo Wieseman, Hayes und die police-boys aus Ambunti schon auf uns warteten.
„Da, sehen Sie sich das an!“ rief mir Wieseman zu und strich sich lachend über seinen dunklen Bart. „Wenn Sie das alles mit nach Old Germany nehmen wollen, dann müssen Sie ein Extra-Flugzeug chartern!“ Mit ausgestrecktem Arm zeigte er auf die vielen Geschenke im Boot.
Am Ufer angekommen, blieb ich stehen. Maia trat zu mir und drückte mir die Hand. „Bruder, du verläßt uns – mein Herz weint ...“ Und ich brachte kein Wort heraus. Ich dachte nur daran, daß hier einer war, der mich, den Fremden, vom ersten Augenblick an Bruder genannt hatte ...
Talikai rief auf deutsch immer wieder: „Auf Wiedersehen! Auf Wiedersehen!“
Tatsächlich waren aus dem Dorf alle Leute gekommen; unter ihnen der Schamane, der luluai, Mr. Mahuta, der Lehrer – nun eben alle. – Die Hilfsschwestern Tanu und Wabe standen da und – Sagu.

Ich beugte mich zu ihr nieder und drückte sie sanft an mich, und da weinte sie. „Big fella Masta“, sagte sie mit erstickender Stimme, als ich mich langsam wieder aufrichtete, „bleib hier!“

Einer der beiden police-boys ließ den Bootsmotor an.

Ich wandte mich dem Strom zu, dessen grüne Wasser durch den Dschungel dahinflossen; stetig – unaufhaltsam.

Florence J. Murray

Am Fuß des Drachenhügels

Die Geschichte einer Missionsärztin, deren Leben den leidenden Menschen der Mandschurei und Koreas gewidmet war. 272 Seiten.

Die Autorin, 1894 in Kanada geboren, ging 1921 als Missionsärztin in den Fernen Osten. Was sich der 27jährigen Chirurgin in der Mandschurei und in Korea darbot, schildert ihr Bericht mit erschütternder Offenheit. Die Krankheiten und die durch einheimische Zauberer und Heilkünstler verursachten Komplikationen waren im Westen undenkbar, die kulturellen Unterschiede niederschmetternd, die primitiven Bedingungen erschreckend.
Mit bewundernswertem Mut begegnete und meisterte Dr. Murray Krankheit, Aberglauben, Mißtrauen und tödliche Armut. Ihr Ausspruch „Ich wollte mein Leben dort einsetzen, wo es am meisten zählte“ kennzeichnet diese einmalige Frau und Ärztin.